JN296150

肥満と脂肪エネルギー代謝

― メタボリックシンドロームへの戦略 ―

日本栄養・食糧学会
監修

河田 照雄・斉藤 昌之・小川　正
責任編集

建帛社
KENPAKUSHA

Obesity and Fat Energy Metabolism
-Strategies for Metabolic Syndrome-

Supervised by
JAPANESE SOCIETY OF
NUTRITION AND FOOD SCIENCE

Edited by

Teruo Kawada

Masayuki Saito

Tadashi Ogawa

©Teruo Kawada et al. 2008, Printed in Japan

Published by
KENPAKUSHA Co., Ltd.
2-15 Sengoku 4-chome Bunkyo-ku Tokyo Japan

序　　文

　日本栄養・食糧学会では，学術強化活動事業の一環として，年次大会のシンポジウムの講演内容を中心に，その領域の最新の研究成果をとりまとめて出版し，わが国における栄養・食糧学の普及に努めてきている．平成19年度の第61回日本栄養・食糧学会大会は，本会創立60周年記念行事を兼ねる機会に恵まれ，その事業の一環として，シンポジウムでは栄養・食糧学研究の過去を振り返るとともに現在および未来を見据えた研究のあり方を統一テーマとした．その1つとして，特に現在世界的規模で大きな社会問題ともなってきている代謝性疾患，メタボリックシンドローム発症に深く関わる肥満について，「肥満研究のフロンティアと展望」と題したシンポジウムを企画した．

　わが国の肥満研究は伝統的に世界をリードしてきている．本シンポジウムは，そのようなわが国の肥満・メタボリックシンドロームへの先端的科学戦略の現状を紹介する好機となった．シンポジウムでは，新進気鋭の研究者により，前半ではヒト個体レベルでの臨床的な肥満や摂食制御とその最新研究法に関するトピックスが，後半では臓器，細胞における分子レベルでの肥満，脂肪細胞，脂質代謝制御機構に関わる先端的な話題が取り上げられるとともに，参加者との間で活発な討論が行われた．これらの成果をシンポジウム参加者だけのものにしておいては本大会の企画の目的が十分果たされないと考え，この機会に関連分野を加筆し，参加できなかった会員やその他関連分野の研究者などに成書として広く公開することとした．

　本書は「肥満の時代」を先駆ける基礎・臨床的研究の成果をできるだけわかりやすく記述するように努め，肥満と身体と疾病の関係を新しい視点と手法によりとらえたものである．本書が，肥満やエネルギー代謝，メタボリックシンドロームに関心を持つ専門家だけでなく，学生，管理栄養士，薬剤師の参考となり，さらにひろく食品・医薬品企業などの栄養・食糧と生命科学に関わる研

究者のあらたな研究指針づくりに貢献できれば幸いである。

　最後に，本書の執筆にご協力いただいた多くの方々に深く謝意を表したい。また，建帛社の筑紫恒男氏には本書の企画から出版まで種々たいへんご尽力をいただいた。心から御礼を申し上げる。

2008年4月

　　　　　　　　　　　　　　　　　　　責任編集者　　河田　照雄
　　　　　　　　　　　　　　　　　　　　　　　　　　斉藤　昌之
　　　　　　　　　　　　　　　　　　　　　　　　　　小川　　正

目　次

序章　肥満研究の潮流
〔河田〕
1. はじめに …………………………………………………………………… 1
2. 世界の肥満研究の推移 …………………………………………………… 2
3. 肥満研究における主要な成果と手法の開発 …………………………… 3
4. 臨床診断基準としのて肥満症，メタボリックシンドローム設定の
   意義と戦略 ………………………………………………………………… 5
   (1) 肥満と肥満症の区別　5
   (2) メタボリックシンドロームとは　5
   (3) メタボリックシンドロームの疾患概念を確立する意義　6
5. 肥満の社会的背景と医療経済 …………………………………………… 7
6. おわりに …………………………………………………………………… 8

第Ⅰ編　ヒトを対象とした研究アプローチ

第1章　消化管ホルモンによる食欲・体重調節；肥満治療の切り札か？
〔乾〕
1. はじめに …………………………………………………………………… 13
2. レプチンの発見と食欲・体重調節ループ ……………………………… 13
3. 消化管ホルモンによる食欲・体重調節 ………………………………… 16
4. 一塩基多型からみた食欲調節ペプチドの意義 ………………………… 19
5. 食欲調節ペプチドからの創薬 …………………………………………… 20
6. 肥満外科手術 ……………………………………………………………… 22
7. おわりに …………………………………………………………………… 22

第2章　ヒューマン・カロリメータによるエネルギー代謝測定
〔徳山〕
1. エネルギー消費測定の意義と測定方法 ………………………………… 27

2．ヒューマン・カロリメータの仕様 …………………………………… 30
3．睡眠時エネルギー代謝 …………………………………………………… 34
4．肥満者のエネルギー代謝 ………………………………………………… 38
5．生活習慣の改善などによる安静時エネルギー消費量増大の可能性 ‥ 38
6．おわりに …………………………………………………………………… 42

第3章　肥満・メタボリックシンドローム予防・改善における運動の役割

〔森谷〕

1．肥満・糖尿病と自律神経 ………………………………………………… 47
　(1) 自律神経活動の評価法　48
　(2) 心拍変動スペクトル解析の応用　50
2．運動による自律神経活動の賦活とその生理学的意義 ………………… 52
3．肥満・メタボリック症候群における運動の効果 ……………………… 53
4．運動と筋細胞由来の生理活性物質 ……………………………………… 54
5．骨格筋電気刺激による他動的運動の効果 ……………………………… 56

第4章　褐色脂肪と肥満・メタボリックシンドローム：実験動物からヒトへ

〔岡松・斉藤〕

1．はじめに …………………………………………………………………… 63
2．褐色脂肪とUCP1の活性調節 …………………………………………… 64
　(1) UCP1の活性調節　64　　(2) UCP1の発現調節　65
3．褐色脂肪の機能と生理的役割―動物実験からの知見― ……………… 67
　(1) 体温調節　67　　(2) エネルギー代謝と体脂肪調節　67
　(3) 糖代謝　69
4．ヒトの褐色脂肪 …………………………………………………………… 71
　(1) 褐色脂肪はヒトにはないのか？　71
　(2) PET-CTによるヒト褐色脂肪の検出　71
　(3) ヒト褐色脂肪の存在部位と頻度　74
　(4) ヒト褐色脂肪の機能　75
5．おわりに …………………………………………………………………… 77

第Ⅱ編　エネルギー・脂質代謝調節の分子機構

第5章　抗肥満に関わる骨格筋の役割：カロリー制限と運動療法の理論と実際

〔江崎〕

1. はじめに ………………………………………………………………… 85
2. カロリー制限および絶食時の筋肉代謝 ……………………………… 86
   (1) 絶食時の体内でのエネルギーの動き　86
   (2) 筋肉でのエネルギー消費量の変化　88
   (3) 絶食やカロリー制限に伴う筋肉での遺伝子発現の変化　89
3. 運動による筋肉代謝 …………………………………………………… 90
   (1) 運動強度，運動時間による脂肪燃焼の程度　91
   (2) 運動中の脂肪燃焼亢進機序　95
   (3) 運動トレーニングによる脂肪燃焼亢進機序　97
4. ヒトではカロリー制限と運動は同程度体脂肪を減少させる ……… 99
5. 体脂肪を減少させるための，カロリー制限，運動量の決め方 …… 100
6. おわりに ………………………………………………………………… 105

第6章　AMPキナーゼによる生体エネルギー代謝調節機構

〔箕越〕

1. はじめに ………………………………………………………………… 109
2. AMPKの構造と活性化機構 …………………………………………… 110
   (1) AMPKの生化学的特性　110
   (2) AMPKの活性化機構　111
3. AMPKによる代謝調節作用 …………………………………………… 112
   (1) 骨格筋におけるAMPKの代謝調節作用　113
   (2) 肝臓におけるAMPKの代謝調節作用　115
4. レプチンによる代謝・摂食調節作用とAMPK ……………………… 117
   (1) 骨格筋におけるレプチンの代謝調節作用とAMPK　117
   (2) レプチンによるAMPKの細胞内局在制御と脂肪酸酸化　118
   (3) 視床下部におけるレプチンの摂食抑制作用とAMPK　120
5. おわりに ………………………………………………………………… 123

第7章　脂質代謝関連遺伝子の転写制御と肥満

〔佐藤〕

1．はじめに …………………………………………………………………… 129
2．肝臓における遺伝子発現調節による VLDL 分泌制御 ……………… 129
3．遺伝子発現調節による胆汁酸合成・HDL 産生調節 ………………… 133
4．おわりに …………………………………………………………………… 136

第8章　胆汁酸によるエネルギー代謝調節機構の分子メカニズムと臨床応用

〔渡辺〕

1．メタボリックシンドローム ……………………………………………… 139
　(1) 世界に蔓延するメタボリックシンドローム　139
　(2) メタボリックシンドロームの診断基準　139
　(3) メタボリックシンドロームと高コレステロール血症の併発　140
　(4) メタボリックシンドロームにおける脂質代謝異常と非アルコール性脂肪
　　　性肝疾患　141
2．胆汁酸 ……………………………………………………………………… 142
　(1) 胆汁酸の生合成と遺伝子疾患　142
　(2) 胆汁酸の生合成制御　143　　(3) 胆汁酸の腸肝循環　146
3．シグナル伝達分子としての胆汁酸 ……………………………………… 150
　(1) 胆汁酸による分子制御　150
　(2) 胆汁酸による脂質代謝調節　151
　(3) 胆汁酸によるエネルギー代謝調節　156
4．胆汁酸代謝調節を介した肥満・糖尿病治療への新規アプローチ …… 161
　(1) 胆汁酸吸着レジンの血清コレステロール低下作用　161
　(2) 胆汁酸吸着レジンの胆汁酸代謝・糖代謝への影響　161
　(3) 臨床検討における胆汁酸吸着レジンの糖尿病への影響　163
　(4) 胆汁酸吸着レジンのメタボリックシンドローム治療薬への可能性　164
5．胆汁酸代謝と糖・エネルギー代謝 ……………………………………… 165
　(1) FXR と糖新生の制御　165
　(2) 胆汁酸とインスリン感受性・エネルギー代謝の制御　166
　(3) FGF 15/19 による生体機能制御　167
6．おわりに …………………………………………………………………… 169

第Ⅲ編　肥満病態と食品・医薬品による予防・治療

第9章　アディポサイトカインと病態

〔青木〕

1. はじめに ………………………………………………………… 179
2. レプチン ………………………………………………………… 180
    (1) 摂食抑制作用機構　182
    (2) レプチンおよびレプチン受容体遺伝子異常と疾患　183
3. アディポネクチン ……………………………………………… 183
    (1) 発現調節機構　184
    (2) アディポネクチン受容体とシグナル伝達　185
    (3) 疾病治療薬としての有用性　186
4. PAI-1 ……………………………………………………………… 187
5. ビスファチン …………………………………………………… 188
6. TNF-α ………………………………………………………… 189
7. レジスチン ……………………………………………………… 191
8. MCP-1 …………………………………………………………… 192
9. おわりに ………………………………………………………… 194

第10章　脂肪組織リモデリングの分子機構と医学応用

〔小川・菅波・伊藤(綾)・田中・伊藤(美)・亀井〕

1. はじめに ………………………………………………………… 203
2. 脂肪組織におけるマクロファージ浸潤の分子機構 ………… 203
3. 肥大化脂肪細胞におけるケモカイン産生増加の分子機構 … 205
4. 肥大化脂肪細胞における MAPK の変化 …………………… 205
5. 肥大化脂肪細胞における MKP-1 遺伝子導入の効果 ……… 207
6. 脂肪細胞とマクロファージの相互作用 ……………………… 207
7. 炎症性アディポサイトカインとしての飽和脂肪酸 ………… 209
8. n-3 多価不飽和脂肪酸の抗炎症作用 ………………………… 210
9. おわりに ………………………………………………………… 212

第11章　肥満・メタボリックシンドロームと食品機能

〔平井・後藤・柳・高橋・河田〕

1．メタボリックシンドローム ………………………………………………… 217
　(1) 背　景　217
　(2) メタボリックシンドロームの定義と診断基準　217
　(3) メタボリックシンドロームの疾患概念を確立する意義　218
2．メタボリックシンドロームに対する有効食品 …………………………… 219
　(1) 食品の有する機能　219
　(2) 肥満症に対する有効食品　221
　(3) 核内受容体リガンド機能を有する食品成分の探索とその有用性　223
　(4) 肥満と炎症：食品成分による炎症性因子の分泌抑制作用　226
　(5) 食品成分による抗炎症性因子の分泌促進作用　233
3．おわりに ……………………………………………………………………… 235

第12章　脂肪細胞制御による肥満・糖尿病治療の可能性とその展望

〔阪上〕

1．背景：脂肪細胞制御の必要性 ……………………………………………… 239
2．肥満における脂肪細胞数の意義 …………………………………………… 240
3．脂肪細胞のライフサイクル（生活史） …………………………………… 243
4．脂肪細胞の増殖制御機構 …………………………………………………… 245
5．脂肪細胞の肥大と増殖のクロストーク …………………………………… 247
6．脂肪細胞数とインスリン抵抗性 …………………………………………… 249
7．おわりに ……………………………………………………………………… 249

終　章　肥満研究の今後の展望とメタボリックシンドローム対策

〔斉藤〕

1．はじめに ……………………………………………………………………… 253
2．肥満, メタボリックシンドロームとアディポサイトカイン …………… 253
3．食事と運動から見た肥満 …………………………………………………… 255
4．おわりに ……………………………………………………………………… 256

索　引 …………………………………………………………………………… 258

序　章　肥満研究の潮流

河田　照雄＊

1　はじめに

　太りゆく人類[1]と表されているように，現代人はまさに「肥満の時代」に遭遇している。「肥満の科学」は，従来から進められていたが，特に1994年のFriedmanらによるレプチンの発見以降，停滞から活気あふれる研究領域へと変貌をとげ，太り過ぎは「性格による」などという従来のあいまいな固定概念を，肥満は「疾患」であるという明瞭な考え方へと変化させた。さらに進んで現在では，肥満は単なる「結果」ではなく，それから派生して疾患の「原因」となることが理解されはじめた。このことは生活習慣病やメタボリックシンドロームを予防，治療する上で，肥満や脂肪細胞を研究対象とすることの重要性を広く認識させることとなった。

　ヒトの体重を規定する要因として，遺伝要因，環境要因などが研究されはじめると，驚くべき事実が明らかになり，またさらに深みのある，掘り下げた研究テーマが次々に生まれてきた。これらの成果を背景として，社会的には肥満やメタボリックシンドロームの予防，治療の方法への期待が急速に高まってきている。今や人類の進歩と繁栄は，人類が「進化」という数十万年の過程を経て獲得した人体の巧妙で微妙なバランス機構を脅かしはじめている。このバランス機構を取り戻すための手段，戦略を，われわれ人類に与えているのが科学

＊京都大学大学院農学研究科 食品生物科学専攻

である。大村裕九大名誉教授らの摂食中枢神経機構の解明にはじまり，最近の松澤佑次阪大名誉教授らのアディポネクチンの発見に至るまで，わが国の肥満研究は伝統的に世界をリードしてきた。本書は，そのようなわが国の肥満・メタボリックシンドロームへの先端的科学戦略の現状の一端をまとめたものである。

本稿では特に，肥満研究の世界的推移とその過程での重要な成果，ターニングポイントの歴史，さらにはメタボリックシンドロームの策定の意義と肥満が関係する医療経済の現状について紹介する。

2 世界の肥満研究の推移

世界最大の自然科学系データベースである SciFinder を用いて，「obesity」，「adipocyte」，「metabolic syndrome」を肥満に関連するキーワードとして論文や特許，研究発表について，1950 年から 2008 年 1 月末までの収録件数を年度毎に調査した(図 0-1)。その結果，1994 年のレプチンの発見以降，obesity に関する発表件数が飛躍的に増加し，2007 年には 12,400 件にも達している。2008 年の最終収録数は 2007 年を上回るものと思われる。いずれにしろ，これらの急速な発表件数の飛躍的な増加は，世界的な肥満研究に対する関心の高さを如実に表している。肥満の基礎研究については，adipocyte をキーワードとして検索したが，これについても 1994 年のレプチンの発見以降，急速な増加が認められ，他領域からの多数の研究者の肥満領域への参画が窺われる。また，新しい疾患概念である metabolic syndrome については，肥満の臨床研究が多面的になされ，その成果が現れてきた 2000 年以降著しい増加を示している。これには医療経済の問題など社会的背景も大きく影響しているものと思われる。そのような急速な研究件数の増加の中で多くの成果が生み出されてきた。

図 0-1 肥満関連研究の年度別推移
SciFinder データベース 2008 年 1 月末現在の登録数に基づき作成

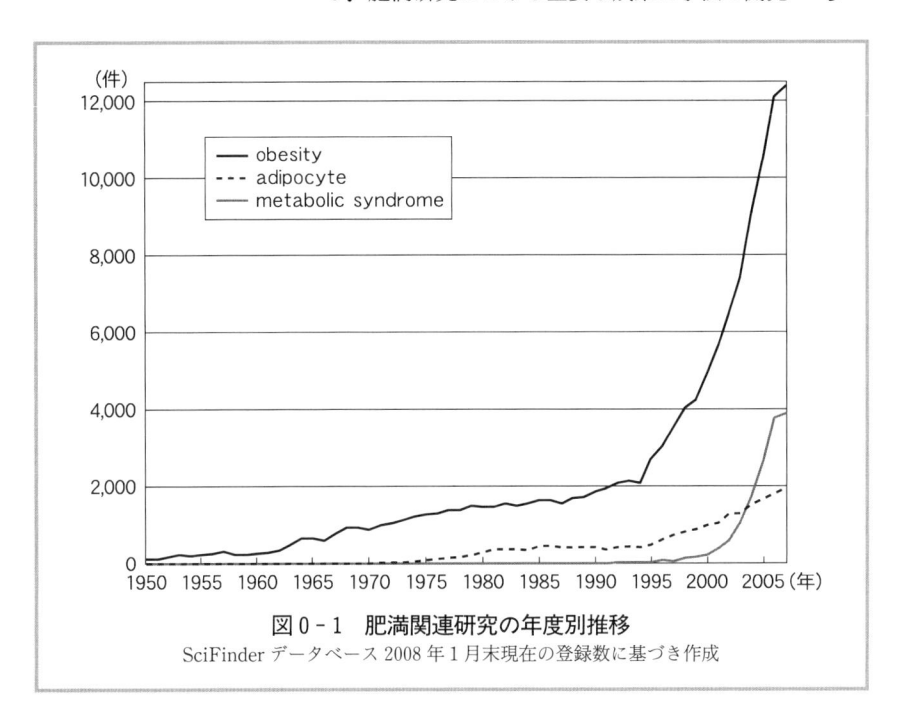

3 肥満研究における主要な成果と手法の開発

　肥満研究における近年のターニングポイントは，レプチンの発見であろう。しかしながら，Friedman らの多大の努力とそれ以前からの多くの知見の上にレプチンの発見がなされたといっても過言ではない。肥満研究における主要な発見，成果や実験技術の進歩について年代ごとに表 0-1 にまとめた。特に分子細胞生物学的な手法の開発は重要な働きを担っていることがわかる。また，日本からは中枢性代謝調節機構の解明やグルコース受容ニューロンおよびグルコース感受性ニューロンの発見など 1960 年代から世界の肥満研究をリードしてきた。また最近では，アディポネクチンとその受容体，グレリン，ネスファチンの発見など，世界に誇るべき成果を上げてきている。それらの成果の背景には，長年にわたるわが国の基礎および臨床における肥満研究の実績が大きく

表 0-1 肥満研究年表

■ 1940 年代
満腹中枢（腹内側核，VMH）：Hetherington A.W., Ranson S.W.　1940

■ 1950 年代
摂食中枢（外側野，LHA）：Anand B.K., Brobeck J.R.　1951
脂肪定常説：Kennedy G.C.　1951
糖定常説：Mayer J.　1952

■ 1960 年代
倹約遺伝子仮説：Neel J.V.　1963
中枢性代謝調節：嶋津 孝　1965
グルコース受容ニューロン，グルコース感受性ニューロン：大村 裕ほか　1969

■ 1970 年代
3T3-L1 細胞株樹立：Green H., Kehinde O.　1974
UCP（uncoupling protein, thermogenin）：Ricquier D. et al　1979
Cafeteria-feeding：Rothwell N.J, Stock M.J.　1979

■ 1980 年代
内臓脂肪型肥満：徳永勝人，松澤佑次ほか　1981
成熟脂肪細胞の増殖分化能：杉原 甫ほか　1986
チアゾリジン誘導体の脂肪細胞分化誘導作用：Hiragun A. et al　1988
$\beta 3$ アドレナリン受容体：Emorine L.J. et al　1989

■ 1990 年代
肥満症の定義：松澤佑次　1990
MONA LISA 仮説：Bray J.　1991
内分泌細胞としての脂肪細胞の概念：Ailhaud, G.　1992
TNF-alpha とインスリン抵抗性：Hotamisligil G.S., Spiegelman B.M. et al　1994
レプチン：Halaas J.L., Friedman J.M. et al　1994
PPARgamma：Kliewer S.A. et al　1994
アディポネクチン（Acrp 30, apM 1, AdipoQ）：Lodish H.F. et al 1995／前田和久，船橋 徹，松澤佑次ほか　1996
アディポサイトカインの概念：下村伊一郎，船橋 徹，松澤佑次ほか　1996
オレキシン：桜井 武，柳沢正史ほか　1998
PGC-1（PPAR gamma coactivator-1）：Spiegelman B.M. et al　1998
グレリン：児島将康，寒川賢治ほか　1999

■ 2000 年代
グルココルチコイドと内臓脂肪肥満：益崎裕章，Flier S.S. ほか　2001
AMP キナーゼとエネルギー代謝：箕越靖彦，Kahn B.B.ほか　2002
アディポネクチン受容体：山内敏正，門脇 孝ほか　2003
脂肪組織とマクロファージ：Weisberg S.P. et al 2003／Xu H. et al　2003
メタボリックシンドロームの定義と診断基準：2006
ネスファチン：大井晋介，森 昌朋ほか　2006

貢献している。

また，肥満研究の進展にとり実験手法，技術の開発は不可欠である。例えば，Computerized Tomography（CT）スキャン，全身エネルギー代謝測定装置，トランスジェニック・ノックアウトマウス，ウイルスベクター，RNAi-knockdown 技術，組織特異的遺伝子発現欠損マウス(CRE-LOXP システム)，Fluorescence activated cell sorting (FACS)，Positron Emission Tomography (PET) 装置の開発などは，肥満研究への貢献が極めて大きく，それらの技術開発により肥満研究は新たなステージへと進展してきた。

4 臨床診断基準としての肥満症，メタボリックシンドローム設定の意義と戦略

（1）肥満と肥満症の区別

「肥満」とは，体脂肪が過剰に蓄積した状態である。これは必ずしも病気であるとは限らない。肥満していても健康上何ら問題のない人もいる。肥満とはあくまで体脂肪が増加している「状態」である。2001 年に日本肥満学会から医学的にみて減量治療を要する肥満を「肥満症」と診断する基準が出された。肥満症は 2 方面から判定される。① 肥満の中で，減量することによって改善するか，進行が防止される病態（糖尿病・耐糖能異常，高脂血症・脂質代謝異常など 10 項目）を有する肥満，② 内臓脂肪の過剰蓄積(臍高 CT スキャン内臓脂肪面積 100 cm^2 以上）を有する肥満，である。

（2）メタボリックシンドロームとは

2002 年の WHO の報告によると，世界的規模の死因は癌を抜いて動脈硬化性疾患（心筋梗塞や脳梗塞など）が第 1 位となった[2]。その成因には高脂血症（最近では脂質異常症と呼ぶ），高血圧，肥満，糖尿病が重なり合う複合型リスク症候群が深く関わることが明らかとなってきた。そのような世界的な背景の中，2005

年4月にわが国およびグローバルにメタボリックシンドロームの疾病概念の確立と診断基準の設定がなされた。いずれも内臓脂肪の蓄積を必須項目とした共通のコンセプトに基づいたものである。

メタボリックシンドロームは,「飽食と機械文明,車社会の中で必然的に起こる内臓脂肪の蓄積と,それを基盤にしたインスリン抵抗性および糖代謝異常,脂質代謝異常,高血圧を複数合併するマルチプルリスクファクター症候群で,動脈硬化になりやすい病態」と定義される。これらの詳細は第11章を参照されたい。

(3) メタボリックシンドロームの疾患概念を確立する意義

マルチプルリスクファクター症候群は現時点では,最も目立った異常の改善を目的として他の併存する病態が放置されているか,またはそれぞれの病態に対して複数の薬剤を使った治療がなされている場合が多い。今回メタボリックシンドロームというきわめて動脈硬化発症リスクの高い疾病概念を確立することによって,そのキープレーヤーである「内臓脂肪蓄積」を減少させるライフスタイルの改善（特に運動の奨励）を積極的に行う意義が明確になり,これによりその下流に存在するマルチプルリスクの改善さらには効率的な動脈硬化性疾患の予防医学が推進される。また将来的には現状のように個々の糖尿病治療薬,高脂血症治療薬,降圧剤などの治療ではなく,総合的にマルチプルリスクを軽減させ,動脈硬化を防ぐ薬剤の開発が期待される。単なる「肥満」ではなしえなかった「治療」のための明瞭な診断基準（数値）が設定されたことになる。このような考え方は,薬剤と同時に食品レベルでも成り立ち,ここに特定保健用食品（トクホ）など食品側からの新しい戦略が生まれる可能性がある。

肥満症,メタボリックシンドロームおよび死の四重奏（労災二次給付事業）の関係を図0-2に示した[3]。肥満の質,程度と肥満が関連する病態発症の段階的関係が明瞭となり,予防・治療の対策が具体化される。

図0-2 肥満症，メタボリックシンドローム，死の四重奏の関係[3]

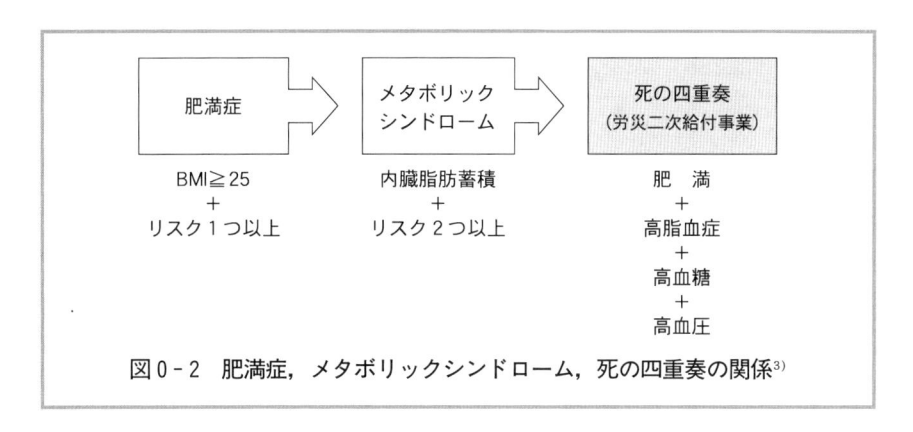

5 肥満の社会的背景と医療経済

　肥満研究では，本書で扱っている基礎や臨床の側面のみならず，社会的な背景も重要である．とりわけ，肥満は生活習慣病やメタボリックシンドロームの発症と深く結びつき，治療対象となる結果，医療費の増大が社会的問題となる．最近，生活習慣病で今後10年間（2007～2017年）に全世界で3億8,800万人が亡くなり，英国では330億ドル（約3兆6,600億円），中国では5,580億ドル（61兆9,000億円）の経済的損失を被るとの試算がなされた[4]．その一方で，適切な健康指導や薬物治療を受ければ，早期の死亡の多くは救済でき，一斉に行動を起こせば，2015年までに少なくとも3,600万人の死が予防できるとの試算も出ている[4]．

　わが国においても実際的な体重増加に伴う糖尿病や高血圧性疾患の医療費の変化に関する研究結果が最近発表され，BMIを指標とした肥満度と医療費支出の関係が明瞭となった（図0-3）[5]．その報告によると平均的な身長の男性の場合，体重が64.2 kgから83.8 kgへと約20 kg増加すると，1人当りの糖尿病医療費は2.5倍（年間1人当り9.1万円から22.7万円）に，高血圧医療費は1.3倍（年間1人当り5万円から6.5万円）になり，平均的な身長の女性の場合は，体

8　序章　肥満研究の潮流

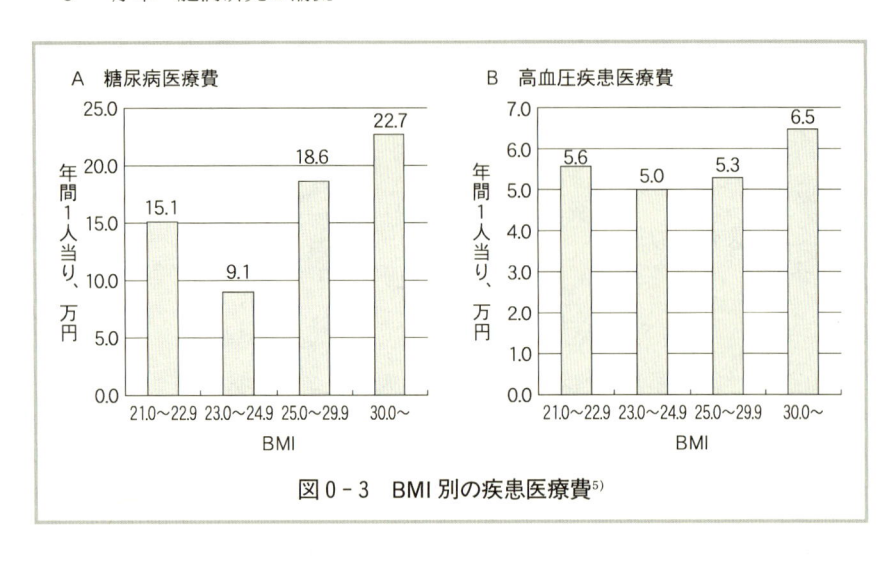

A　糖尿病医療費　年間1人当り、万円
- 21.0〜22.9: 15.1
- 23.0〜24.9: 9.1
- 25.0〜29.9: 18.6
- 30.0〜: 22.7

B　高血圧疾患医療費　年間1人当り、万円
- 21.0〜22.9: 5.6
- 23.0〜24.9: 5.0
- 25.0〜29.9: 5.3
- 30.0〜: 6.5

図0-3　BMI別の疾患医療費[5]

重が54.3 kgから70.9 kgへと約16 kg増加すると，同様の医療費の増加が生じることがわかった。また，同じく平均的な身長の男性の場合，体重が69.8 kgから83.8 kgへと約14 kg増加すると，1人当りの糖尿病医療費と高血圧医療費はともに1.2倍になり，女性の場合は，体重が59.1 kgから70.9 kgへと約12 kg増加すると，同様の医療費の増加が生じることがわかった。体重増加は家計も圧迫していることが示された。そのような状況下での肥満研究の重要性は一段と増してきている。

6　おわりに

　現代人が遭遇している「肥満の時代」は，明らかに人類を脅かし，近未来的な食料難の課題と相反する現象として，現代社会に浸透している。経済的に活発な諸国においては，人々は収入の過多にかかわらず，食のエネルギー循環に組み込まれ，肥満が発症する。肥満の発症には，おおよそ遺伝的要因が30%，環境要因が70%関わるといわれているが，肥満自体はメンタルな部分も含め極めて個人的な問題が多く，統合研究としての肥満研究の必要性とその難しさが

ある.将来への大きな課題である.メタボリックシンドロームは,人類が「進化」という数十万年の過程を経て獲得した人体の巧妙なバランス機構を脅かしはじめている.本書で紹介されている多くの先端的研究成果が,メタボリックシンドロームへの科学的戦略の突破口となることを強く期待したい.

文 献

1) Shell E.R.(栗木さつき 訳): The Hungry Gene: The Science of Fat and the Future of Thin(邦訳:太りゆく人類 肥満遺伝子と過食社会)早川書房,2003.
2) WHO: The world health report 2002-Reducing Risks, Promoting Healthy Life.
3) 梁 美和:メタボリックシンドロームとは.メタボリックシンドローム 実践マニュアル(松澤佑次 監修,船橋 徹 編集),フジメディカル出版,2005,p 7-16.
4) King D.A., Thomas S.M.: Big lessons for a healthy future. Nature 2007;449;791-792.
5) 古川雅一,西村周三:肥満に伴う糖尿病や高血圧性疾患の医療費に関する研究.京都大学大学院経済学研究科 Working Paper(http://repository.kulib.kyoto-u.ac.jp/dspace/handle/2433/26467/browse-date).J-57(2007).

第 I 編 ヒトを対象とした研究アプローチ

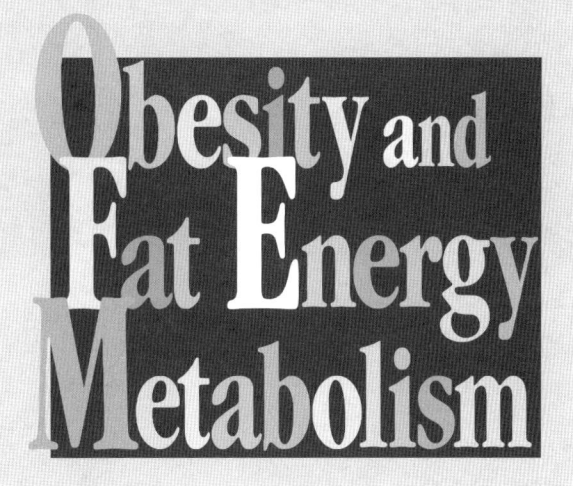

Obesity and Fat Energy Metabolism

第1章　消化管ホルモンによる食欲・体重調節
；肥満治療の切り札か？

乾　明夫*

1　はじめに

　この50年間の日本人の体重の推移を見ると，男女ともにほとんどの年代でカーブは右上がりを示し，日本人は肥満化の一途をたどっていることがわかる。Body mass index（BMI）25以上を肥満と考えると，中年日本人の4人に1人が肥満の範疇に属すると言われるようになった。この原因としては，エネルギーの総摂取量に変化はないが，脂肪摂取の増加と運動不足（エネルギー消費の減少）があげられ，余剰なエネルギーが体脂肪として蓄積されていることになる。飽食，美食の世の中にあっては，この傾向は今後も続き，肥満およびメタボリックシンドロームが，ますます深刻な問題になると危惧されている。

　本稿では，肥満症および内臓脂肪蓄積をベースに，軽度の高脂血症，高血圧，耐糖機能障害が集族した病態であるメタボリックシンドロームに関して，消化管ホルモン/脳腸ペプチドによる食欲・体重調節を中心に述べてみたい。

2　レプチンの発見と食欲・体重調節ループ

　1994年のレプチンの発見以来，食欲調節に関する理解に飛躍的な進歩が認められた（図1-1）[1-5]。体脂肪組織からその量に応じて放出されるレプチンは，

---

*鹿児島大学大学院医歯学総合研究科　社会・行動医学講座（心身医療科）

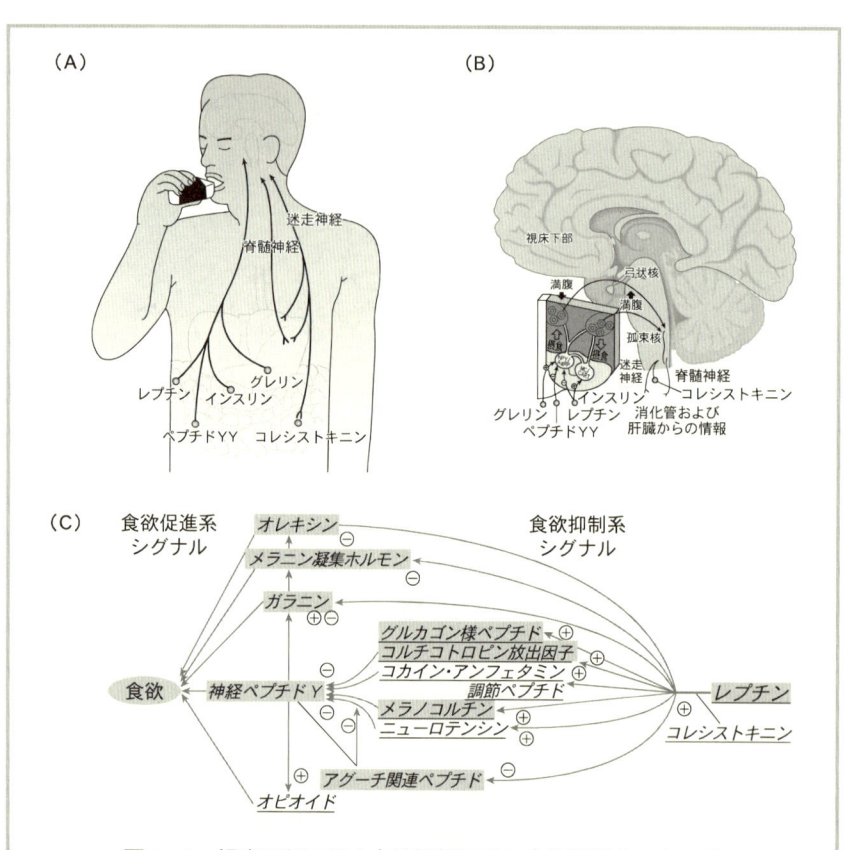

図1-1 視床下部に働く食欲調節因子と食欲調節カスケード

(A) 胃が空虚になるとグレリン分泌は促進し,食欲が生じ,摂食行動が開始される。摂食後にはコレシストキニン(CCK)やペプチドYY(PYY)などの満腹ホルモンが増加し,食欲は抑制され,摂食行動は停止する。1回1回の食事量の総和は体脂肪量の増減となり,体脂肪量に応じて血中に放出されるレプチンが,長期にわたる体脂肪量の調節を行う。(B) レプチンやグレリンは,液性および神経性にその情報を中枢神経系に伝え,視床下部の強力な食欲促進系ー神経ペプチドY(NPY)/アグーチ関連ペプチド(AgRP),および食欲抑制系ーメラノコルチン(POMC)/コカイン・アンフェタミン調節ペプチド(CART)に相反する作用を営む。すなわち,レプチン低下/グレリンの増加(体脂肪量の低下)は食欲促進系(NPY/AgRP)を活性化させ,レプチンの増加/グレリンの低下(体脂肪量の増加)は食欲抑制系(POMC/CART)を活性化させる。レプチンは視床下部弓状核(ARC)にある受容体に結合後,JAK-STAT系および一部IRS-PI(3)kinase系を活性化させ,そのシグナルは室傍核(PVN)などに伝えられ,食欲抑制,エネルギー消費促進作用が発現される。しかし,進化の長い歴史にあっては,この調節系は主としてエネルギーの備蓄に関わったという。(C) 図中斜体下線は食欲・体脂肪量抑制シグナルを,斜体は食欲・体脂肪量促進シグナルを示す。網目部分は,薬理学的検討や遺伝子組み換えマウスを用いた成績から,体重調節への作用が明確に示されたものを示す。カスケードの流れは一方向ではなく,例えば神経ペプチドYからメラノコルチン系への抑制が,その食欲促進作用に重要である。　　(文献4,36より改変)

脳内に体脂肪の蓄積状況を伝える求心性シグナルとして作用し，視床下部に存在する食欲調節物質が食欲やエネルギー消費を変えることにより，体重(体脂肪量)を一定に保持するというフィードバックループの存在が証明された。レプチン発見後も，食欲中枢とされてきた視床下部外側野からオレキシン，メラニン凝集ホルモン(MCH)が，また胃からは空腹物質として，グレリン[6,7]が単離，同定された。さらに，消化管ホルモンペプチドYY(PYY)や，グルカゴン様ペプチド1(GLP-1)のヒトにおける食欲抑制作用や臨床応用も注目されるようになってきた[8,9]。

　食欲・体重調節ループはこのように，多くの食欲調節ペプチドやアミン，アミノ酸などにより，精巧に調節されている系である(図Ⅰ-1)。過食や運動不足により体脂肪量が増加すると，血中レプチンは増加し，視床下部弓状核の食欲抑制系（メラノコルチン：MC／コカイン・アンフェタミン調節ペプチド：CART)を活性化させることで，食欲・体重を減少させる。一方，空腹や飢えに際しては，体脂肪量の減少を反映して血中レプチンは低下，グレリンは増加し，視床下部弓状核の食欲促進系（神経ペプチドY：NPY／アグーチ関連ペプチド：AgRP)を活性化させ，食欲・体重を増加させる。このシナリオが，ヒト病態にも基本的にあてはまるものであることは，レプチンやレプチン受容体欠損動物およびヒトが，ともに肥満という表現型を呈することからも明らかにされた。

　しかしながら，こういったレプチンの食欲・体重抑制作用が作動しない状態－レプチン抵抗性が，肥満病態に共通して認められることも明らかとなった。このことは，飢えとともに歩んできた人類の長い進化の歴史を考慮すると，食欲・体重調節機構の本態は肥満の制御にあるのではなく，むしろ飢えに応答[10-12]することにあると考えられるようになった。すなわち，進化の過程で獲得したことは，いかに体脂肪を蓄積するかということにあり，レプチンは上昇するより低下することのほうが重要であるというのである。

3 消化管ホルモンによる食欲・体重調節

　消化管ホルモンはコレシストキニン（CCK）をはじめ，膵外分泌や胆嚢収縮，胃酸分泌，消化管運動など，消化管機能の調節に重要であることはよく知られている[13]。消化管ホルモンはそれ以外に，満腹ホルモンとして，食欲・体重調節に関与することが報告されてきた（図I-1）。CCKは多くの種において，食欲抑制作用を有し，その一部は胃排泄能の抑制によることが証明されている。CCK以外に，膵ポリペプチド（PP）やペプチドYY（PYY，PYY 3-36），グルカゴン様ペプチド1（GLP-1）など，ヒトにおいても食欲・体重抑制作用を有することが報告された[14]。PPやPYYはグレリン分泌を抑制し，迷走神経を介して脳幹部・視床下部に作用，もしくは視床下部（弓状核ARCなど）に直接作用し，食欲促進系（NPYなど）を抑制，食欲抑制系（MC，コルチコトロピン放出因子（CRF）系など）を活性化させることで，満腹作用を発現させる。GLP-1（7-36 amide）は胃排泄能や食欲・体重抑制作用を有するのみならず，インクレチンとして，生理的にインスリン分泌を促進する。CCKやGLP-1など，多くの消化管ホルモンは脳内にも存在し，食欲・体重調節に重要な役割を演じているものと考えられている。

　グレリンは1999年，児島，寒川により胃組織から見出された新しい消化管ホルモンである[6]（図I-1，2）。グレリンは成長ホルモン分泌促進因子（Growth hormone secretagogue, GHS）受容体の内因性アゴニストとして同定された。グレリンは強い食欲・消化管運動促進作用[15-17]を有し，食行動，消化管機能，代謝・内分泌や心機能調節など，多彩な作用を発現するものと考えられている。グレリンにはアシル化された分子型と，アシル基のない分子型（デスアシルグレリン）が存在し，また近年，同じグレリン遺伝子から産生される消化管ペプチドであるオベスタチンが見出された。

　CCKやPYYなど，多くの消化管ホルモンが食欲・体重に抑制作用を及ぼすのに対し，グレリン（アシルグレリン）は，食欲・体重増加作用を示す唯一の消

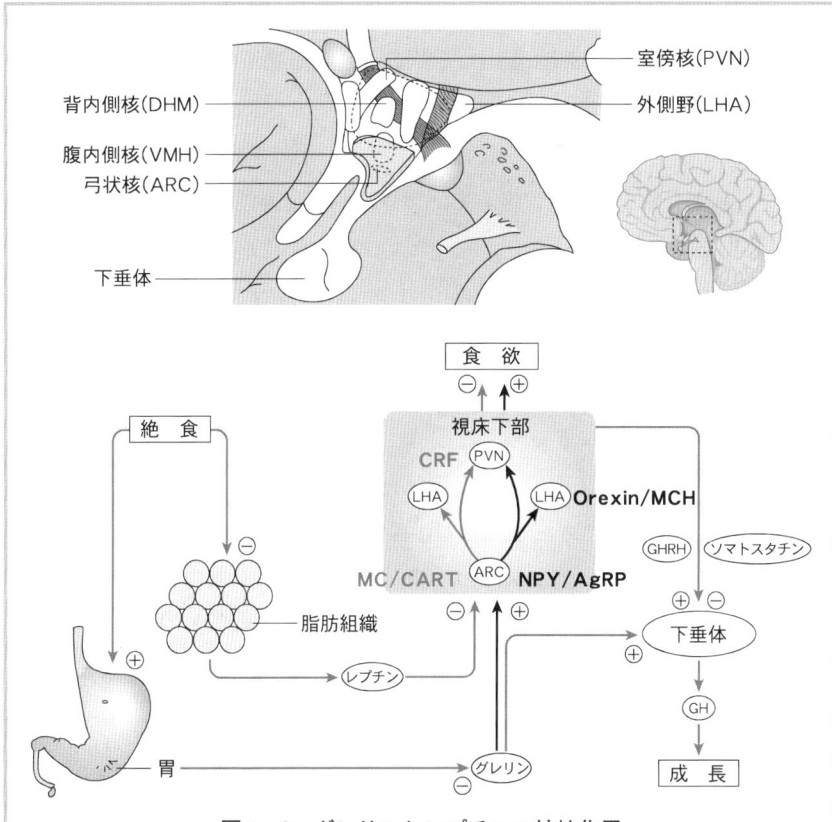

図1-2 グレリンとレプチンの拮抗作用

グレリンは視床下部の神経ペプチドY(NPY)を介して,食欲を促進,エネルギー消費を抑制し,体重を増加させ,成長過程を統合的に調節すると考えられる。グレリンはまた,NPYを介して,胃・十二指腸に空腹期運動を誘発する。この作用は迷走神経を介し,食欲と消化管運動が脳腸相関の中で,見事に調和していることを示すよい例である。AgRP:アグーチ関連ペプチド,MCH:メラニン凝集ホルモン,MC:メラノコルチン,CART:コカイン・アンフェタミン調節ペプチド,CRF:コルチコトロピン放出促進因子,GHRH:成長ホルモン(GH)放出促進因子

(文献7より改変)

化管ホルモンであり,胃をはじめとする消化管が満腹システムを構成するのみならず,空腹システムの重要な構成要素であることが証明された[7]。すなわち,空腹期に分泌されるグレリンは,脳内視床下部の食欲中枢に作用し,強力な食欲促進ペプチドである神経ペプチドY(NPY)/アグーチ関連ペプチド(AgRP)

系を賦活することにより，摂食行動を開始させると考えられている（図1-1）。グレリンは，直接視床下部に作用しうるが，食欲促進作用はむしろ迷走神経を介して，また脳幹部ではカテコールアミンニューロンを介して，そのシグナルが視床下部に伝えられることも証明された[15,18]。迷走神経を介する調節機構はCCKをはじめ，多くの消化管ホルモンの食欲や消化管機能の調節に，重要な経路であることが判明している。

　グレリンの強力な食欲・体重増加作用は，ヒトにおいても確認されつつあり，グレリンが肥満の生成に，重要な役割を有する可能性が注目されている[19]。グレリンのアンタゴニストは世界中で作製されつつあり，グレリンのヒト肥満病態における意義が明らかになるものと期待される。動物実験では，グレリン拮抗薬，アンチセンスオリゴヌクレオチドを用いたグレリンの発現抑制，グレリンの吸着やワクチン生成[20]などといった手段により，内因性のグレリンシグナルを遮断することにより，肥満病態の改善が報告されている。グレリンおよびグレリン受容体ノックアウトマウス[21]を用いた最近の成績によると，高脂肪食負荷に対する抵抗性が，幼若マウスにおいて認められている。すなわち，グレリンは幼少時からの肥満生成のダイナミックフェイスに，その意義を有するものと考えられる。グレリンの食欲促進作用には，N端側から3番目のセリンがアシル化を受けることが必須であることから，このアシル化に必要な酵素を同定し，創薬への応用を行おうという試みもなされている。

　一方，癌患者に対するグレリンの投与報告がなされ，グレリン投与により患者の摂食量に有意な増加が認められると報告された[22]。心不全に伴う悪液質に対するグレリンの臨床応用も，その心機能改善効果とあいまって試みられている。また，神経性食思不振症に対するグレリンの第2相臨床試験がわが国で開始され，グレリンのヒトに対する慢性投与効果が注目される。これらはいずれも血中グレリンの増加病態であるが，増加不十分もしくは作用不全（抵抗性）の存在が示唆され，肥満，悪液質という体重調節の両極端の異常病態への臨床応用が考慮されている。

　ごく最近，生理量のPYYをヒトに投与することにより，食欲と密接に関わる

情動や認知が影響されることが報告された[17]。fMRI を用いて脳内の作用部位を同定すると，摂食後に分泌されるレベルの PYY は orbital frontal cortex のシグナル(血流量)を増加させ，この変化は摂食量と逆相関が認められた。一方，コントロールの生理食塩水投与後，すなわち空腹期の低い PYY レベルでは，視床下部のシグナルと摂食量に正の相関が認められた。このことは，食事摂取により放出される満腹ホルモン PYY が，食欲中枢である視床下部の上位中枢にも作用し，味や快・不快に関わる認知性調節機構に強く関与していることを示唆している。ヒトでは，報酬やストレス・社会的因子に基づく摂食行動が特徴的であり，拒食症や過食症はその異常病態であると推測されており，今後の研究の展開が期待される。

4 一塩基多型からみた食欲調節ペプチドの意義

　近年の遺伝子解析技術の進歩により，食欲調節ペプチドの一塩基多型(SNP：single nucleotide polymorphism) とヒト病態の密接な関わりが報告されてきた。特に，遺伝子異常（mutation）と肥満，やせや食行動異常との密接な関わりは，レプチンをはじめ食欲調節ペプチドが，ヒトの食行動やその異常病態に重要な役割を有することを証明することにもなった[9]。例えば，食欲促進系の神経ペプチド Y 前駆体シグナルペプチドの変異は，効率のよい神経ペプチド Y の放出を促進させ，動脈硬化やアルコール依存と関係するといわれる。また，食欲抑制系ペプチドであるメラノコルチンの受容体 4 （MC-4R）の異常は，幼小児期からの肥満の 5 ％に認められると報告され，遺伝子診断が現実のものとなっている[23]。一方，メラノコルチン受容体を拮抗的に調節するアグーチ関連ペプチド (AgRP)は強力な食欲促進作用を有するが，この遺伝子変異は，神経性食欲不振症に高頻度に認められることが報告された。最近，グレリン受容体の遺伝子変異は，リガンド非依存性の受容体活性を阻害し，成長障害を生ずることが報告され，グレリンおよびグレリン受容体のヒトにおける重要性が証明された[24,25]。CCK-1 受容体のスプライシング異常による機能不全例では，若年期からの胆石

症とともに，高度肥満の表現型を示すと報告されている[26]。消化管ホルモンの一塩基多型と肥満病態の関係について，今後の研究の展開が期待される。

5 食欲調節ペプチドからの創薬

進化の過程で獲得してきたメカニズムが，肥満の制御ではなく，飢えに応答することにあれば，肥満の治療には困難を伴うことが予想される。事実，肥満は生じやすいが，減量にはリバウンドを伴うことが多い。100 kgの体重を90 kgにするだけで，エネルギー消費は抑制され，なお余りある体脂肪量にかかわらず，生体は飢えに対する応答を行うことになる。このことは，高度肥満のみならず，メタボリックシンドロームの治療のために，軽度の減量を行う場合も同様であり，リバウンドの根底をなすと考えられる。

リバウンドを防ぎ，効果的な減量を行う目的で，多くの抗肥満薬が開発され，わが国でも臨床試験が行われつつある[27]。中枢ニューロンにおけるセロトニンおよびノルアドレナリン再取り込み阻害薬のシブトラミン，大麻成分でもあるカンナビノイドの受容体拮抗薬リモナバンといった食欲抑制薬，エネルギー消費を高めるβ3-アドレナリン受容体作動薬や，脂肪の消化吸収を抑制するリパーゼ阻害薬などである。食欲調節ペプチドからは，神経ペプチドY（NPY）Y5受容体拮抗剤が開発され，その臨床成績が報告された[28,29]。消化管ホルモンとしては，ペプチドYY（PYY 3-36），グルカゴン様ペプチド1（GLP-1（7-36 amide））や膵ポリペプチド（PP）などのアゴニストの注射薬，点鼻薬としての臨床応用が検討されている。また，GLP-1の不活化酵素であるDPP-IVの阻害薬は，2型糖尿病や肥満症に対する臨床応用が考慮されている。しかし，PYY点鼻投与における吐き気[30]などの副作用も報告され，長期投与の安全性を確認する必要がある。また，多くの薬剤の臨床効果は軽度である上に，最大減量効果は1年までと限られ，さらに薬剤継続投与にもかかわらずリバウンド（体重増加）が認められる事実は，食欲・体重制御の難しさを示している。

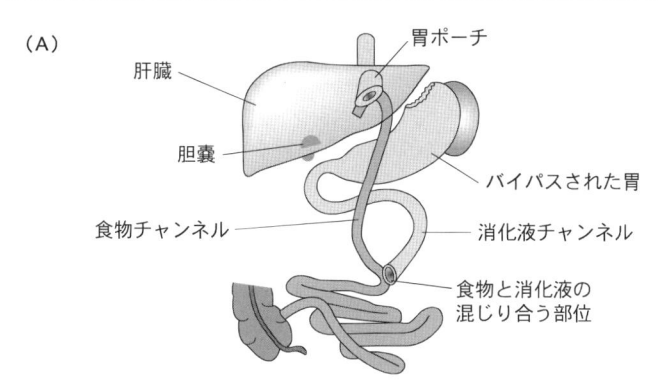

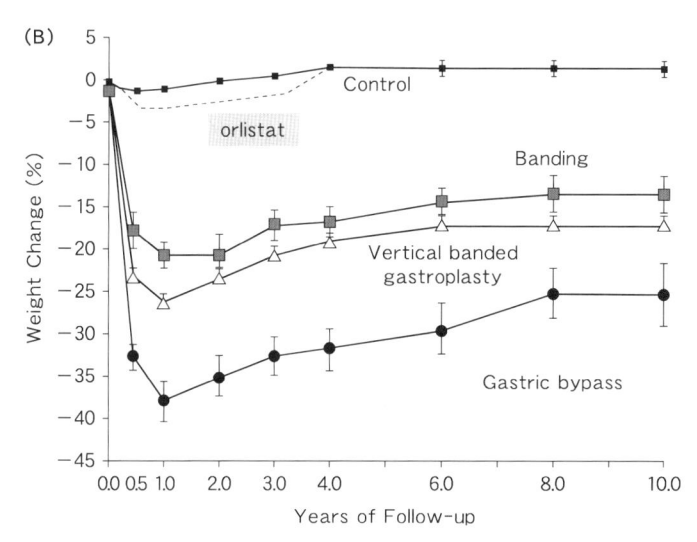

図 1-3　胃バイパス手術をはじめとする肥満外科手術の長期減量効果
(A) 胃バイパス手術の術式，Meguid 教授（SUNY Upstate Medical University, USA）のご好意による．(B) 胃バイパス手術をはじめとする肥満外科手術の長期減量効果の比較，リパーゼ阻害薬の効果は，食事・運動療法によるものを除き，純粋な減量効果として表した．

(文献 33, 37 より改変)

6 肥満外科手術

現在，長期にわたって体重を減少させる有効な手段は，胃バイパス手術をはじめとする肥満外科手術であり，欧米では広く普及している[31,32]。わが国で保険診療として認められているものは，胃縮小術のみであるが，腹腔鏡や胃内視鏡を用いた低侵襲性外科治療としての応用も考慮されつつある。外国の成績では，10年以上にもわたり，安定した減量効果をもたらすことが報告されている。外科手術の成功例では，食事摂取量の回復にもかかわらず，減量体重が維持され，その奏功機序が注目されてきた[33]（図Ⅰ-3）。消化管ホルモンの変動，例えば食欲促進ホルモンであるグレリンの低下や，食欲抑制ホルモンであるPYYの増加も関与していると考えられている。肥満の是正のみならず，高血圧，高脂血症，糖尿病など，メタボリックシンドロームの改善に有効であることも示された[33]。我々はラットを用い，迷走神経を温存した状態で胃バイパス手術を行い，その奏功機序に関する検討を行ってきた。高脂肪食下に食事性肥満ラットを作製し，自由摂食群，自由摂食胃バイパス群，胃バイパス群と同じだけ食べさせるペアフィーディング群を用い，消化管ホルモンや消化吸収機能，耐糖能や代謝機能異常を比較検討した[34]。飢えに対する応答が認められるペアフィーディング群に対し，胃バイパス群では，PYY分泌は増加し，減量体重の維持に深く関わる可能性が考えられた。胃バイパス群ではまた，ブドウ糖に対する迷走神経求心線維の電気活動は低下し，食欲・体重調節ループのおそらくは根幹に関わる，何らかの質的変化が生じているものと考えられる。

7 おわりに

メタボリックシンドロームが内臓脂肪蓄積をその根底とする以上，食欲・体重調節機構に対する生物学的理解と，それをベースにした予防，治療，行動変容アプローチが重要である。現在，消化管ホルモン由来の化合物を含め，500に

も上る抗肥満薬の候補物質が同定されている。この中で，胃バイパス手術に匹敵するような，長期にわたる減量およびその維持を可能にするような化合物が，速やかに見出されることが期待される。すでに，世界人口の半分以上は過体重（BMI 25 以上，30 未満）もしくは肥満（BMI 30 以上）であり，少なくとも1割は心血管障害や糖尿病を有すると報告されている[35]。まさに，肥満を制することは，メタボリックシンドロームを制することであると言える。胃バイパス手術のように，消化管機能に何らかの改変を加えることで，進化の過程で獲得されてきた飢えに対する応答が阻害されるのであれば，胃・消化管が食欲・体重調節ループの根幹に関わることを意味している。消化管ホルモンはその中にあって，肥満治療の切り札となるのであろうか。

■ 文 献 ■

1) Zhang Y., Proenca R., Maffei M. et al : Positional cloning of the mouse obese gene and its human homologue. Nature 1994 ; 124 ; 188-198.
2) Farooqi I.S., Jebb S.A., Lanqmack G. et al : Effects of recombinant leptin therapy in a child with congenital leptin deficiency. N Engl J Med 1999 ; 341 ; 879-884.
3) Kalra S.P., Dube M.G., Pu S., et al : Interacting appetite-regulating pathways in the hypothalamic regulation of body weight. Endocr rev 1999 ; 20 ; 68-100.
4) Inui A. : Transgenic approach to the study of body weight regulation. Pharmacol Rev 2000 ; 52(1) ; 35-61.
5) Morton G.J., Cummings D.E., Baskin D.G. et al : Central nervous system control of food intake and body weight. Nature 2006 ; 443 (7109) ; 289-295.
6) Kojima M., Hosoda H., Date Y. et al : Ghrelin is a growth-hormone-releasing acylated peptide from stomach. Nature 1999 ; 402 ; 656-660.
7) Inui A. : Ghrelin : an orexigenic and somatotrophic signal from the stomach. Nat Rev Neurosci 2001 ; 2(8) ; 551-560.
8) Batterham R.L., Cowley M.A., Small C.J. et al : Gut hormone PYY(3-36) physiologically inhibits food intake. Nature 2002 ; 418 ; 650-654.
9) Inui A. : Neuropeptide gene polymorphisms and human behavioural disorders. Nat Rev Drug Discov 2003 ; 2 ; 986-998.
10) Inui A. : Cytokines and sickness behavior : implications from knockout animal models. Trends Immunol 2001 ; 22(9) ; 469-473.
11) Inui A. : Eating behavior in anorexia nervosa－An excess of both orexigenic

and anorexigenic signaling? Mol Psychiatry 2001 ; 6(6) ; 620-624.
12) Inui A. : Cancer anorexia-cachexia syndrome : Current issues in research and management. CA Cancer J Clin 2002 ; 52(2) ; 72-91.
13) Chaudhri O., Small C., Bloom S. : Gastrointestinal hormones regulating appetite. Philos Trans R Soc Lond B Biol Sci 2006 ; 361(1471) ; 1187-1209.
14) Batterham R.L., Ffytche D.H., Rosenthal J.M.et al: PYY modulation of cortical and hypothalamic brain areas predicts feeding behavior in humans. Nature 2007 ; 450(7166) ; 106-109.
15) Asakawa A., Inui A., Kaga T. et al : Ghrelin is an appetite-stimulatory signal from stomach with structural resemblance to motilin. Gastroenterology 2001 ; 120(2) ; 337-345.
16) Nakazato M., Murakami N., Date Y. et al : Kangawa K., Matsukura S. : A role for ghrelin in the central regulation of feeding. Nature 2007 ; 409(6817) ; 194-198.
17) Shintani M., Ogawa Y., Ebihara K. et al : Ghrelin, an endogenous growth hormone secretagogue, is a novel orexigenic peptide that antagonizes leptin action through the activation of hypothalamic neuropeptide Y/Y1 receptor pathway. Diabetes 2001 ; 50(2) ; 227-232.
18) Date Y., Shimbara T., Koda S. et al : Peripheral ghrelin transmits orexigenic signals through the noradrenergic pathway from the hindbrain to the hypothalamus. Cell Metab 2006 ; 4(4) ; 323-331.
19) Cummings D.E., Overduin J. Gastrointestinal regulation of food intake. J Clin Invest. 2007 ; 117(1) ; 13-23.
20) Zorrilla E. P., Iwasaki S., Moss J.A. et al : Vaccination against weight gain. Proc.Natl. Acad Sci USA. 2006 ; 103 ; 13226-13231.
21) Zigman J.M., Nakano Y., Coppari R. et al : Mice lacking ghrelin receptors resist the development of diet-induced obesity. J Clin Invest 2005 ; 115 ; 3564-3572.
22) Neary N.M., Smoll C.J., Wren A.M. et al : Ghrelin increases energy intake in cancer patients with impaired appetite : acute, randomized, placebo-controled trial. J Clin Endocrinol Metab 2004 ; 89 ; 2832-2839.
23) Farooqi I. S., Keogh U.M., Yeo G.S. et al. Clinical spectrum of obesity and mutationsin the melanocortin 4 receptor gene. N Engl J Med 2003 ; 348 ; 1085-1095.
24) Pantel J., Legendre M., Cabrol S. et al : Loss of constitutive activity of the growth hormone secretagogue receptor in familial short stature. J Clin Invest 2006 ; 116 ; 760-768.
25) Holst B, Schwartz T.W. : Ghrelin receptor mutations too little height and too

much hunger. J Clin Invest 2006 ; 116 : 637-641 2006.
26) Mller L.J., Holicky E L., Ulrich C.D. et al : Abnormal processing of the human cholecystokinin receptor gene in association with gallstones and obesity. Gastroenterology 1995 ; 109(4) ; 1375-1380.
27) Dunstan C., Step hen B. : The Obesity pipeline : current strategies in the development of anti-obesity drugs. Nat Rev Drug Discov 2006 ; 5(11) : 919-931.
28) Erondu, N.,Gantz, I., Musser, B. et al : Neuropeptide Y5 receptor antagonism does not induce clinically meaningful weight loss in overweight and obese adults. Cell Metab. 2006 : 4(4) ; 275-82.
29) Kamiji M.N., Inui A. : Neuropeptide Y receptor selective ligands in the treatment of obesity. Endocr Rev 2007 in press.
30) Gantz I., Erondu N., Malick M. et al : Efficacy and safety of intranasal peptide YY_{3-36} for weight reduction in obese adults. J Clin Endocrinol Metab 92(5) : 1754-1757, 2007.
31) Romanova I.V., Ramos E.J., Xu Y. et al : Neurobiologic changes in the hypothalamus associated with weight loss after gastric bypass. J Am Coll Surg 2004 ; 199 : 887-895.
32) Suzuki S., Ramos E.J., Goncalves C.G. et al : Changes in GI hormones and their effect emptying and transfit times after Roux-en-Y gastric bypass in rat model. Surgery 2005 ; 138 ; 283-290.
33) Sjostrom L., Lindroos A.K., Peltonen M. et al : Lifestyle, diabetes, and cardiovascular risk, factor 10 years after bariatric surgery. N Engl J Med 2004 ; 351(26) ; 2683-2693.
34) Guijarro A., Suzuki S., Chen C. et al : Characterization of weight loss and weight regain mechanisms after Roux-en-Y gastric bypass in rats. Am J Physiol Reghl Integr Comp Physiol 2007 ; 293(4) ; 1474-1489.
35) Balkau B., Deanfield J.E., Despres J.P. et al : International day for the evaluation of abdominal obesity (IDEA) : a study of waist circumference, cardiovascular disease, and diabetes mellitus in 168,000 primary care patients in 63 coutries. Circulation 2007 ; 116(17) ; 1942-1951.
36) Marx J : Cellular warriors at the battle of the bulge. Science 2003 : 299 ; 846-849.
37) Torgerson J.S., Hauptman J., Boldrin M.N. et al : XENical in the prevention of diabetes in obese subjects (XENDOS) study: a randomized study of orlistat as an adjunct to lifestyle changes for the preventation of type2 diabetes in obese patients. Diabetes Care 2004 ; 27(1) : 155-161.

第2章 ヒューマン・カロリメータによる
エネルギー代謝測定

徳山 薫平*

1　エネルギー消費測定の意義と測定方法

　肥満はエネルギー摂取が消費を上回る状態が続き，余剰エネルギーが体脂肪過多となる状態を示す。エネルギーの不均衡はわずかであっても，それが長年続いた場合には肥満をもたらす。National Health and Nutrition Examination SurveyやCoronary Artery Risk Development in Young Adultsなどの調査結果によると，平均的なアメリカ人は1日に50 kcalほどエネルギー摂取が過剰であるために1～2ポンドずつ毎年体重を増加させているとのことである[1]。日本人のエネルギー摂取が1975年以降減少傾向を示しているにもかかわらず，わが国の肥満者が増大している事実は，エネルギー消費の減少が肥満の成因に大きな役割を果たしていることを示している[2]。このことは自動車や電化製品の普及あるいは産業構造の変化などからも納得のいく説明となっている。エネルギー消費減少の実態を把握するには運動量を測定する必要があり，1965年に日本で万歩計が発売されて以来，加速度センサーを内蔵したものなど種々の装置が開発されている。しかしエネルギー消費には食後熱産生や安静時代謝の個人差など身体活動量の変化に依存しない要素もあり，エネルギー消費量を定量する方法としては二重標識水法と呼気分析の間接熱量測定法がゴールデン・スタンダードとして考えられる。ヒトが発する熱量を測定する直接熱量

---

*筑波大学大学院人間総合科学研究科 スポーツ医学専攻

表2-1 間接熱量測定におけるエネルギー消費率と酸化基質量の計算

1 g グルコース＋0.746 LO_2 → 0.746 LCO_2＋0.60 gH_2O＋3.74 kcal	式1
1 g 脂肪＋2.029 LO_2 → 1.430 LCO_2＋1.09 gH_2O＋9.5 kcal	式2
1 g タンパク質＋0.966 LO_2 → 0.782 LCO_2＋0.45 gH_2O＋4.1 kcal	式3
尿中窒素排泄1 g がタンパク質6.25 g の異化に相当	式4
1 g N_2＋6.04 LO_2 → 4.890 LCO_2＋2.81 gH_2O＋25.6 kcal	式5
EPR＝3.86 O_2＋1.15 CO_2－3.35 N_2	式6
G＝4.55 CO_2－3.21 O_2－2.87 N_2	式7
L＝1.67 O_2－1.67 CO_2－1.92 N_2	式8

1 g のグルコース（式1），脂肪（式2），タンパク質（式3）が酸化する反応を示す．タンパク質6.25 g の酸化に伴って尿中窒素排泄が1 g となるので（式4），尿中窒素排泄1 g 当りの酸素消費および二酸化炭素産生は式5のようになる．式1，2および5から，エネルギー消費（EPR [kcal]），炭水化物酸化（G [g]）と脂肪酸化（L [g]）を示す式6〜8が得られる．
Ferrannini による総説[38]を参考にした．

測定法は装置が大掛かりになってしまうことや，間接熱量測定法が進歩したことなどにより最近では用いられることが極めて少なくなっている．さらに物を持ち上げるなど熱に変換されない作業をヒトが行った場合には，それを間接熱量測定では検出できるが直接熱量測定法では検出できないという決定的な違いがある．呼気を採取するにはマスクやマウスピースを用いる方法やフードで頭部全体を覆う方法が一般的であるが，このような呼気採取方法では食事中の測定が困難で，また通常の睡眠をとることは難しい．これに対してヒューマン・カロリメータでは1つの部屋が丸ごと呼気採取器の役割を果たすため，設備はかなり大がかりになるが，被験者の負担を減らすことができる．

酸素摂取量と二酸化炭素産生量の両者を測定する間接熱量測定法では，炭水化物の酸化量や脂肪の酸化量を算出することができる（表2-1）．正確を期するには尿中窒素排泄を測定して非タンパク呼吸商を算出する必要があるが，エネルギー消費量の計算においては尿中窒素排泄を無視しても通常その影響は1％程度だということが古くからわかっている[3]．炭水化物酸化量と脂肪酸化量の計算において尿中窒素排泄を無視してしまうとその影響は無視できないレベルとなってしまうが，この場合においても炭水化物の酸化と脂肪の酸化の比率には大きな誤差をもたらすことがないため，運動時など短時間の呼気分析から酸化基質量の算出が行われる場合もある．呼気分析による間接熱量測定では酸素

表2-2 間接熱量測定法の使い分け

方法	時間分解能	測定持続時間	応用例
二重標識水法	1週間[2]	1週間	栄養所要量策定
ヒューマン・カロリメータ[3]	1分〜24時間	数時間〜2日	睡眠時,食事中
フード法	5分	1時間〜1晩	基礎代謝,食後
マスク,マウスピース[1]	1呼吸〜1分	5分〜数時間	基礎代謝,運動時

(1) ブレスバイブレス法を用いれば1呼吸毎の酸素摂取量を測定できる。
(2) 1週間の二酸化炭素産生量を測定し,それから1日当りの代謝を算出する。
(3) 24時間当りのエネルギー代謝が計算されることが多いが,1分毎の代謝も計算できる。

摂取率と二酸化炭素産生率の高時間分解能測定が可能となっているが,タンパク質の酸化(尿中窒素排泄)について高時間分解能が確保されていないことが1つの技術的限界となっている。

ヒューマン・カロリメータによる測定ではその間に被験者が装置内に留まらなければならず,行動には制限が伴うが,二重標識水法は測定中の被験者の行動に制限がない。二重標識水法のこの特性を生かしてエベレスト登山[4]やツールドフランス自転車レースのエネルギー消費量[5]が測定されている。二重標識水法では,安定同位体で二重標識した水($^2H_2{}^{18}O$)の摂取後には体水分中の同位体の減衰が^{18}O(二酸化炭素産生と水分排泄)と^2H(水分排泄のみ)とで異なることから二酸化炭素の産生が推定できる。通常は同位体の減衰を測定するのに要した期間(1週間程度)の二酸化炭素産生量を測定期間一定と仮定して,1日当りの二酸化炭素産生量が算出される。摂取した食物が酸化されたと仮定した場合の酸素摂取量に対する二酸化炭素産生量の量比の理論値(food quotient:FQ)から酸素摂取量を計算している。従って,この方法から算出されるエネルギー消費率は測定期間中の平均値(通常はkcal/dayあるいはkJ/day)となり,それを安静時代謝や運動時のエネルギー代謝などに分けて検討することはできない。またヒューマン・カロリメータで二酸化炭素産生量と酸素摂取量を実測した検討ではRQ=FQとならないこともあり,これが二重標識水法によるエネルギー消費量測定の誤差の原因の1つでもあると考えられる。

時間分解能と測定持続時間を軸にエネルギー代謝測定法を整理すると表2-2のようになると考える。以下,ヒューマン・カロリメータ法についての詳細と

30　第 2 章　ヒューマン・カロリメータによるエネルギー代謝測定

測定例を解説するが，二重標識水法の詳細については Ritz らの論文[6]を参考にしていただきたい。

2　ヒューマン・カロリメータの仕様

　19 世紀末から 20 世紀初頭にかけてカロリメータを作成して実験していた Atwater と Benedict の装置では二酸化炭素をアルカリで吸収し，閉鎖系回路での気体減少を酸素の供給で補っていた（図 2-1）。当時の記録によるとチャンバー内でマッチをすっても火がつかなかったという逸話が残されているほど過酷な条件下での実験であった[7]ようだが，運動後の睡眠時には酸素消費量の増

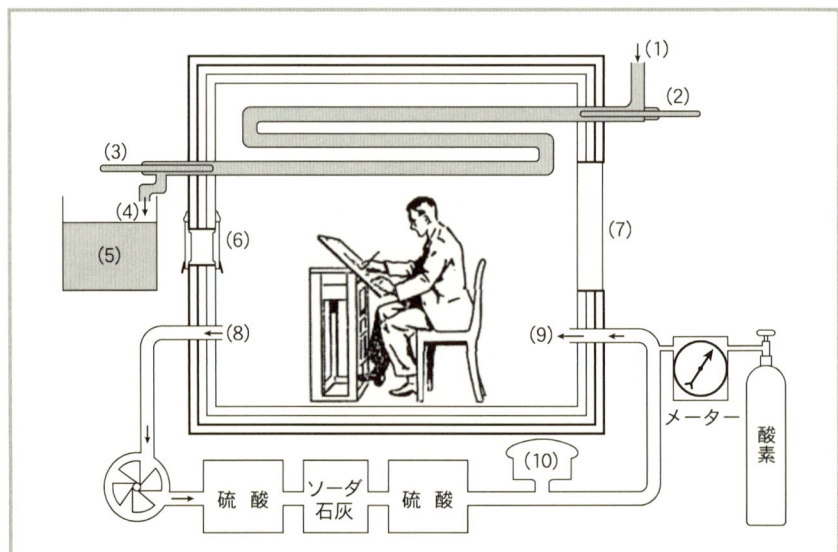

図 2-1　Atwater-Benedict のヒューマン・カロリメータ模式図
室内の被験者が発する熱は部屋の周囲を流れる水 (1-5) の温度上昇 (2, 3) として測定される（直接熱量測定）。一方，循環する空気中 (8-10) の二酸化炭素はソーダ石灰に吸収され，閉鎖回路中の気体の体積が一定に保つように補った酸素の量からエネルギー消費量が推定される（間接熱量測定）。二重扉 (6) を介して室内外の物の移動を行うことができ，これは現在のカロリメータにも用いられている。1900 年頃の装置を示したこの模式図は生理学展望第 3 版（松田幸次郎，市岡正道，八木欽治 共訳，1968，丸善）より引用したが，ウェブ上では当時の実験風景写真を検索することができる。

2．ヒューマン・カロリメータの仕様

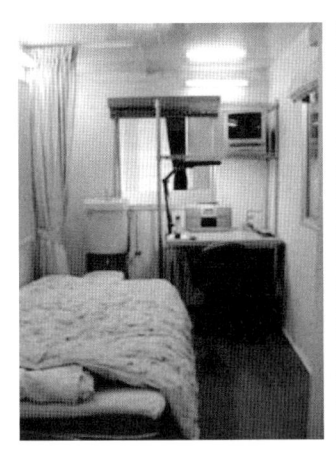

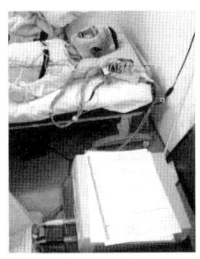

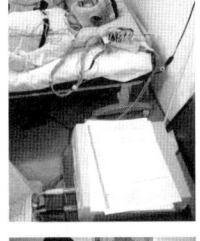

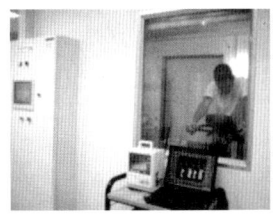

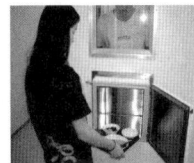

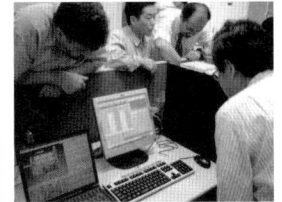

写真2-1　21世紀のヒューマン・カロリメータ
室内にはベッド，トイレ，洗面台，机，テレビ，パソコンなどが備わっており（左），食事は二重扉を介して差し入れる（中下）。脳波測定装置（中上）やエルゴメータ（右上）などの実験装置を持ち込むことができるが，炭酸飲料は測定値に影響を及ぼすので持ち込み禁止としている。カロリメータ内の酸素と二酸化炭素濃度は毎分測定されコンピュータで表示される（右下）。

大が続くなどの結果が報告されている[8]。わが国においても1970年代に国立公衆衛生院や長崎大学などでカロリメータが作成されたが，当時は労研式ガス分析器を用いて手動でガス分析が行われていた（弘前大学名誉教授菅原和夫先生私信）。自動分析器や空調を備えた本格的なヒューマン・カロリメータはわが国においては2000年に国立健康・栄養研究所に初めて設置された。建設が本決まりとなり，欧米の施設の視察を経て日本でのカロリメータ建設が始まった（富士医科産業中島茂氏私信）。その後，筑波大学スポーツ医学専攻，花王株式会社ヘルスケア第一研究所，仙台大学体育学部などに相次いで建設され，現在は4施設に設置された7室が稼動している（写真2-1）。

　ヒューマン・カロリメータ法では室内のガス濃度変化率と給気と排気のガス濃度から室内に滞在する被験者の酸素摂取率と二酸化炭素産生率を算出する（図2-2）。給気量と排気量に比べて室内の容積は莫大であり，短時間でのガス濃度変化の測定誤差はエネルギー代謝率に大きな誤差をもたらす。従って，カ

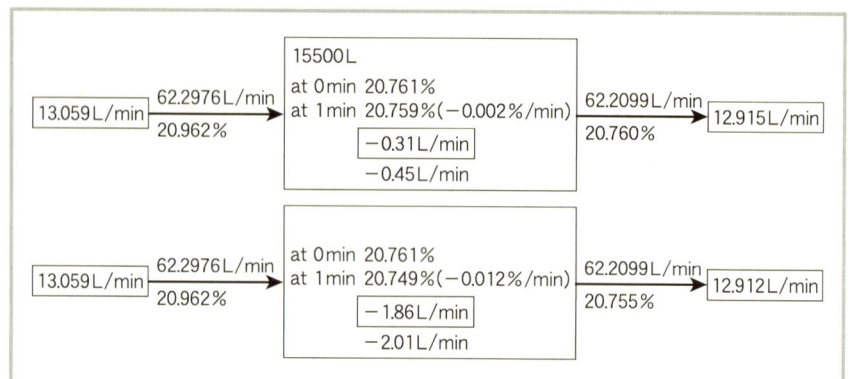

図2-2 カロリメータのデータの計算例

```
[13.059L/min]  62.2976L/min →  15500L                    → 62.2099L/min  [12.915L/min]
                20.962%        at 0min 20.761%              20.760%
                               at 1min 20.759%(-0.002%/min)
                               ┌─0.31L/min┐
                                -0.45L/min

[13.059L/min]  62.2976L/min →  15500L                    → 62.2099L/min  [12.912L/min]
                20.962%        at 0min 20.761%              20.755%
                               at 1min 20.749%(-0.012%/min)
                               ┌─1.86L/min┐
                                -2.01L/min
```

カロリメータの容積（15500 L），給気（62.2976 L/min）および排気（62.2099 L/min）は標準状態（STPD）に換算した値として室内の酸素濃度が20.761％から20.759％に変化した際の酸素消費量を計算する例を示す（上）。外気の酸素濃度と給気量から酸素が1分間で13.059 L供給され，室内の酸素濃度と排気量から12.915 L排出されたと計算される。同時に室内の酸素は1分間で0.31 L（-0.002/100×15500 L）減少したことになる。これらの数値から室内に居る被験者はこの1分間で0.45 L/min（13.059-12.915+0.31）の酸素を消費したと計算される。一方，1分目の酸素濃度分析値が20.749％と僅かに変わった場合には（下），同様の計算で酸素摂取量が2.01 L/minとなってしまい。ガス分析の誤差が計算結果に大きな影響を与えることがわかる。計算の詳細についてはBrownらが記載している[39]。

ロリメータの容積は小さく設計し，その中に必要最低限の備品を設置するという工夫が行われてきた。表2-3には世界の主なカロリメータの仕様を示す。カロリメータでの時間分解能を高めるにはガス分析の精度を高める必要があり，わが国のカロリメータはすべて高精度の質量分析器を備えているという特徴を有している。筑波大学にカロリメータを設置した際には標準ガスの24時間連続分析時の標準偏差が0.002％以内という基準で機種を選定した。このレベルの装置で外気を連続測定すると光合成の影響で昼間は酸素濃度が上昇し，二酸化炭素濃度が低下することが楽々と検出できる。また被験者の呼吸が室内のガス濃度に及ぼすわずかな影響からエネルギー代謝を測定するカロリメータではガス分析に伴う誤差の影響を小さくするアルゴリズムが工夫されている。我々はdeconvolution法を用いたアルゴリズムを提案しており[9]（図2-3），この工夫と高精度分析機の導入によってカロリメータの時間分解能が世界最高水準に達していると考えている。

2．ヒューマン・カロリメータの仕様　33

表2-3　世界のヒューマン・カロリメータ仕様の比較

都市，施設名	容積 (m³)	流量 (L/min)	O_2分析器	CO_2分析器	流量計	時間 分解能*	文献
Aberdeen, UK：The Rowett Research Institute							
Armidale, Australia：Armidale University							
Bangalore, India：St Jone's Medical College							
Beltsville, USA：USDA Human Nutrition Research Center	18.5	100	mass	mass	laminar flow element	5	41,46)
Cambridge, UK：MRC Dunn Clinical Nutrition Center	4.95	200	paramagnetic	infrared	rotameter	5	42,43)
Copenhagen, Denmark：Royal Veterinary & Agricultural University							
Houston, USA：USDA Children's Nutrition Research Centre	19.0, 34.0	13-200	paramagnetic	infrared	thermal mass	2	15,17)
Keneba, Gambia：MRC Dunn Nutrition Group	27.0	30	magnetop neumatic	infrared	pneumotachygraph	15	44)
Lausanne, Switzerland：University of Lausanne	30.6		thermomagnetic	infrared	pneumotachygraph	15, 30	45,46,47)
London, UK：St Baryholemew's Medical College							
London, UK：University of London	20.9	50-60	paramagnetic	not measured	dry gass meter		48)
Maastricht, Netherlands：University of Limburg	14.0	30-250	paramagnetic	infrared	dry bellow	30	49)
Phoenix, USA：NIDDK	19.5	35-60	paramagnetic	infrared	volume transducer	15	50)
Vanderbilt, USA：Vanderbilt University			paramagnetic	infrared		1	51)
Vienna, Austria：City Hospital, Vienna-Lainz							
Wageningen, Netherlands：Agricultural University							
Pennington, USA：Pennington Biomedical Research Center	27.0	60	paramagnetic	infrared		10	52)
Laval, Canada：Laval University	20.0		paramagnetic	infrared	flow transducer		53)
Göteborg, Sweden：Sahlgrenska Hospital	29.75	60	paramagnetic	infrared	mass flow meter	1	54)
筑波大学	14, 49	60-150	mass	mass	mass flow controller	1	9)

Murgatroydらの総説[55]に記載された16施設を記載し，さらに4施設（Pennington, Laval, Göteborg, 筑波大学）を加えて一覧表とした．ガス分析器に質量分析計を用いている外国の施設はBeltsville 1か所に止まっている．また日本の装置は流量制御にガス温度に影響されにくいマス・フロー・コントローラーを採用している．最新の装置に加えて，ノイズ処理アルゴリズムの開発でわが国のカロリメータの時間分解能は世界最高レベルであると考えている．
＊論文でエネルギー代謝量が5分毎に報告されていれば時間分解能を5分として記載した．

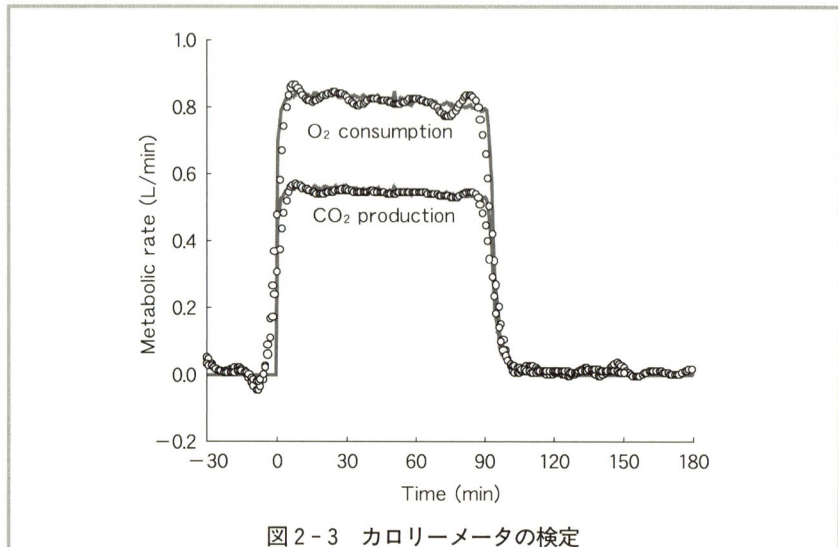

図2-3 カロリーメータの検定
室内で電子天秤上に置いたアルコールランプを燃焼させ、その重量の経時変化からエタノール燃焼による酸素消費量と二酸化炭素産生量を算出し（-）、その値とカロリーメータの測定値（○）を比較して検定する。ノイズ除去アルゴリズムに deconovlution 法を用い酸素摂取率と二酸化炭素産生率を1分毎に計算した値は理論値とよく一致している[9]。

3 睡眠時エネルギー代謝

　高時間分解能で長時間にわたりエネルギー代謝を測定した研究例として睡眠時エネルギー代謝の詳細を紹介する（図2-4）。24時間のエネルギー消費量の算出では睡眠時エネルギー代謝は朝食前の覚醒時に測定される基礎代謝率と同程度と推定して積算されることが多い[10]。測定データは必ずしも多くはないが、睡眠時のエネルギー代謝率は基礎代謝率に比べて1～5％低い[11,12]、あるいは同程度[13]と報告されている。長時間にわたる睡眠時のエネルギー代謝が1日の総エネルギー消費量に大きな割合を占めることは明らかであるが、数時間の平均値を報告したこれらの研究からは睡眠時エネルギー代謝のダイナミックな調節機構を捉えることは困難であった。

図2-4 睡眠時エネルギー代謝測定例
健常人の睡眠中のエネルギー消費率（□），炭水化物酸化率（●）および脂肪酸化率（○）を1分毎（上），睡眠ポリグラフィーで確認された睡眠深度を30秒毎（下）に示す。
（筑波大学睡眠医学佐藤誠先生との共同研究）

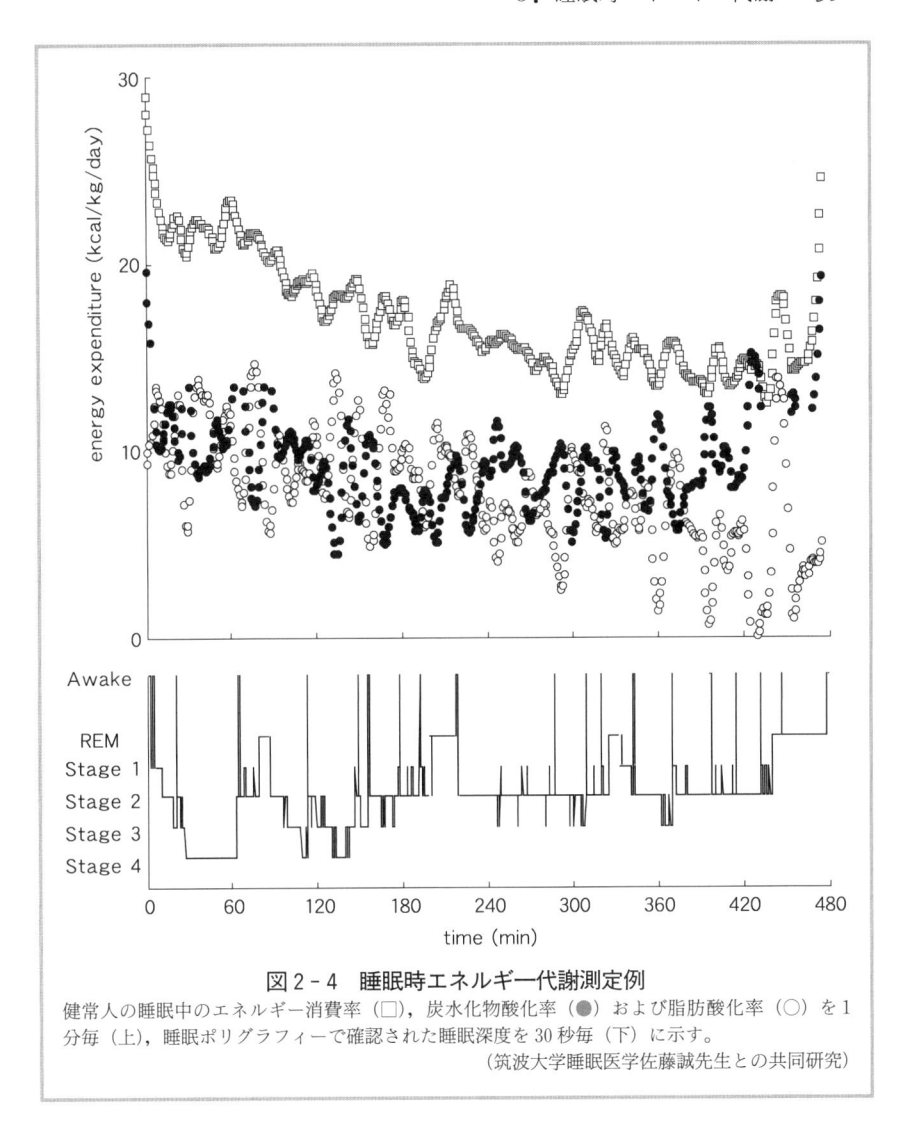

就寝前半のエネルギー代謝率は就寝前の身体活動や食事摂取の影響などを反映していると考えられ，基礎代謝よりもはるかに高い値を示す。一方，睡眠後半の代謝率は基礎代謝率よりも低く[13]，就寝中のエネルギー代謝の減衰はBMIが大きい者ほど著しいとの報告があるがその機序は不明である[11]。就寝中のエ

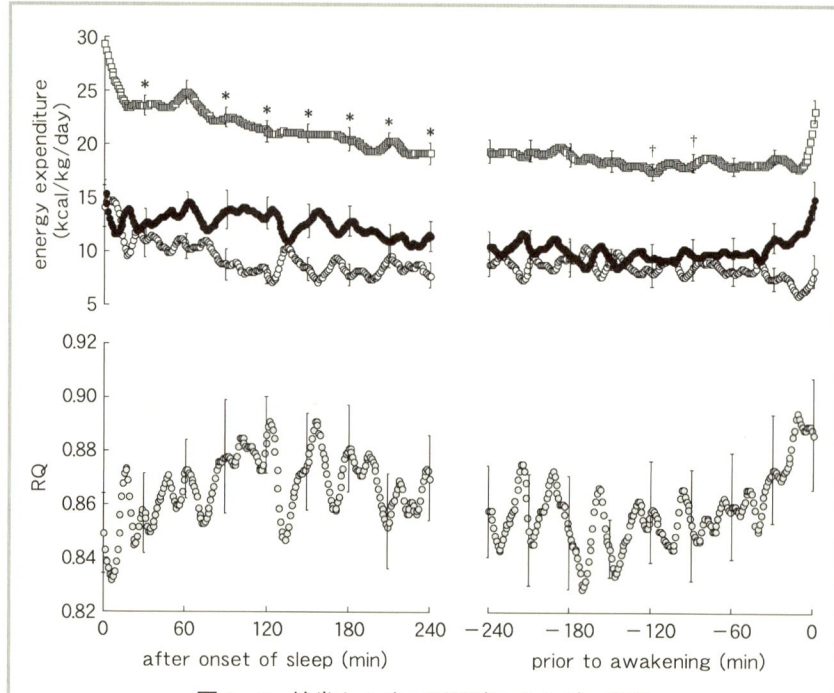

図2-5 健常人9名の睡眠時エネルギー代謝
睡眠ポリグラフィーで確認された入眠から自然覚醒までのエネルギー代謝率（□），炭水化物酸化率（●），脂肪酸化率（○）および呼吸商（○）を1分毎に示す。睡眠時間は各自異なるので，入眠後の4時間（左）と覚醒前の4時間（右）に分けて平均と標準偏差を示す。
（筑波大学睡眠医学佐藤誠先生との共同研究）

ネルギー代謝の減衰を酸化基質変化から検討すると，炭水化物酸化の減衰が大きな役割を果たしていることがわかる（図2-5）。就寝中の炭水化物酸化の減衰は全身の糖利用や肝糖放出が就寝中に減衰するという報告[14]と矛盾していない。自律神経と内分泌機能による代謝の切り替え（metabolic flexibility）がうまくゆかないヒトが糖尿病や肥満者に見受けられることを考慮すると[15]，骨格筋や肝臓における metabolic inflexibility は1日の中で最長の絶食期間である睡眠時において毎晩特徴的な代謝を繰り返している可能性も考えられる。このような観点から肥満者の睡眠時の呼吸交換比の経時変化を今後検討することで，特にそれを生活習慣の改善等により改善することができるのかという検討が肥

表2-4 睡眠深度とエネルギー代謝

睡眠深度	REM	I	II	III	IV
エネルギー消費	20.37±0.81	21.34±0.76	19.79±0.92	19.83±1.07	20.63±0.92
			19.85±0.85*		
炭水化物酸化	11.93±1.26	11.74±1.09	10.83±1.12	10.44±1.16	11.06±1.05
			10.84±1.00*		
脂肪酸化	8.41±1.05	9.58±1.20	8.93±0.82	9.37±0.78	9.55±1.08
			8.99±0.82		
呼吸商	0.87±0.01	0.86±0.01	0.86±0.01	0.85±0.01	0.86±0.01
			0.86±0.01		

エネルギー消費,炭水化物酸化および脂肪酸化を kcal/kg/day として計算した平均±標準誤差を示す。下段には睡眠深度1-4をNREM睡眠としてまとめた値を示す。*REM睡眠との統計学的有意差 ($p<0.05$)。 （筑波大学睡眠医学佐藤誠先生との共同研究）

満の予防という観点から重要と思われる。またエネルギー代謝率が覚醒前に上昇することが睡眠脳波の測定により覚醒時刻を同定した実験から確認されているが，これが全ての被験者において認められる現象ではなく，その生理的意義は不明である。しかし，自然覚醒前から呼吸商が上昇しており，炭水化物酸化の亢進がこの現象の背後にあると考えられる。

　安静時代謝の20～25%を脳の代謝が占めているとされており[16]，睡眠時のエネルギー代謝の変動は脳のエネルギー代謝の変動を反映している可能性も考慮する必要がある。例えば，脳と全身での糖代謝を睡眠時に測定した研究においては夜間の脳の糖利用の減衰が全身での糖利用の減衰の2/3に相当するとされている[14]。また覚醒前に脳での糖利用が増大するという観察結果も[14]，全身の睡眠時エネルギー代謝が脳代謝の変動をかなり反映している可能性を示唆している。さらに睡眠時エネルギー代謝をさらに高時間分解能で解析すると，エネルギー代謝が睡眠深度と連動して変化していることが見えてくる（図2-4，表2-4）。深い眠り（睡眠深度3および4）では炭水化物酸化とエネルギー代謝率が低く，覚醒（脳波的には一晩に10回以上覚醒しているが被験者は記憶していない）やレム睡眠時には炭水化物酸化とエネルギー代謝率が高くなる。これらの観察結果も睡眠時エネルギー代謝が脳の活動の変化を反映している可能性を示しており，レム睡眠時に脳の糖取り込みが増大するという報告[14]とも一致している。エネルギー代謝率の低い深睡眠は睡眠前半に，エネルギー代謝率の高い浅睡眠と

レム睡眠は睡眠の後半に多いという事実は，睡眠時間の経過に伴って減衰するエネルギー代謝の機序に睡眠深度の変化が直接関わっているわけではないことを示している。従って，脳の代謝は就寝からの経過時間と睡眠深度の2つの要因によって睡眠中に変動し，さらにそれが全身のエネルギー代謝に反映しているのではないかと考えられる。

4 肥満者のエネルギー代謝

　肥満者と正常体重者の24時間エネルギー消費量を同一条件（起床と就寝の時刻，運動の有無，室温など）で比較する場合にはヒューマン・カロリメータが力を発揮する。予めエネルギー消費量を測定し，その後の体重増加と関連づけたピマ・インディアンでの研究では，除脂肪体重で補正して評価したエネルギー消費量が低い者はその後の2年間で体重増加が大きかったと報告されている[17]。広くはないカロリメータ内の監視下で画一的な生活を送ったにもかかわらずエネルギー消費量に個人差が生じたという原因としては安静時代謝率，食後熱産生あるいは最近NEAT[18]と命名された活動量の差などが候補として考えられる。一方，体重が安定している肥満者を正常体重者と比較する横断的研究[19]や肥満者が減量して正常体重となって安定している時期に検討した縦断的研究[20]では除脂肪体重で補正したエネルギー消費量には正常体重者との差が認められていない。これらは，まさに太りつつある時期の被験者を測定した例ではなく，肥満の成因を見逃している可能性が大きい。

5 生活習慣の改善などによる安静時エネルギー消費量増大の可能性

　エネルギー消費量を増やすには運動すれば良いのだが，エネルギー代謝を促進する作用のある食品の開発も最近盛んになっている。ここでは生活習慣の改善およびエネルギー代謝を亢進させる作用のある食品成分の積極的利用による

5．生活習慣の改善などによる安静時エネルギー消費量増大の可能性

エネルギー消費量増大の可能性について述べる。

運動後の酸素摂取率の増大は運動終了後もしばらく続き，この現象は"excess post-exercise oxygen consumption (EPOC)"と呼ばれている。EPOCは運動終了48時間後にも観測できたという報告もあり[21]，Speakmanらは運動中よりも運動後により多くのエネルギーが消費されている可能性について言及している[22]。睡眠時エネルギー代謝に及ぼす運動の影響を調べた研究は皆無に近いが，ヒューマン・カロリメータの初期の建設者でもあったBenedictとCarpenterが被験者2名で行った研究によると激運動後7〜13時間後の睡眠中にエネルギー代謝が11%上昇していたと1910年に報告している[8]。現在，アメリカ／カナダの食事摂取基準（2005）では運動による消費エネルギーの15%をEPOCとして推定して加算している。図2-6は一般人のほぼ1日分のエネルギーを2時間半程で消費してしまうフルマラソン（2,400-2,800 kcal）を完走した後の睡眠時エネルギー代謝をヒューマン・カロリメータで測定した値を示す。酸素摂取率の上昇は統計学的に有意ではなかったが，マラソンを完走した晩の呼吸交換比は有意に低値を示し，脂肪の酸化が亢進していることが示唆された。最近，300 kcalのエネルギーを消費する有酸素運動を昼間に行うと睡眠時エネルギー代謝が約50 kcal増大したとの報告があり[23]，一般人が日常的に行う身体活動であってもそれが睡眠時のエネルギー代謝に影響を及ぼしていると考えて肥満予防の運動プログラムを考えることも良いかもしれない。なおEPOCはレジスタンス運動によっても持久的運動によっても惹起されると報告されているが，その発生機序は同一であるとは考えにくい[22]。

「夜のまとめ食いが肥満の原因となる」と経験則が語られることが多いが，最近の国民健康・栄養調査も夕食の時刻が遅くなることや不規則になることが肥満の発症と関連していることを示唆する結果を報告している[24]。しかし夕食の遅い食生活は朝食を抜くなどの他の生活習慣とも関連しているので[25]，就寝前の食事の摂取時刻を変えた場合のエネルギー代謝を実験的に検討する必要があった。睡眠時のエネルギー代謝は，日中のエネルギー代謝や基礎代謝よりも低いので，就寝直前に食事から摂取したエネルギーは，貯蔵される割合が大き

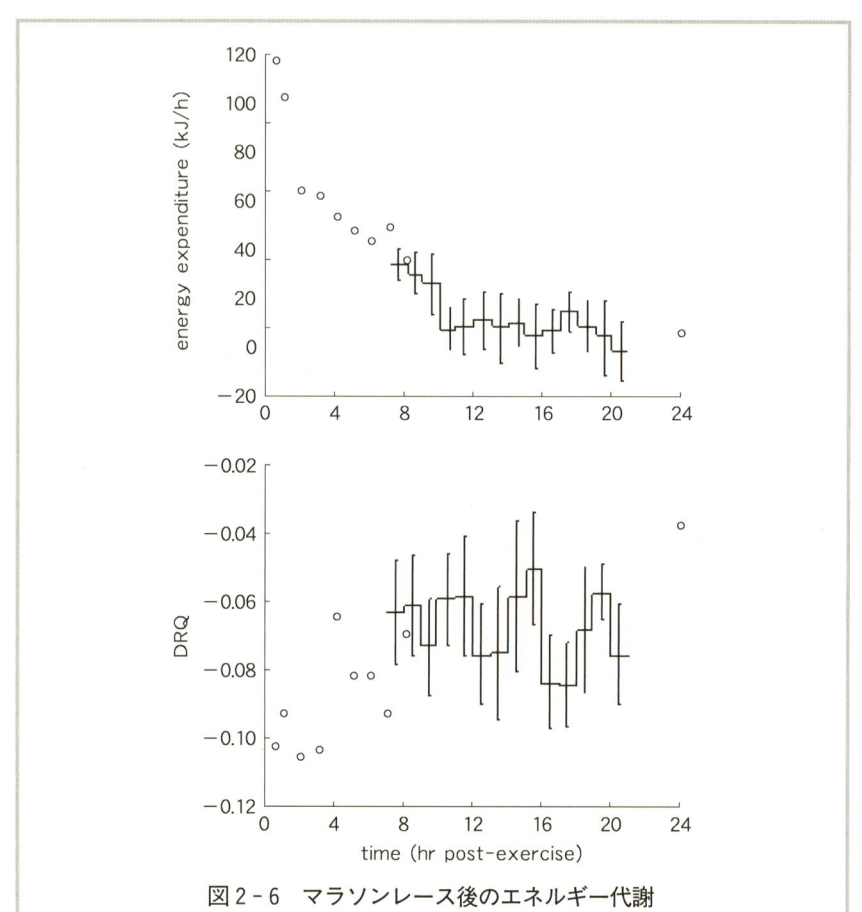

図2-6 マラソンレース後のエネルギー代謝
フルマラソン完走7時間後からカロリメータに入室し，エネルギー消費（上）と呼吸商（下）について通常の代謝との差を平均±標準偏差として折れ線グラフで示した。35 kmのロード走完走直後から断続的にマスクを用いて呼気を採取して測定したデータ（○）[56]と重ね合わせた。エネルギー代謝はレース終了後半日間ほど亢進が続き，呼吸商は1日以上にわたって低値となっている[57]。

いと考えられる。一方で食事の摂取はエネルギー代謝を上昇させることから，就寝直前の食事の摂取は睡眠時のエネルギー代謝を高くしている可能性も考えられる。図2-7は夕食の時刻を19時（通常の夕食）あるいは22時30分（遅い時刻の夕食）とし，夜間のエネルギー代謝を比較した結果を示している。夕食の

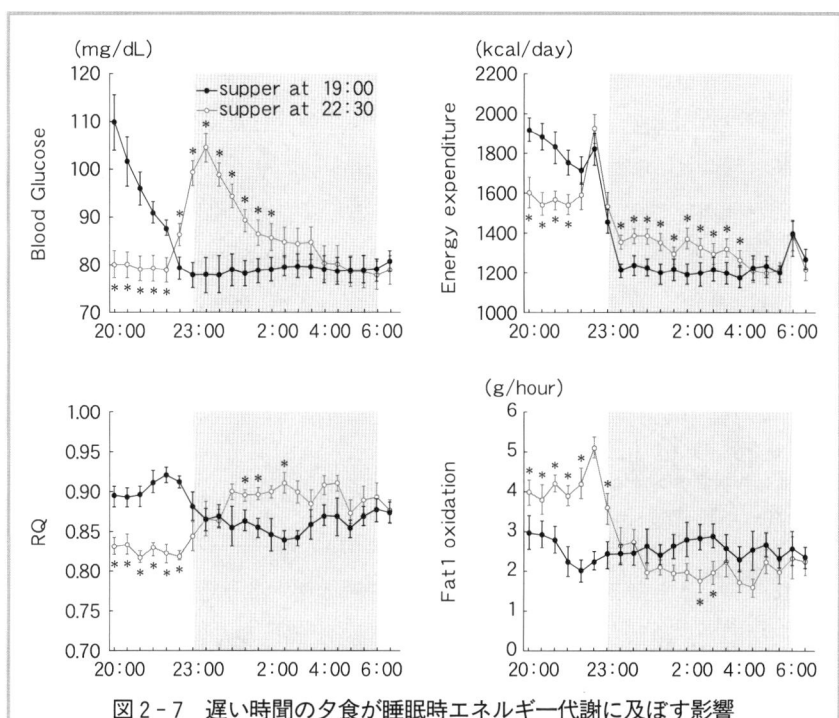

5．生活習慣の改善などによる安静時エネルギー消費量増大の可能性　41

図 2-7　遅い時間の夕食が睡眠時エネルギー代謝に及ぼす影響

夕食を午後7時（●）あるいは10時30分（○）に摂取して11時に就寝した時の就寝時エネルギー代謝を平均値±標準偏差で示す．血糖は持続測定装置（CGMS, Medtronic MiniMed 社）を用いて5分毎に記録された．遅い時刻の夕食は就寝中の血糖値（上左），呼吸商（下左）およびエネルギー消費率を高くするが，脂肪の酸化を抑制した（下右）[26]．

時刻を遅くすると，睡眠時のエネルギー代謝，血糖値，呼吸交換比，心拍数などが高くなり，炭水化物の酸化量が増大する[26]．夕食の影響が翌日の朝食に対する代謝応答の違いをもたらす現象も second meal effect として報告されており[27]，今後，遅い時刻の夕食の摂取が翌日のエネルギー代謝に及ぼす影響や，遅い時刻の夕食が習慣化することによる影響についても検討する必要がある．

　エネルギー代謝を上昇させる作用のある物質の探索が進み，食品，サプリメントあるいは薬剤の開発として展開されている．古くは喫煙がエネルギー消費量を増大させることがカロリメータの研究で示されている[28]．この実験では1日に24本のタバコを吸うとエネルギー消費が約 200 kcal（+9.6%）増大し，こ

れが継続されると約 10 kg の体重の違いとして反映されると考察されている。カプサイシンとその誘導体あるいは茶カテキンなどについてもヒトでの検討結果が複数の研究室から報告されているが[29,30]。期待された効果の認められた実験結果が論文として活字に残りやすい（publishing bias）ということを考慮すると，まだ慎重に見守る必要がありそうに思える。一方，動物実験レベルでは α-リポ酸[31]，胆汁酸や胆汁の吸収阻害剤[32,33]，resveratorol[34]などに劇的な肥満予防効果が認められると報告されているが，これらの物質の安全量をヒトが摂取してエネルギー代謝が亢進するか否かは未だ報告されていない。

6 おわりに

エネルギー代謝の詳細を解析するには，生物学的ノイズの制御がますます大切になってくると考える。運動後の酸素摂取率の増大は運動終了後もしばらく続き（EPOC），摂取エネルギーの過剰と不足はエネルギー代謝を増減させる[35,36]。また我々が日常生活において摂取する食品には茶カテキンやカフェインなどが含まれており，喫煙も含めてこれらがヒトのエネルギー代謝の変動要因として作用していると考えられる。さらにエネルギー代謝の季節変動[37]の存在は食品の長期摂取の作用を検討する際に特に配慮を要求する。

欧米に大きく遅れて始まり，2000 年以降相次いで設置された日本のヒューマン・カロリメータはガス分析器に高精度の質量分析器を採用するという特異な経緯を歩んでいる。エネルギー代謝と遺伝子多型，あるいはエネルギー代謝を亢進する食品成分など最新の研究テーマに挑むためには，わが国のこの機種選択が有利に働くことを期待している。また二重標識水法での分析では別種の質量分析器（IRMS）が用いられており，エネルギー代謝測定のゴールデン・スタンダードとされる 2 種類の測定方法がわが国に定着しつつあることは，安定同位体を用いた栄養学研究が今後盛んになる前触れであるのかもしれない。

文　献

1) Hill J.O. : Understanding and addressing the epidemic of obesity : an energy balance perspective. Endocrine Rev 2006 ; 27 ; 750-761.
2) 健康・栄養情報研究会編：厚生労働省国民健康・栄養調査報告（平成16年度）. 第一出版，2006.
3) Weir J.B. : New methods for calculating metabolic rate with special reference to protein metabolism. J.Physiol 1949 ; 109 ; 1-9.
4) Westerterp K.R., Kayser B., Brouns F. et al : Energy expenditure climbing Mt. Everest. J. Appl. Physiol 1992 ; 73 ; 1815-1819.
5) Westerterp K.R., Saris W.H. M.van Es. et al : Use of the doubly labeled water technique in humans during heavy sustained exercise. J. Appl. Physiol 1986 ; 61 ; 2162-2167.
6) Ritz, P., Cole T.J., Couet C. : Precision of DLW energy expenditure measurements ; contribution of natural abundance variations. Am. J. Physiol 1996 ; 270 ; E164-E169.
7) Moon J.K. : Whole body, human respiration calorimetry. Ph.D. thesis at University of Texas Austin 1991.（富士医科産業　中島茂氏より提供）
8) Benedict F.G., Carpenter T.M. : The metabolism and energy transformations of healthy man during rest. The Carnegie Institute, Washington, D.C. (1910). (quoted from Borshein, E. & Bahr, R. Effect of exercise intensity, duration and mode on post-exercise oxygen consumption. Sports Med 2003 ; 33 ; 1039.)
9) Tokuyama K., Sato M., Ogata H. et al : Improved transient response of whole body indirect calorimeter by deconvolution. Japanese Journal of Physical Fitness and Sports Medicine 2007 ; 56 ; 315-326.
10) FAO/WHO/UNU の専門委員会報告，1985.
11) Zhang K., Sun M., Warner P. et al : Sleeping metabolic rate in relation to body mass index and body composition. Int J Obesity 2002 ; 26 ; 376.
12) Kumahara H., Yoshioka M., Yoshitake Y. et al : The difference between the basal metabolic rate and the sleeping metabolic rate in Japanese. J Nutr Sci Vitaminol 2004 ; 50 ; 441-445.
13) Ganpule A.A., Tanaka S., Ishikawa-Takata K. et al : Interindividual variability in sleeping metabolic rate in Japanese subjects. Eur. J. Clin. Nutr. (in press, 2007)
14) Boyle P.J., Scott J.C., Krentz A.J. et al : Diminished brain glucose metabolism is a significant determinant for falling rate of systemic glucose utilization during sleep in normal humans. J Clin Invest 1994 ; 93 ; 529-535.
15) Kelley D.E., Mandarino L.J. : Fuel selection in human skeletal muscle in

insulin resistance : a reexamination. Diabetes 2000 ; 49 ; 677.
16) Elia M. : Organ and tissue contribution to metabolic rate. In "Energy Metabolism and Cellular Corollaries" (edited by Kinney, J. M. & Tucker H.N.) pp61-79, Raven Press, New York, 1992.
17) Ravussin E., Lillioja S., Knowler W. : Reduced rate of energy expenditure as a risk factor for body weight gain. New Engl J Med 1988 ; 318 ; 467-472.
18) Levine, J.A. : Nonexercise activity thermogenesis (NEAT) : environment and biology. Am J Physiol 2004 ; 286 ; E675-E685.
19) de Boer J.O., van Es A.J., van Raaij J.M. et al : Energy requirements and energy expenditure of lean and overweight women, measured by indirect calorimetry. Am J Clin Nutr 1987 ; 46 ; 13-21.
20) Heymsfield S.B., Harp J.B., Reitman M.L. et al : Why do obese patients not lose more weight when treated with low-calorie diets? A mechanistic perspective Am J Clin Nutr 2007 ; 85 ; 346-354.
21) Dolezal B.A., Potteiger J.A., Jacobsen D.J. et al : Muscle damage and resting metabolic rate after resistance exercise with an eccentric overload. Med Sci Sports Exerc 2000 ; 32 ; 1202-1207.
22) Speakman J.R., Selman,C. : Physical activity and resting metabolic rate. Proc Nutr Soc 2003 ; 62 ; 621-634.
23) Melanson E., Donahoo W.T., Grunwald G.K., et al : Changes in 24 h substrate oxidation in older and younger men in response to exercise. J Appl Physiol (in press 2007)
24) 平成9年国民栄養調査
25) Sungsoo C., Marion D., Brown C.J.P. et al : The effect of breakfast type on total daily energy intake and body mass index: Results from the third National Health and Nutrition Examination Survey (NHANES III). J Am Col Nutr 2003 ; 22 ; 296-302.
26) 中村和照，宮下政利，緒形ひとみほか：就寝直前の夕食が睡眠時のエネルギー代謝に及ぼす影響．肥満研究 2007 ; 56 ; 250-255.
27) Wolever T., Jenkins D., Ocana A.M. et al : Second meal effect: low-glycemic-index foods eaten at dinner improve subsequent breakfast glycemic response. Am J Clin Nutr 1988 ; 48 ; 1041-1047.
28) Hofstetter A., Schutz Y., Jeruier E. et al : Increased 24-hour energy expenditure in cigarette smokers. New Engl J Med 1986 ; 314 ; 79-82.
29) Dulloo A.G. Duret C., Rohrer D. et al : Efficacy of a green tea extract rich in catechin polyphenols and caffeine in increasing 24-h energy expenditure and fat oxidation in humans. Am J Clin Nutr 1999 ; 70 ; 1040-1045.
30) Diepvens K., Westertero K.R., Westerterp-Plantenga M.S. : Obesity and ther-

mogenesis related to the consumption of caffeine, ephedrine, capsaicin, and green tea. Am J Physiol 2007 ; 292 ; R77-R85.
31) Kim M.-S. et al : Anti-obesity effects of a-lipoic acid mediated by suppression of hypothalamic AMP-activated protein kinase. Neture Medicine 2005 ; 10 ; 727-7333.
32) Watanabe M., Houten S.M., Mataki C. et al : Bile acids induces energy expenditure by promoting intracellular thyroid hormone activation. Nature 2006 ; 439 ; 484.
33) Kobayashi M, Ikegami H., Fujisawa T. et al : Prevention and treatment of obesity, insulin resistance, and diabetes by bile acid-binding resin. Diabetes 2007 ; 56 ; 239.
34) Lagouge M. et al : Resveratrol improves mitochondrial function and protects against metabolic disease by acivating SIRT1 and PGC-1a. Cell 2006 ; 127 ; 1109-1122.
35) Van Es A.J.H., Vogt J.E., Niessen C. et al : Human energy metabolism below, near and above equibrium. Br J Nutr 1984 ; 52 ; 429-442.
36) Dauncey M.J. : Metabolic effects of altering the 24 h energy intake in man, using direct and indirect calorimetry. Br J Nutr 1980 ; 43 ; 257-269.
37) Plasqui G., Kester A.D.M., Westerterp K.R. : Seasonal variation in sleeping metabolic rate, thyroid activity, and leptin. Am J Physiol 2003 ; 285 ; E338-E343.
38) Ferrannini E. : The theoretical bases of indirect calorimetry. Metabolism 1988 ; 37 ; 287-301.
39) Brown D., Cole T.J., Dauncey M.J. et al : Analysis of gaseous exchange in open-circuit indirect calorimetry. Medical Biological Engineering & Computing 1984 ; 22 ; 333-338.
40) Rumpler W.V., Seale J.L., Conway J.M. et al : Repeatability of 24-h energy expenditure measurements in humans by indirect calorimetry. Am J Clin Nutr 1990 ; 51 ; 147-152.
41) Seale J.L., Rumpler W.V., Moe P.W. : Description of a direct-indirect room-sized calorimeter. Am J Physiol 1991 ; 260 ; E306-E320.
42) Dauncey M.J., Murgatoyd P.R., Cole T.J. : A human calorimeter for the direct and indirect measurement of 24h energy expenditure. Br J Nutr 1978 ; 39 ; 557-566.
43) Dauncey M.J. : Metabolic effects of altering the 24 h energy intake in man, using direct and indirect calorimetry. Br J Nutr 1980 ; 43 ; 257-269.
44) Charbonnier A., Jones C.D.R., Shutz Y. et al : A whole body transportable indirect calorimeter for human use in the tropics. Eur J Clin Nutr 1990 ; 44 ;

725-731.
45) Hofstetter A., Schutz Y., Jeruier E. et al : Increased 24-hour energy expenditure in cigarette smokers. New Engl J Med 1986 ; 314 ; 79-82.
46) Hugli O., Schutz Y., Fitting J.-W. : The daily energy expenditure in stable chronic obstructive pulmonary disease. Am J Respir Crit Care Med 1996 ; 153 ; 294-300.
47) Schutz Y., Bessard T., Jequier E. : Diet-induced thermogenesis measured over a whole day in obese and nonobese women. Am J Clin Nutr 1984 ; 40 ; 542-552.
48) Dulloo A.G., Ismail M.N., Ryall M. et al : A low-budget and easy-to-operate room respirometer for measuring daily energy expenditure in man. Am J Clin Nutr 1988 ; 48 ; 1367-1374.
49) Schoffelen P.F., Westerterp M.K.R., Saris W.H.M. et al : A dual-respiration chamber system with automated calibration. J Appl Physiol 2072 ; 83 ; 2064-1997.
50) Ravussin E., Lillioja S., Anderson T.E. et al : Determination of 24-hour energy expenditure in man : Methods and results using a respiratory chamber. J Clin Invest 1986 ; 78 ; 1568-1578.
51) Sun M., Reed G.W., Hill J.O. : Modification of a whole room indirect calorimeter for measurement of rapid changes in energy expenditure. J Appl Physiol 1994 ; 76 ; 2686-2691.
52) de Jonge L., Nguyen T., Smith S.R. et al : Prediction of energy expenditure in a whole body indirect calorimeter at both low and high levels of physical activity. Int J Obesity 2001 ; 25 ; 929-934.
53) White M.D., Bouchard G., Buemann B. et al : Reproducibility of 24-h energy expenditure and macronutrient oxidation rates in an indirect calorimeter. J Appl Physiol 1996 ; 80 ; 133-139.
54) Henning B., Lofgren R., Sjostrom L. : Chamber for indirect calorimetry with improved transient response. Biomedical Engineering 1996 ; 34 ; 207-212.
55) Murgatroyd P.R., Shetty P.S., Prentice A.M. et al : Techniques for the measurement of human energy expenditure : a practical guide. Int J Obesity 1993 ; 17 ; 549-568.
56) Withers R.T., Gore C.J., Mackay M.H. et al : Some aspects of metabolism following 35 km road run. Eur J Appl Physiol 1991 ; 63 ; 436-443.
57) Iwayama K., Miyashita M., Tokuyama K. : Changes in substrate oxidation persist overnight after the marathon race. Japanese Journal of Physical Fitness and Sports Medicine 2008 ; 57 ; 163-168.

第3章　肥満・メタボリックシンドローム予防・改善における運動の役割

森谷　敏夫*

1　肥満・糖尿病と自律神経

　脂肪細胞は不活発な「末梢の奴隷」との見方が一般的であった。しかし，「脂肪細胞は生体全体のエネルギー備蓄バランスの要として，自らの指令を中枢に発信し，きわめて活発に生命活動に関与していること」が明らかになってきた。適度な体脂肪量を維持し，一定の体重を保つ仕組みとその破綻としての肥満の遺伝的要因解明は，分子遺伝学的手法を駆使した最近の研究によって著しく進展した。図3-1はその概略である。白色脂肪組織に脂肪が蓄積すると脂肪細胞からレプチン(肥満遺伝子：OBタンパクとも呼ばれる。ラテン語，Leptos＝痩せるが語源) が内分泌され，大脳の視床下部の交感中枢（満腹中枢）の神経細胞膜に存在するレプチン受容体に結合して細胞を活性化する。交感神経活性の上昇は副交感中枢(摂食中枢)を抑制して摂食を抑えるとともに，β_3-アドレナリン受容体を介して白色脂肪組織（特に内臓型）からの脂肪動員と褐色脂肪組織からの熱放散（脱共役タンパク質（UCP1）：ミトコンドリアでの酸化的リン酸化を脱共役させ，ATPを合成せずに，エネルギーを熱として放散するタンパク質ファミリーの1つ）を促進し，これらの総合効果によって脂肪の過剰蓄積を防ぐものと考えられている。つまり，自律神経は，食欲やエネルギー代謝の調節に関わり，生体の体重を一定範囲に保つ上でも重要な役割を果たしているのである。因みに

＊京都大学大学院人間・環境学研究科

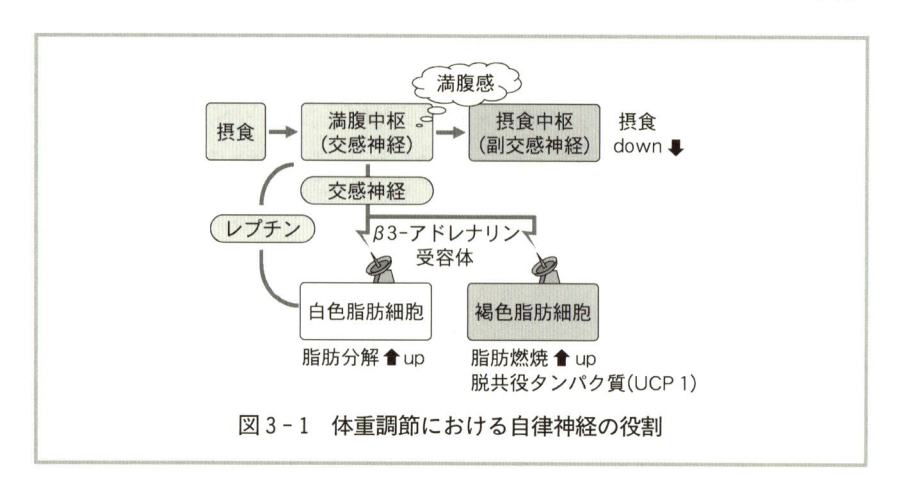

図3-1 体重調節における自律神経の役割

我々の男子学生を対象とした薬理ブロック実験で完全にヒトの自律神経活動を抑制すると安静時のエネルギー代謝は約300 kcal/日ほど低下する[1]。日本人に多く認められている β_3-アドレナリン受容体やUCP1の遺伝子変異が同時に存在する人では極論すれば1日当り約300 kcalほど少な目に食べないと肥満することになる。

George Bray[2]により提唱されたMONA LISA（Most Obesity kNown Are Low In Sympathetic Activity）仮説，即ち，交感神経活動の低下と肥満とが密接に関連しているという考えは動物実験などから支持されてきた。肥満や糖尿病の改善効果は運動によるエネルギー消費によると考えられていたが，前述した機構が明らかとなった現在，エネルギー消費は第二義的なものとされる。実際，肥満した患者で体重減少を図る場合，その効率と有効性から食事制限が優先されるのが現状である。しかし，運動には自律神経活動を賦活化させ脂肪減量効果の促進や体組成の維持，他の生活習慣病危険因子の是正，運動機能の保全などの重要な意義があるので，食事制限と運動療法の併用が推奨される[3-5]。

（1）自律神経活動の評価法

心臓ポンプのリズム（心拍変動）を調整しているのが自律神経である。心臓の

図3-2 心拍変動パワースペクトルによる自律神経活動の分離定量化

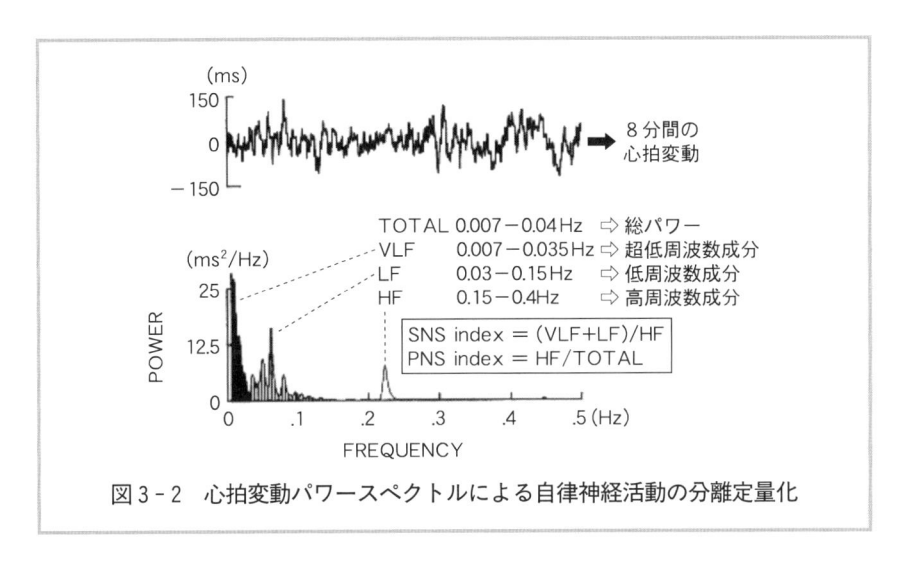

拍動のリズム，すなわち心臓洞房結節のリズムの解析による神経性循環調節機能の分析は，冠動脈疾患，心不全，不整脈，高血圧症などの心血管系疾患の病態に対する新しいアプローチとして現在，注目を集めている[6,7]。特に心臓副交感神経機能の非侵襲的評価が可能な心拍変動スペクトル解析により，副交感神経機能低下が冠動脈性心疾患や突然死の重要な危険因子であることが明らかになっている[8,9]。

心拍変動による自律神経機能評価の原理は，交感神経および副交感神経機能がそれぞれ特定の周波数帯域の心拍変動に反映されることに基づいている。心拍変動（心電図R-R間隔）の周波数パワースペクトルには低周波帯（0.03〜0.15 Hz）と高周波帯（0.15〜0.4 Hz）にピークが見られ，それぞれLF成分，HF成分と呼ばれている（図3-2参照）。

HF成分は呼吸によって生じる心拍のゆらぎで心臓副交感神経によって媒介され，その振幅値は心臓副交感神経活動を反映することが動物実験での神経節切除の実験結果から明らかになっている。一方，LF成分は交感神経と副交感神経活動の両者が反映されるが，Akselrod et al[10]や森谷ら[11]は，血圧調節がこのスペクトル帯域で行われている可能性を示唆している。

我々は,交感神経・副交感神経の両神経支配を受けている洞結節のリズム(心拍変動)のスペクトル解析により,交感・副交感神経活動の弁別定量化が可能であるか否かについて,健常者に薬理ブロックを用い検証した[1]。その結果,安静時では副交感神経活動を反映している高周波成分(HF)が呼吸とほぼ同期して(0.25 Hz, 15回/min)スペクトルに現れるが,副交感神経遮断剤の静注後では,心拍数が安静時心拍数より30〜40拍近くも上昇し,高周波成分がほぼ完全に消滅した。交感・副交感神経活動を反映する低周波成分(LF)も減少することが明らかになった。交感・副交感の両神経薬理ブロックでは,心拍変動はほぼ完全に消滅し,安静横臥から直立姿勢に変化してもほとんどスペクトルは変化を示さなかった。この時点では心拍変動係数(CV)は安静コントロール時と比較して劇的に低下しており,糖尿病性自律神経障害の顕著な患者に酷似したスペクトルを呈する。

現在,LFおよびHF成分に加え,交感神経系体温・熱産生調節機構に関与するVLF成分(0.007〜0.035 Hz)を特定することが可能な,より精度の高い手法を開発し,各種の肥満関連遺伝子多型と自律神経活動動態の関連や,運動の抗圧効果,肥満発症メカニズムなどの解明に応用している[1,12-18]。

(2) 心拍変動スペクトル解析の応用

長年の運動不足やそれに伴う骨格筋の萎縮や交感神経活動の低下が,エネルギー消費機構や脂質代謝に影響を及ぼし肥満の発症・進展につながるという考えは,ブレイ博士によりモナリザ(Most Obesity kNown Are Low In Sympathetic Activity)仮説として早くから提唱されていた[2]。この仮説は,現代日本におけるメタボリックシンドロームや肥満増加を考える上で非常に示唆に富むものでもある。

わが国の1人1日当りのエネルギー摂取量は,1975年頃の2,226 kcalをピークとして減少に転じ,2004年には1,902 kcalと,終戦直後(1946年)の1,903 kcalとほぼ同じ水準にまで低下している[19]。この間,食事から摂取するエネルギー量は減少し続けているにもかかわらず肥満者は増え続けている。理由の1

つは，便利で体を動かさない近代的な生活による「エネルギー消費量の減少」が「エネルギー摂取量の減少」を上回り，"相対的なエネルギー過剰"となっていることが考えられる。さらに，モナリザ仮説が示唆するように，身体的不活発な生活によって筋萎縮や自律神経機能の活動が減弱し，結果として基礎代謝や熱産生が低下することも，エネルギー消費量の減少に関わっていると推察される。換言すれば，肥満やメタボリック症候群には，身体活動量の低下に加えて，自律的エネルギー調節機構に関わる自律神経系の活動レベルの低下や機能不全が関与する可能性がある。その典型例が中年以降の肥満である。

我々が最近行った中年女性の研究では，低い自律神経活動が体組成や血中脂質に影響を及ぼすかどうかについて，大学病院更年期外来を受診した閉経後の女性（糖尿病や高血圧などの合併症を有する症例を除外）において検討した。総自律神経活動（Total Power 値）を高値群（n=87），低値群（n=88）に分類し，体組成と血中脂質を2群で比較したところ，総自律神経活動低値群では，BMI，体脂肪率，血中中性脂肪，総コレステロール，LDL-コレステロールが総自律神経活動高値群に比べて有意に高く，自律神経活動の低下が体内脂肪蓄積や脂質代謝に影響を及ぼしている可能性が示唆された[20]。最近では女性の更年期障害や月経前症候群の発現に関する自律神経活動動態と不定愁訴の解明にもこの心拍変動スペクトル解析が用いられている[20-22]。

我々は肥満や加齢に伴う数々の合併症や実験条件の差異を避けるため，小児や若年男女学生を対象に交感神経活動と肥満および肥満関連遺伝子多型についての詳細な検討を進めてきた[23-31]。

その結果，安静時の自律神経活動には肥満群・非肥満群の間で有意な差が認められなかったが，高脂肪食，寒冷暴露やカレーなどの辛味成分などによる熱産生刺激を与えた時の交感神経活動，特に VLF 成分は肥満群では増加せず，またその反応性は非肥満群に比べ有意に低下していた[23-28]。従って，安静レベルの交感神経活動の低下というよりはむしろ，"交感神経反応性の低下"，特に"交感神経のエネルギー代謝調節に関する生理的機能の低下"が肥満の形成を促す一要因になりうることが示唆された。これらの結果はモナリザ仮説を強く支持

するものである。最近の我々の研究から，β_3-アドレナリン受容体（β_3-AR）や脱共役タンパク質（UCP1）などに遺伝子変異を持つ被験者で，交感神経活動動態が有意に低下することが明らかになりつつある[30-32]。

2 運動による自律神経活動の賦活とその生理学的意義

　自律神経活動が低下している肥満者を対象にした有酸素運動のトレーニング効果に関する研究では，低強度（約50%VO_2max）の有酸素運動でも，総エネルギー消費量を増加させることにより，呼吸循環機能の有意な向上は認められないが，糖・脂質代謝の改善に十分効果を発揮することが明らかにされている。

　慢性的な運動不足が，肥満や2型糖尿病におけるインスリン感受性の低下と密接な関係にあることはよく知られている。逆に，運動はインスリンとは別の細胞内シグナル伝達機構を介して，糖輸送を活性化できるので，インスリン抵抗性の存在下においても運動により糖輸送は通常正常に機能する。つまり，運動はインスリンと独立した細胞内機構により骨格筋の糖輸送担体（GLUT4）のtranslocationを惹起し糖輸送を活性化することができる。インスリン感受性の改善は動脈硬化・心血管系疾患のリスクを軽減させることになり，臨床的意義も大きい。

　我々は自律神経活動の低下した肥満者や糖尿病患者に対して安全で有効な運動処方の開発を行ってきた。特に，血中乳酸や呼気ガスの変化ではなく，上述した心拍変動スペクトル解析から心臓副交感神経活動を基準にした「安全運動閾値」で運動処方箋を作成し，生活習慣病のリスクが高く，心因性の突然死のリスクも高い自律神経活動の低下した肥満者を対象に12週間の運動トレーニングを実施した。その結果，「安全運動閾値」での運動トレーニング12週後では，血圧，血中コレステロール，中性脂肪，HDLおよびLDL-コレステロール，体脂肪，等々の生活習慣病リスクファクターや心臓自律神経活動が有意に改善した[4,33]。おそらく自律神経障害の著しく進展した糖尿病患者の自律神経機能の可逆性は余り見込めないかもしれないが，初期の段階や単純性肥満で器質的な

神経障害がない場合にはその可逆性が見込まれる。また，強力な血管収縮物質であるエンドセリンやカテコラミンおよび心負担度の指標である脳性ナトリウム利尿ペプチド（BNP）の増加が運動中に認められなかった[33]。これらの自律神経活動の可逆的効果から，「安全運動閾値」での運動は，心臓に負担が少なく，中年肥満者におけるエネルギー代謝機構を改善し肥満を解消させるだけでなく，虚血性心疾患や突然死を予防する可能性があることが示唆されている。

また，Nagai et al[34]は1,080人の児童を対象に体脂肪，運動量，食事等を詳細に調査し，自律神経活動に対する肥満と運動習慣の影響について検討した。その結果，①肥満児では非肥満児と比較して交感・副交感神経活動を反映するLF成分も副交感神経活動を反映するHF成分も有意に低下している，②同じ程度の肥満であっても習慣的な運動習慣を有する児童では，運動習慣を有さない児童よりもLF，HF成分ともに有意に高値を示した。そこで，ある小学校の全児童（305名）を対象として1年間の運動介入（心拍数130～140拍/分，20分/日，5回/週）を行った結果，介入前に自律神経活動が低下していた児童では，すべての自律神経活動の評価において有意な改善が認められた[35]。これらの結果は，自律神経活動は可逆性を持っており，脂質代謝や食欲調節機能の中枢である自律神経活動の低下に起因する小児肥満や中年肥満も習慣的な運動の励行によって予防できることを強く示唆するものである。つまり，運動療法は糖・脂質代謝亢進のみならず肥満や食欲調節機構に作用する自律神経活動の亢進効果も備えており，食事療法とともにメタボリック症候群の予防・改善に不可欠なものである。

3 肥満・メタボリック症候群における運動の効果

運動中の脂肪の利用率は運動強度に依存する。最大酸素摂取量（VO_2max）の約50%の運動強度では，エネルギー源として糖質と脂質がほぼ同じ割合で利用されるため，高強度の運動に比べて脂肪燃焼率が高くなり，脂質代謝の活性化に適している[36]。米国スポーツ医学会[37]は，呼吸循環機能を向上させる運動処方

として，少なくとも50〜85%VO₂maxの強度で，20分間の有酸素運動を週に3回，数か月間継続することを推奨している．しかし，内臓脂肪型肥満者に発生している糖・脂質代謝異常の改善には必ずしもこの運動処方が適するとはかぎらない．一般的に肥満者や糖尿病患者の場合，運動不足を伴って嫌気性代謝閾値(AT)も低く，速歩程度で乳酸蓄積が起こる場合もある．特に高齢者ではATレベルの運動が単純な歩行に相当する場合が大半である．また合併症の問題から運動制限が必要な場合も多い．これらを考慮すると，通常日本で推薦されている歩行レベルの軽度の運動が糖・脂質代謝を有意に改善させる運動刺激になるか，あるいは糖代謝改善に最低必要な運動強度や運動量が存在するかは臨床上重要な課題である．

肥満・メタボリック症候群に対する運動の効果は，①エネルギー消費の増大と脂肪組織消費による減量，②脂肪合成の抑制，③基礎代謝の増加，④インスリン感受性の向上，⑤動脈硬化性血管障害の改善（HDLコレステロールの増加，中性脂肪の低下，血圧降下作用など），⑥呼吸循環機能の増強と運動能力の向上，⑦ストレスの解消などがあげられる[5,11]．合併症を発症しやすい内臓脂肪型肥満では，内臓脂肪が皮下脂肪より効果的に運動で燃焼させる利点も指摘されており，中高年男性の半数がメタボリックシンドロームと推定されている昨今，運動の継続は生活習慣病の予防上，その重要性をますます増している．

4 運動と筋細胞由来の生理活性物質

最近特にニューロサイエンスで注目を浴びているのは運動トレーニングが大脳に及ぼす影響であり，特に学習・記憶を司る海馬での脳由来神経栄養因子（BDNF：Brain Derived Neurotrophic Factors）である（詳細なReviewはCotman and Berchtold[38]；Cotman and Engesser-Cesar[39]）．運動トレーニングにより増加するBDNFの主な機能は神経可塑性，神経栄養伝達，学習改善，および脳神経細胞保護（虚血から来る脳損傷の抑制など）の多岐にわたるものである．特に注目したいのが，このBDNFのシナプス伝達亢進，長期記憶（Long Term Potentia-

4. 運動と筋細胞由来の生理活性物質　55

図3-3　筋細胞由来の生理活性物質（マイオサイトカイン）の役割
（文献40を改変）

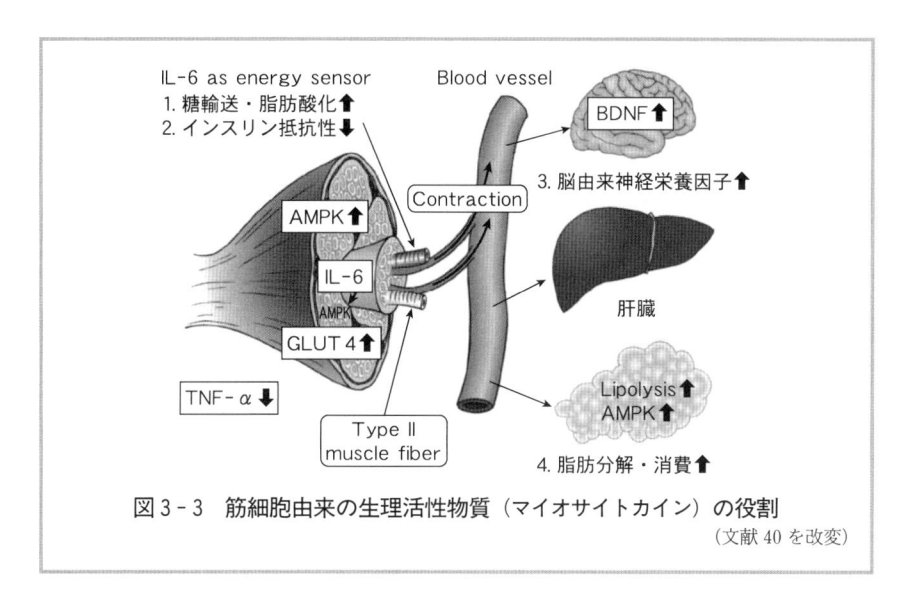

tion）の増強，学習能改善およびシナプスタンパク合成などの機能である。ラットを7日間自由に走行させた時の海馬におけるBDNFのmRNAの発現を観察した実験では，安静コントロール試行時よりも有意に遺伝子の発現が認められ，BDNFタンパク量を比較した場合，運動群では約2倍も増加していることが明らかとなった[38,39]。興味深いことにBDNFの増加はトレーニング時の走行距離に依存しており，長期にわたる運動トレーニングによっては著しい増加が起こる可能性が示唆されている。脳機能維持を目的とした運動となれば運動療法の見方もその重要性も変わる可能性が大である。

　最新のヒトの知見では運動により筋細胞由来の生理活性物質（総称してMyocytokineマイオサイトカイン：（注）脂肪細胞由来の悪玉生理活性物質はAdipocytokineアディポサイトカイン）が筋活動にともない多量に放出されることが明らかとなって注目を浴びている[40]。これは免疫を司るインターロイキン6（IL-6）で図3-3に示すように各種のターゲット臓器に作用して糖代謝，脂質代謝，脳由来神経栄養因子等を活性化することが指摘されている。今後，筋収縮により惹起されるまだ未発見のMyokinesの研究がさらに進む可能性が

あり，今後のこの分野の研究成果におおいに期待したいところである。

5 骨格筋電気刺激による他動的運動の効果

運動は，糖尿病，肥満症や高血圧症など生活習慣病の病態改善や予防に重要な役割を担っており，「生活習慣改善」の大きな柱となっている。これまで行われた多くの研究によって，運動の中でもとりわけ有酸素運動を日常的に行うことの医学的重要性が明らかにされてきた。有酸素運動は，エネルギー消費による抗糖尿病効果をはじめ，糖代謝や血清脂質の改善，インスリン感受性の向上，降圧効果，呼吸循環機能改善など様々な生理学的変化を惹起することから，生活習慣病の予防・改善に加え，中高齢者の健康増進運動プログラムの中核的要素をなしている。

しかしながら，超高齢社会を迎えた今日，寝たきり患者や慢性的な運動不足者，体力の低下した人々，あるいは過度の肥満や整形外科的疾患などのために，有酸素運動を十分に行えない人々が多数存在する。さらに，糖尿病性合併症や心血管系合併症などの臓器障害により，運動制限を必要とする患者も多く認められる。このような人々は，身体の不活動がもたらす不利益を甘んじて受けなければならない状況にあり，有酸素運動やレジスタンス運動の代償となる運動方法の開発が早急に望まれる。

我々は骨格筋低周波電気刺激法を利用して，糖・エネルギー代謝活性化に及ぼす効果について検討している。この手法は，体表に貼り付けた表面電極を介して骨格筋に電気刺激を加え，筋収縮を誘発するものであり，寝たきり患者や体力が低下した患者であっても施行可能である。また，実際の運動に比して，呼吸循環系や関節への負担が少ない状態で筋収縮を惹起することが可能である[41]。

最初の骨格筋電気刺激による代謝研究では，正常血糖高インスリンクランプ法と呼気ガス分析の同時解析を行い，骨格筋の糖・エネルギー代謝促進効果を検討した。その結果，電気刺激中に酸素消費量は安静時の約2倍に上昇し，体

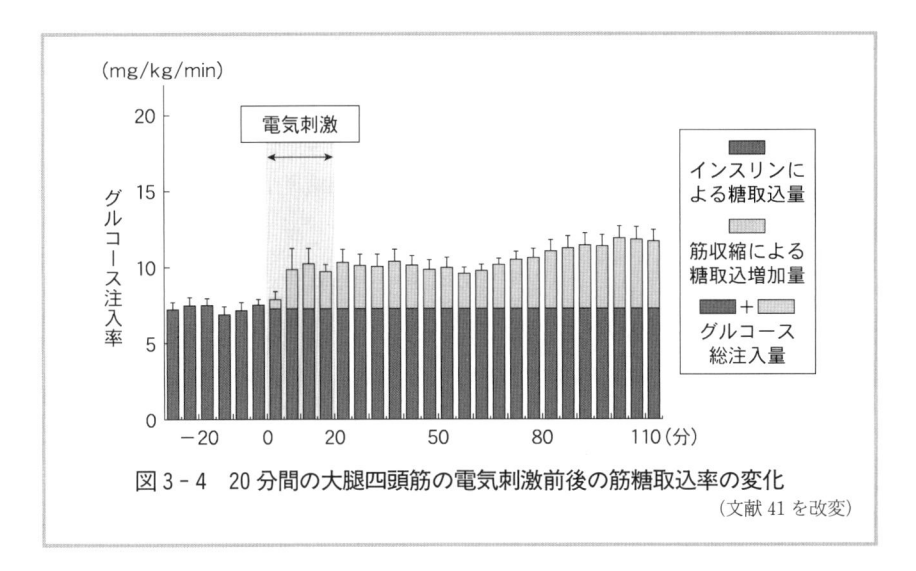

5. 骨格筋電気刺激による他動的運動の効果

図3-4 20分間の大腿四頭筋の電気刺激前後の筋糖取込率の変化
（文献41を改変）

内のエネルギー消費（20分刺激で約50 kcal）が亢進することが明らかになった。内因性糖放出が抑制された生理的条件下において，全身糖取り込み率は電気刺激によって有意に上昇するとともに，その亢進が刺激終了後90分以上持続することも見出した[41]。この新知見は，糖尿病の予防・治療に不可欠な血糖コントロールに対する骨格筋電気刺激の有効性を強く示唆するものである。さらに，この骨格筋電気刺激法による糖・エネルギー代謝特性に及ぼす効果を同一酸素摂取量での自転車運動と比較検討した結果，電気刺激では血中乳酸濃度・呼吸商の有意な上昇により，筋グリコーゲン消費亢進が認められた[42]。しかし，この効果は同等の運動強度での自転車運動では認められなかった。また，電気刺激終了後の糖取り込み率は自転車運動後よりも有意に高かった。

通常の随意運動時における運動単位の動員様式は，収縮張力が低く，疲労しにくい遅筋線維から順次動員される。対照的に，電気刺激では太い神経線維で支配される速筋線維から動員が始まる[43]。ヒトの大腿四頭筋部に電気刺激を誘発させた場合，刺激後の筋内のグリコーゲン枯渇は速筋線維で著しく高いことや解糖系によるエネルギー利用率が遅筋線維の2倍も高いことが報告されており，電気刺激による選択的な速筋線維の動員によって随意収縮とは異なるエネ

ルギー代謝特性の存在が示唆されている。このように強度運動を要求することなく，電気刺激ではグリコーゲンを含めた糖質エネルギーの利用が高いものと考えられることから，糖尿病の代謝改善効果にも期待できる。

　これらの結果から，電気刺激は低い運動強度で解糖系エネルギー利用の高い速筋線維の動員を可能にし，筋エネルギー消費，グリコーゲン代謝，糖代謝を活性化できる有用な手段であることが明らかになった[44]。さらに，速筋線維の選択的刺激は高齢者の廃用性筋萎縮の予防のみならず，筋肥大を惹起させうる可能性を秘めている。これらの知見は，寝たきり老人，糖尿病性合併症や心血管系合併症，その他の整形外科的拘束によって運動が制限される人々などに代謝改善効果を享受しうる可能性を示唆しており，介護予防，予防医学・治療医学の観点からも今後の研究が期待される。

　現在進行中の研究では骨格筋への最適筋収縮パターン（筋肥大モード，血流促進モード，エネルギー代謝促進モード）が可能な機能的電気刺激装置を開発中である。これにより，糖尿病，肥満症，その他の慢性的疾患患者の他動的運動（電気刺激による）でのエネルギー消費や糖代謝改善効果も享受できるだけでなく，心不全，閉塞性肺疾患患者や麻酔手術後の血栓防止効果をねらったダイナミックな筋電気刺激による静脈還流の促進も可能である。現在，試作改良中の刺激用スパッツ型電極により大殿筋の刺激が可能となり，パイロット実験の結果から約6 METSの運動強度まで筋収縮を起こすことに成功した。今後ますます進む高齢社会や超運動不足に起因する多くの生活習慣病の新たなる予防，改善，治療の観点からも本研究がもたらす社会的意義や医療経済に及ぼす影響は多大である。

謝辞：この研究成果の一部は科学研究費補助金（基盤研究（B）18300230）の助成によるものである。

文 献

1) Matsumoto T., Miyawaki T., Ue H. et al : Autonomic responsiveness to acute cold exposure in obese and non-obese young women. Int J Obesity 1999 ; 23 ; 793-800.
2) Bray G.A. : Obesity, a disorder of nutrient partitioning : The MONA LISA hypothesis. J Nutr 1991 ; 121 ; 1146-1162.
3) 森谷敏夫, 林 達也, 枡田 出ほか：運動前後における脳波, 自律神経, 血圧・循環調節ホルモンの変化. 運動生化学 1997 ; 9 ; 112-115.
4) Amano M., Kanda T., Ue H. et al : Exercise training and autonomic nervous system activity in obese individuals. Med Sci Sports Exer 2001 ; 33 ; 1287-1291.
5) 森谷敏夫：生活習慣病における運動療法の役割. 日本整形外科スポーツ医学会雑誌 2006 ; 25 ; 361-368.
6) Moritani T., Kimura T., Hamada T. et al : Electrophysiology and Kinesiology for Health and Disease. J Electromyogr Kinesiol 2005 ; 15 ; 240-255.
7) Ue H., Masuda I., Yoshitake Y. et al : Assessment of cardiac autonomic nervous activities by means of ECG R-R interval power spectral analysis and cardiac depolarization-repolarization process. Ann Noninvasive Electrocardiol 2000 ; 5 ; 336-345.
8) Billman G.E. : Cellular mechanisms for ventricular fibrillation. News Physiol Sci 1992 ; 7 ; 254-259.
9) Billman G.E., Hoskins R.S. : Time-series analysis of heart rate variability during submaximal exercise : evidence for reduced cardiac vagal tone in animals susceptible to ventricular fibrillation. Circulation 1989 ; 80 ; 874-880.
10) Akselrod S., Gordon D., Ubel F.A. et al : Power spectrum analysis of heart rate fluctuation : a quantitative probe of beat-to-beat cardiovascular control. Science 1981 ; 213 ; 220-222.
11) 森谷敏夫：運動による自律神経活動の賦活とその生理学的意義. 糖尿病の食事・運動療法（津田謹輔, 林 達也編集), 文光堂, 2007, p 162-168.
12) Matumoto T., Miyawaki C., Ue H. et al : Effects of capsaicin-containing yellow curry sauce on sympathetic nervous system activity and diet-induced thermogenesis in lean and obese young women. J Nutr Sci Vitaminol 2000 ; 46 ; 309-315.
13) Matumoto T., Miyawaki C., Ue H. et al : Comparison of thermogenic sympathetic response to food intake between obese and non-obese young women. Obesity Res 2001 ; 9 ; 78-85.
14) 森谷敏夫, 永井成美：運動効果を生かす食品. 血圧 2004 ; 11 ; 1297-1302.

15) Nagai N., Sakane N., Ueno M.L. et al : The-3826A→G variant of the uncoupling protein-1 gene diminishes postprandial thermogenesis after a high-fat meal in healthy boys. J Clin Endocrinol Metabol 2003 ; 88 ; 5661-5667.
16) Nagai N., Moritani T. : Effect of physical activity on autonomic nervous system function in lean and obese children. Int J Obesity 2004 ; 28 ; 27-33.
17) Nagai N., Hamada T., Kimura T. et al : Moderate physical exercise increases cardiac autonomic nervous system activity in children with low heart rate variability. Child's Nervous System 2004 ; 20 ; 209-214.
18) 永井成美,坂根直樹,森谷敏夫:朝食欠食,マクロニュートリエントバランスが若年健常者の食後血糖値,満腹感,エネルギー消費量,及び自律神経活動へ及ぼす影響.糖尿病 2005 ; 48 ; 761-770.
19) 健康・栄養情報研究会編:平成15年国民健康・栄養調査報告,第一出版,2005,p. 320,付録p. 3
20) Kimura T., Matsumoto T., Akiyoshi M. et al : Body fat and blood lipids in postmenopausal women are related to resting autonomic nervous system activity. Eur J Appl Physiol 2006 ; 97 ; 542-547.
21) Matsumoto T., Ushiroyama T., Morimura N. et al : Autonomic nervous system activity in the late luteal phase of eumenorrheic women with premenstrual symptomatology. J Psychosomat Obst Gynecol 2006 ; 27(3) ; 131-139.
22) 松本珠希,後山尚久,木村哲也ら:自律神経活動から評価した更年期外来における心理療法の臨床効果.日本更年期医学会雑誌 2007 ; 15 ; 135-145.
23) Matumoto T., Miyawaki C., Ue H. et al : Effects of capsaicin-containing yellow curry sauce on sympathetic nervous system activity and diet-induced thermogenesis in lean and obese young women. J Nutr Sci Vitaminol 2000 ; 46 ; 309-315.
24) Matumoto T., Miyawaki C., Ue H. et al : Comparison of thermogenic sympathetic response to food intake between obese and non-obese young women. Obesity Res 2001 ; 9 ; 78-85.
25) Matsumoto T., Miyatsuji A., Miyawaki T. et al : A potential association between endogenous leptin and sympatho-vagal activities in young obese Japanese women. Am J Human Biol 2003 ; 15 ; 8-15.
26) Nagai N., Matsumoto T., Kita H. et al : Interrelationship of the Autonomic Nervous System Activity and the State and Development of Obesity in Japanese School Children. Obesity Res 2003 ; 11 ; 25-32.
27) 永井成美,森谷敏夫,坂根直樹ほか:香辛料辛味成分が小児の食事誘発性熱産生,満腹感,及び交感神経活動へ及ぼす影響.肥満研究 2003 ; 9 ; 52-59.
28) Nagai N., Sakane N., Hamada T. et al : The effect of a high-carbohydrate meal on postprandial thermogenesis and sympathetic nervous system activity

in boys with a recent onset of obesity. Metabolism 2005 ; 54 ; 430-438.
29) Nagai N., Sakane N., Moritani T. : Metabolic responses to high-fat or low-fat meals and association with autonomic nervous system activity. J Nutr Sci Vitaminol 2005 ; 51 ; 355-360.
30) Shihara N., Yasuda K., Moritani T. et al : The association between Trp64Arg mutation of the s3-adrenergic receptor and autonomic nervous system activity. J Clin Endocrinol Metab 1999 ; 84 ; 1623-1627.
31) Shihara N., Yasuda K., Moritani T. et al : Cooperative effect of polymorphisms of uncoupling protein 1 and β3-adrenergic receptor genes on autonomic nervous system activity. Int J Obesity 2001 ; 25 ; 761-766.
32) Nagai N., Sakane N., Ueno M.L. et al : The-3826A→G variant of the uncoupling protein-1 gene diminishes postprandial thermogenesis after a high-fat meal in healthy boys. J Clin Endocrinol Metab 2003 ; 88 ; 5661-5667.
33) Shibata M., Moritani T., Miyawaki T. et al : Exercise prescription based upon cardiac vagal activity for middle-aged obese women. Int J Obesity 2002 ; 26 ; 1356-1362.
34) Nagai N., Moritani T. : Effect of physical activity on autonomic nervous system function in lean and obese children. Int J Obes 2004 ; 28 ; 27-33.
35) Nagai N., Hamada T., Kimura T. et al : Moderate physical exercise increases cardiac autonomic nervous system activity in children with low heart rate variability. Child's Nerv Syst 2004 ; 20 ; 209-214.
36) 浅野勝巳（訳）：栄養と身体作業．運動生理学　大修館書店；1985；p. 384.
37) American College of Sports Medicine : Position stand on the recommended quantity and quality of exercise for developing and maintaining cardiorespiratory muscular fitness in healthy adults. Med Sci Sports Exerc 1990 ; 22 ; 265-274.
38) Cotman C.W., Berchtold N.C. : Exercise : a behavioral intervention to enhance brain health and plasticity. Trends Neurosci 25 ; 295-301 ; 2002.
39) Cotman C.W., Engesser-Cesar C. : Exercise enhances and protects brain function. Exerc Sport Sci Rev 30 ; 75-79 ; 2002.
40) Pedersen B.K., Fischer C.P. : Beneficial health effects of exercise-the role of IL-6 as a myokine. Trends Pharmacol Sci 2007 ; 28(4) ; 152-156.
41) Hamada T., Sasaki H., Hayashi T. et al : Enhancement of whole body glucose uptake during and after low frequency electrical stimulation of human skeletal muscles. J Appl Physiol 2003 ; 94 ; 2107-2112.
42) Hamada T., Hayashi T., Kimura T. et al : Electrical stimulation of human lower extremities enhances energy consumption, carbohydrate oxidation, and whole body glucose uptake. J Appl Physiol 2004 ; 96 ; 911-916.

43) Hamada T., Kimura T., Moritani T. : Selective fatigue of fast motor units after electrically elicited muscle contractions. J Electromyogr Kinesiol 2004 ; 14 ; 531-538.
44) 浜田　拓，林　達也，森谷敏夫：筋電気刺激（EMS）を利用した生活習慣病改善の可能性．BME 2003 ; 16 ; 35-41.

第4章　褐色脂肪と肥満・メタボリックシンドローム
　　　　：実験動物からヒトへ

岡 松 優 子*　　斉 藤 昌 之**

1　はじめに

　ヒトを含めて哺乳動物には白色と褐色の2種類の脂肪組織がある[1,2]。両者は存在部位や形態が異なるが，最も際立った違いはその生理的役割である。すなわち，白色脂肪は余剰のエネルギーを中性脂肪として細胞内に蓄え，必要に応じて脂肪酸として細胞外に放出するエネルギー貯蔵・放出の部位であるが，褐色脂肪は脂肪酸をそれ自身で酸化分解して熱を産生するエネルギーの消費・散逸の部位である。このような両脂肪組織の相反する機能分担は，それぞれの脂肪細胞の遺伝子発現や代謝パターン，血管や神経支配の違いなどによって具現化されている。その中でも特に重要なのが，褐色脂肪に特異的に発現し，熱産生を担う脱共役タンパク質 UCP 1（uncoupling protein 1）である[3,4]。本章では褐色脂肪―UCP 1 の機能と生理的役割，特に肥満との関係について実験動物から得られた知見を概説し，ヒトにおける褐色脂肪の検出と機能評価についての我々の最新知見を紹介する。

---

　*北海道大学大学院　獣医学研究科，日本学術振興会特別研究員
　**天使大学大学院　看護栄養学研究科

2 褐色脂肪とUCP1の活性調節

(1) UCP1の活性調節

UCP1は，褐色脂肪のミトコンドリア内膜に存在し，プロトンチャネルとしての機能を有する（図4-1）。ミトコンドリアでは呼吸鎖によって作られるプロトンの濃度勾配を利用してATPが合成されているが，UCP1が活性化するとATP合成を伴わずにプロトン濃度勾配が解消され，結果的にエネルギーは熱として散逸することになる。UCP1のプロトンチャネル活性は，通常はADPなどのプリンヌクレオチドによって抑制されているが，褐色脂肪に密に分布する交感神経が活性化すると抑制が解除される。すなわち，交感神経終末から分泌されるノルアドレナリンが褐色脂肪細胞膜上のβ受容体に作用すると，細胞内ではホルモン感受性リパーゼが活性化され，細胞内中性脂肪が分解されて脂

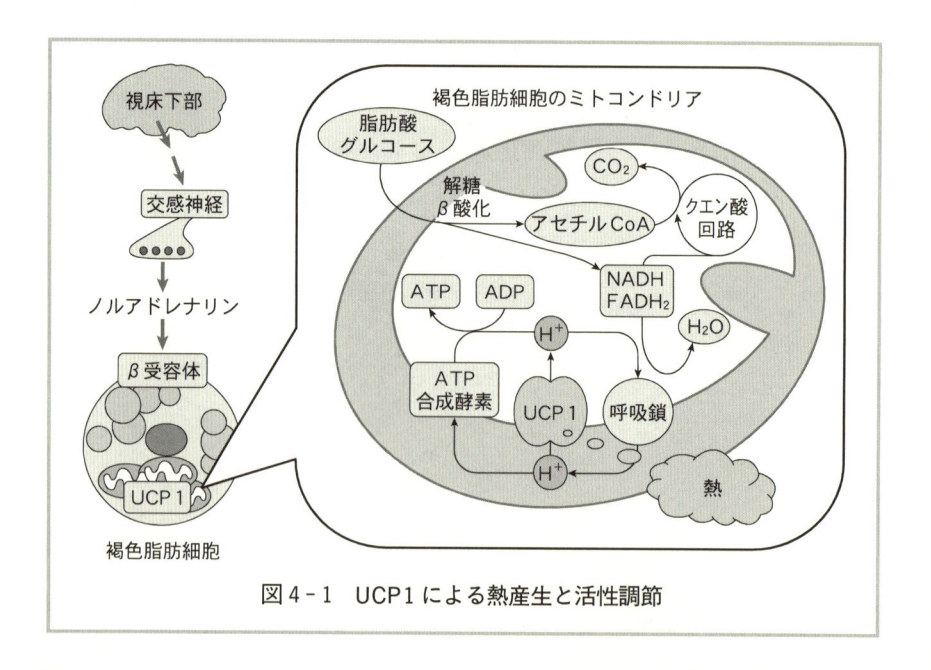

図4-1 UCP1による熱産生と活性調節

肪酸が遊離する。この脂肪酸は熱産生基質となると同時に，UCP1に直接作用してプロトンチャネル機能を活性化する[5]。したがって，交感神経活動が亢進するような生理的条件では褐色脂肪―UCP1による熱産生（エネルギー消費）が増えることになる。

（2）UCP1の発現調節

このように，褐色脂肪―UCP1の活性化には交感神経性の刺激が必須であるが，ノルアドレナリンの持続的な刺激は，UCP1の発現も誘導する（図4-2）。UCP1遺伝子のプロモーター領域には，褐色脂肪細胞特異的にノルアドレナリンで活性化されるエンハンサー領域が存在し，転写因子cAMP responsive element-binding protein（CREB），核内受容体peroxisome proliferators-

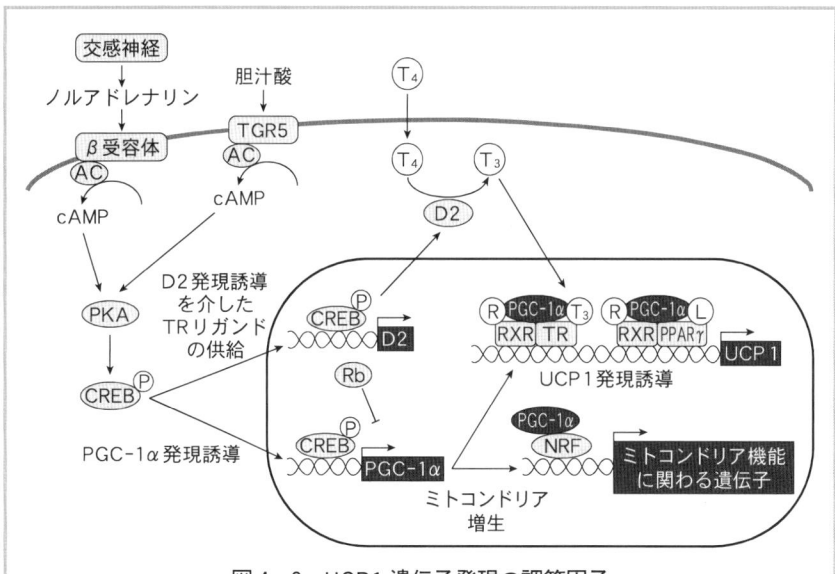

図4-2 UCP1遺伝子発現の調節因子

AC : adenylate cyclase, CREB : cAMP responsive element-binding protein, D2 : type 2 iodothyronine deiodinase, L : ligand, NRF : nuclear respiratory factor, PKA : protein kinase A, PPARγ : peroxisome proliferators-activated receptor γ, PGC-1α : PPARγ coactivator -1α, R : retinoic acid, Rb : retinoblastoma protein, RXR : retinoid X receptor, T_3 : triiodothyronine, T_4 : thyroxine, TR : thyroid hormone receptor activated receptor γ（PPARγ），甲状腺ホルモン受容体（TR）などの結合領域が含まれる[6]。このうち，ノルアドレナリンにより活性化するのはCREBのみであり，ノルアドレナリンがβ受容体に作用すると，アデニル酸シクラーゼ，プロテインキナーゼAといった酵素が活性化し，リン酸化されたCREBが転写因子として機能する。CREBは直接UCP1遺伝子プロモーターに結合するだけでなく，様々な遺伝子発現を介してUCP1発現を誘導すると考えられているが，その1つにPPARγ coactivator-1α（PGC-1α）がある[7]。PGC-1αはPPARγやTRと複合体を形成し，UCP1遺伝子発現を誘導し，また，nuclear respiratory factor（NRF）と結合してミトコンドリアの増生を促して，褐色脂肪の熱産生能を高める。褐色脂肪細胞の特質にPGC-1αが必須であることは，① *PGC-1α* ノックアウトマウスは褐色脂肪の熱産生ができず寒冷不耐性である[8]，②白色脂肪細胞にPGC-1αを過剰発現させるとUCP1が発現しミトコンドリアも増加する[9]，などの知見に基づいている。

　核内受容体であるPPARγは，その作用にリガンドの結合は必ずしも必要ではないとの報告もあるが，TRの作用にはリガンドであるトリヨードチロニン（T_3）の結合が必須である。T_3 は，通常甲状腺から分泌されたチロキシン（T_4）が，肝臓などに存在するⅠ型脱ヨード化酵素により変換を受けて血中に放出されているが，褐色脂肪にはⅡ型脱ヨード化酵素（D2）が存在し，細胞内でT_4からT_3が合成される。このD2による局所的なT_3濃度の増加は褐色脂肪の機能に必須であり，D2欠損マウスは寒冷不耐性である[10]。D2はマウスでは脳と褐色脂肪にのみ存在するが，この発現はCREBの作用により増加するので，やはり交感神経の支配を受けている。

　このように，交感神経→プロテインキナーゼA→CREBの経路は，PGC-1αの発現誘導と，D2発現誘導を介したTRのリガンド供給という2つの経路を活性化して，UCP1の発現を増加させる。

　なお最近，胆汁酸がUCP1発現を誘導する内因性因子であることが報告されており[11]（第8章参照），UCP1活性化の新しい機構としてのみならず新規抗肥満薬開発への可能性としても興味深い。

3 褐色脂肪の機能と生理的役割―動物実験からの知見―

(1) 体温調節

交感神経―褐色脂肪―UCP1を活性化する生理的刺激として代表的なものが寒冷刺激である(図4-3)。外気温が温熱的中性域(マウスでは34度,ラットでは28度,ヒトでは20～28度)より低くなると,体温を保つために皮膚血管の収縮や立毛により熱放散が抑制されるとともに,熱産生が増加する[12]。この熱産生に交感神経―褐色脂肪―UCP1が重要であることは,ノルアドレナリンやアドレナリンを産生できないドーパミンβ-ヒドロキシラーゼ欠損マウス[13]やアドレナリンβ受容体の全てのサブタイプ($β1$, $β2$, $β3$)を欠損した$β$-lessマウス[14,15],そしてUCP1欠損マウス[16]などが寒冷に暴露されると体温を維持できず,死に至ることからも明らかである。さらに,長期間の寒冷暴露では,前述のとおりUCP1発現量も増加し,褐色脂肪そのものが増生して熱産生能が増加し,寒冷に適応する。

このように,交感神経―褐色脂肪―UCP1経路は寒冷時の発熱に重要であるが,ほかに冬眠動物が覚醒する際の体温上昇や麻酔から覚める際の体温上昇などにも重要であることがわかっている[1]。なお,感染や炎症時の発熱にもこの経路が関与している可能性が古くから示唆されてきたが[17],UCP1欠損マウスを用いた検討では,IL-1$β$誘導性の体温上昇や熱産生に野生型マウスとの間に違いはないので,UCP1の寄与は少ないと思われる[18]。

(2) エネルギー代謝と体脂肪調節

全身のエネルギー代謝や脂肪量の調節に交感神経―褐色脂肪―UCP1系が一定の役割を果たしていることは,多くの実験事実から示されている[1]。絶食や食餌制限をすると当初は体重と体脂肪がどんどん減るが,ある程度たつとそれほど減らなくなる。これは,エネルギー摂取の減少に適応して代謝量も減少す

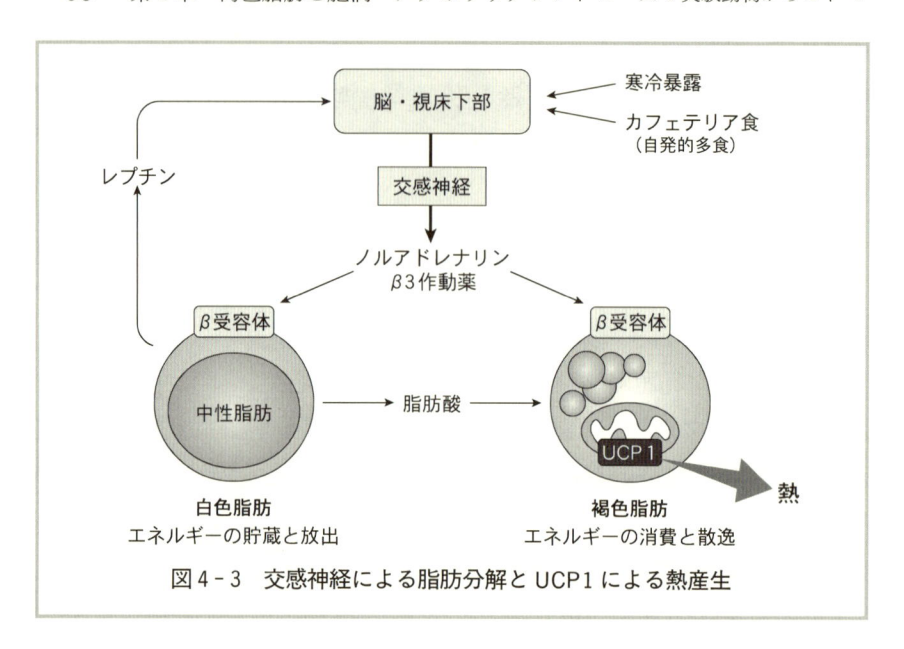

図4-3 交感神経による脂肪分解とUCP1による熱産生

るためであるが,この状態では交感神経—褐色脂肪—UCP1系が抑制されている。逆に,動物が多食するような条件,例えば,ラットやマウスに通常の固形食に加えてポテトチップスなどのスナック菓子を与えると(カフェテリア食),総エネルギー摂取量が大幅に増えるが,その割には肥満とならない。この時やはり交感神経活動が亢進しており,UCP1の活性化や褐色脂肪の過形成が見られる。これは,取り過ぎたエネルギーを熱として体外に放出してエネルギー出納を維持する機構の1つにほかならない。

従って,交感神経—褐色脂肪UCP1系によるエネルギー消費の調節機構が破綻すると,肥満すると予想される。実際,多くの肥満モデル動物で,UCP1と褐色脂肪の機能が低下していることが知られており,さらに,褐色脂肪のUCP1発現量を正常の1/3に低下させたマウスでは,摂食量が同じでも体脂肪は2倍以上となる[19]。反対に,UCP1を様々な組織で過剰発現させたトランスジェニックマウスは肥満抵抗性になる[20-23]。このことからも,褐色脂肪—UCP1が全身のエネルギー消費や体脂肪の調節に寄与することは明らかであ

3. 褐色脂肪の機能と生理的役割—動物実験からの知見— 69

る。

　遺伝子改変によらずにUCP1を増やす，あるいは活性化する代表的な手段が，$\beta 3$受容体アゴニストである。3種類のβ受容体アイソフォームのうちで，$\beta 3$は脂肪細胞にほぼ限定して発現しているので，これに対する選択的アゴニストは，他の臓器，細胞のβ受容体への作用を最小限にしながら，白色脂肪での脂肪動員と褐色脂肪での分解消費を引き起こすことができるはずである（図4-3）。実際，多くの$\beta 3$アゴニストが開発され，いずれも摂食量に影響を与えずにエネルギー消費を増加させ，体脂肪を減らす効果があることが報告されてきた。我々も，遺伝性肥満糖尿病モデルKKAyマウスやOLETFラットに$\beta 3$作動薬の一種であるCL 316, 243を投与すると，体脂肪が減少することを確認した[24,25]。このような$\beta 3$作動薬の効果にUCP1が必須であることは，UCP1欠損マウスを用いた検討により証明された[26]。

　交感神経—褐色脂肪—UCP1経路の活性を調節する内因性因子の1つがレプチンである（図4-3）。レプチンは白色脂肪から分泌され，中枢に作用して摂食を抑制すると同時にエネルギー消費を亢進させることで，効率よく体脂肪を減少させる。UCP1欠損マウスではレプチンによるエネルギー消費亢進が起こらないので，レプチンのエネルギー消費亢進作用はUCP1の活性化によるものであると言える[27]。さらに，最近，白色脂肪にUCP1を人為的に発現させると，肥満により生じるレプチン抵抗性が改善されることが報告された[28]。レプチン抵抗性が起こっていない通常の痩せ型マウスでも交感神経性の刺激を与えて白色脂肪にUCP1発現を誘導したり，*UCP1*欠損マウスの白色脂肪に人為的にUCP1を発現させると，体脂肪量に変化がないにもかかわらずレプチン感受性が増加するので(岡松，未発表データ)，UCP1はエネルギー消費のみならずレプチン感受性の側からもエネルギーバランスの調節に関与しているものと予想され，今後の研究展開が待たれる。

(3) 糖　代　謝

　先述のようにUCP1による熱産生は大部分が脂肪酸の酸化分解によってい

る。しかし，UCP1が活性化すると褐色脂肪でのグルコース利用も亢進することが知られている。褐色脂肪もインスリン感受性臓器の1つであるので，グルコース利用がインスリンによって調節されることは言うまでもないが，寒冷暴露などインスリン分泌が低下するような条件でも褐色脂肪でのグルコース利用が増加する[29,30]。図4-4は，非代謝性のグルコース誘導体である2-デオキシグルコース（2-DG）を用いて，各組織でのグルコース利用について調べたものであるが，ラットに4時間の寒冷刺激を与えると褐色脂肪への2-DG取り込みが増加する（図4-4A）。このような増加は心臓，骨格筋，白色脂肪など他のインスリン感受性臓器では認められず，褐色脂肪を支配する交感神経を切除したりβ受容体遮断薬を投与すると消失するが，神経刺激やノルアドレナリン投与によって再現することができる。さらに，長期間(10日間)の寒冷刺激を与えると，2-DG取り込みはさらに増加する。このノルアドレナリン依存的かつインスリン非依存的な褐色脂肪でのグルコース利用亢進は，*UCP1*欠損マウスでは起こらないので（図4-4B）[31]，UCP1の活性化に起因するものと考えられる。おそらく，UCP1活性化により酸化的リン酸化によるATP合成が低下するので，

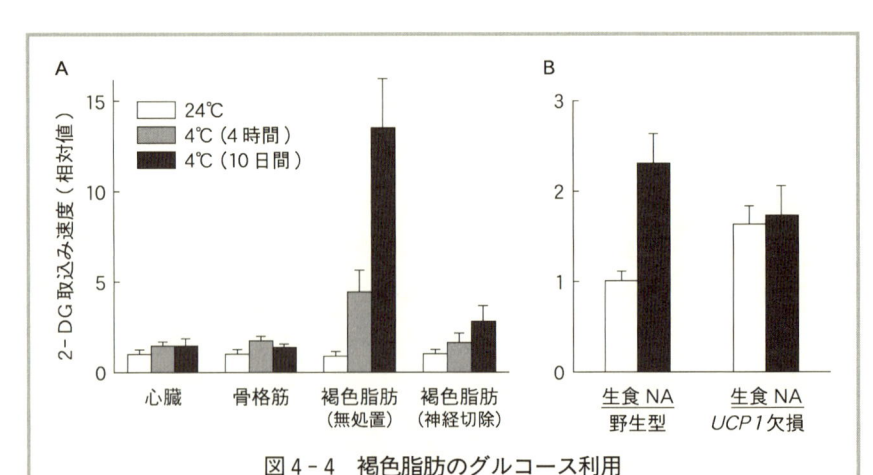

図4-4 褐色脂肪のグルコース利用

(A) ラットに4℃，4時間または10日間の寒冷刺激を与え，組織への2-デオキシグルコース（2-DG）の取込みを測定した。(B) 野生型，および *UCP1* 欠損マウスに生食またはノルアドレナリン（NA）を投与し，褐色脂肪への2-DG取り込みを測定した。

それを補給するために嫌気的解糖が促進するのだろうと予想される。インスリン作用とは別にUCP1を活性化させることでグルコース利用を増加させうることは，インスリン抵抗性への新たな対策を考える上で興味深い。実際，β3アゴニストでUCP1を活性化させると，肥満の軽減だけでなく同時に高血糖・高インスリン血症も改善される[24]。

4　ヒトの褐色脂肪

(1) 褐色脂肪はヒトにはないのか？

　褐色脂肪組織がヒト，特に成人に存在するか否かについては，これまでに多くの議論があった[12,32,33]。新生児には腋窩部，頸部，肩部，腎周囲，副腎周囲など広い範囲に褐色脂肪が存在し，出生後の急激な外気温の変化に対応していることは広く認められているが，成長とともに退縮し，成人では痕跡程度にしか認められないとされてきた。確かに通常の解剖学的手法では褐色脂肪を同定することは難しく，組織学的検索で時々多房性の脂肪細胞が腎周囲に確認できる程度に過ぎない。しかし成人においても，カテコルアミン産生腫瘍である褐色細胞腫（pheochromocytoma）の臨床例や長時間の寒冷暴露による凍死例など，慢性的に交感神経性の刺激がある場合には褐色脂肪細胞が組織学的に高頻度で検出され，褐色脂肪のマーカーであるUCP1遺伝子の発現も確認されるとの報告は多い[34,35]。その後，褐色細胞腫以外の症例においてもUCP1 mRNAやタンパクが検出されてはいたものの[36-38]，これらは「特殊な例」としてしか認識されず，「成人には褐色脂肪はないか，あってもごくわずかで生理的な意味はほとんどない」というのが通説であった。

(2) PET-CTによるヒト褐色脂肪の検出

　本当に，成人には褐色脂肪は存在しないのだろうか？　ヒトと同様に成長に伴って褐色脂肪が消失するイヌにおいては，寒冷暴露やβ3アゴニスト投与に

よって全身の脂肪組織にUCP1が発現し褐色脂肪様の細胞に変化することが明らかとなり，これがエネルギー消費や体脂肪量の調節に寄与することが示された[39-41]。従って，成人でも適当な刺激が加われば，褐色脂肪やUCP1が出現することは容易に予想できることである。

最近PET (positron emission tomography)-CT (X-ray computed tomography) により，代謝機能面からヒト褐色脂肪を検出・評価できる可能性がでてきた[33]。PETは，フッ素の放射性同位元素 (18 F) でラベルした非代謝性のグルコースであるフルオロデオキシグルコース (2-fluoro-2-deoxyglucose：FDG) を利用して，全身組織での糖利用を可視化する方法であり，現在，腫瘍の画像診断法の1つとして急速に普及しつつある。PETでは腫瘍以外にも脳や心臓などに生理的なFDG集積が認められ，またFDGは尿とともに排泄されるため腎臓や膀胱にも集積するが，これらの部位に加えて頸部や肩部に取り込みが見られることが1990年代に報告された[42,43]。この取り込みは左右対称性で腫瘍とは考えにくいため，当初は筋肉への取り込みであると考えられていた[40]。後に，PETとCTを同時に撮影することが可能になり，上記の取り込みが筋肉ではなく脂肪組織であることがわかった（図4-5）[44,45]。

マウスやラットにおいては，褐色脂肪—UCP1が活性化すると，グルコースの利用（2-デオキシグルコースの取り込み）が増加することは先述のとおりである。従って，ヒト脂肪組織へのFDG集積部位も褐色脂肪である可能性が高い。もしそうなら寒冷暴露などの交感神経性刺激によって増加するはずである。図4-6は検査室の温度を19度に下げ両足を間歇的に氷冷することにより寒冷刺激を2時間与えた20～30歳代の健常被験者での検出例であるが，肩部や胸部傍脊柱に強いFDG集積が認められた。同一被験者について温暖条件（室温28度）で再度撮影を行うと，これらの集積は消失した。したがって，脂肪組織へのFDGの集積は寒冷刺激により活性化している褐色脂肪の代謝活性を反映したものであると考えられる。同様のFDG集積が褐色細胞腫でも見られ，腫瘍の摘出後は消失するとの報告や[46]，βブロッカーであるプロプラノロール投与で減弱する[47]との最新知見もこの結論を支持している。

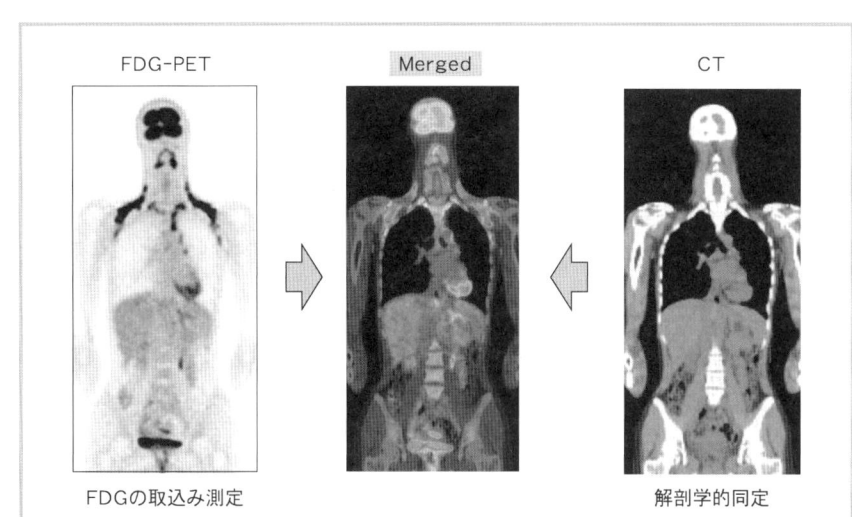

図4-5　PETによるフルオロデオキシグルコース（FDG）取り込み測定とCTによる部位の同定

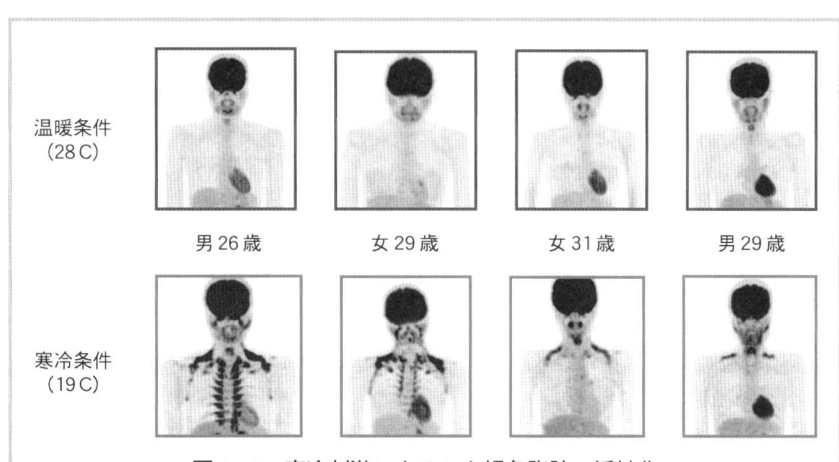

図4-6　寒冷刺激によるヒト褐色脂肪の活性化
2時間の寒冷刺激の後，PETにより組織へのフルオロデオキシグルコース（FDG）集積を検出した。寒冷条件で撮影すると肩部や傍脊柱にFDG集積が認められたが，温暖条件での撮影では集積は認められなかった。

(3) ヒト褐色脂肪の存在部位と頻度

　褐色脂肪が検出される部位は，肩部（鎖骨下動脈の周囲から腋下部にかけて）と胸部傍脊柱が最も頻度が高く，通常の皮下脂肪や内臓脂肪にはほとんど認められなかった（図4-7A）。これらヒトでの検出部位をマウスやラットと比較すると，明らかな違いがある。例えば，マウスやラットでは肩甲間や腎周囲に豊富な褐色脂肪が存在するが，ヒトでは肩甲間には検出されないし，腎周囲においても検出例は少なかった。反対に，ヒトで最も検出頻度が高かった肩部は，マ

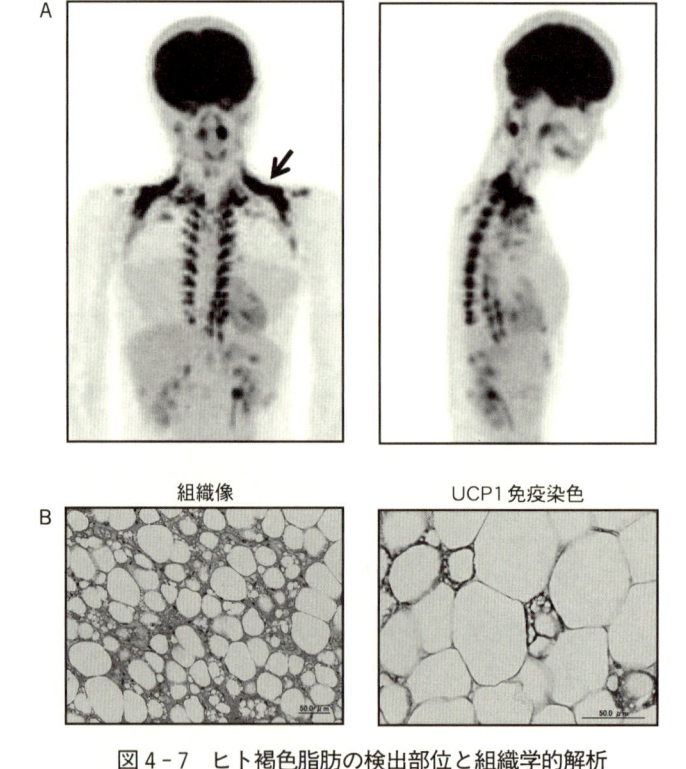

図4-7　ヒト褐色脂肪の検出部位と組織学的解析
（A）2時間の寒冷刺激により，肩部（矢印）や傍脊柱などにFDG集積が認められる。（B）肩部の脂肪組織像。多房性の脂肪滴を持つ褐色脂肪細胞が存在し，UCP1を発現している。

表4-1　PET-CTによるヒト褐色脂肪の検出頻度

	夏期		冬期	
	寒冷 (N=17)	温暖 (N=5)	寒冷 (N=54)	温暖 (N=4)
男	5/11	0/3	12/30	0/3
女	3/6	0/2	8/24	0/1
24〜35歳	8/17	0/5	18/30	0/4
38〜65歳			2/24	

健常被験者57名について延べ80回の検査を行い，褐色脂肪が検出された数を分子に表示した。2時間の寒冷刺激で検出されたものの一部について1週間以内に寒冷刺激なし（温暖）で再度検査を行った。

ウスやラットでは認められない。このような存在部位の種差が，これまで「成人には褐色脂肪が存在しない」と考えられてきたことの一因であると思われる。すなわち，ヒトの褐色脂肪の探索はマウスなどで豊富に存在する部位を中心に検討されてきたが，PETでの結果では，必ずしも存在部位が一致していない。なお，ヒトの肩部の脂肪組織を組織学的に解析すると，脂肪滴を蓄えた褐色脂肪細胞が存在し，UCP1タンパク質も発現していることが確認された（図4-7B）。

このように，健常成人においても褐色脂肪が存在することが明らかになった。では，その頻度はどのくらいであろうか？　表4-1は，57名の健常被験者を対象に延べ80回の検査を行った結果のまとめである。24から35歳の被験者においては，半数以上で褐色脂肪が検出され，その頻度は男女で違いは認められなかったが，38〜65歳では検出される例は激減した。性別や加齢との関係についてはさらなる検討が必要であるが，これまでの想像をはるかに超える頻度で，ヒト成人にも褐色脂肪が存在していることは明らかであろう。

（4）ヒト褐色脂肪の機能

動物実験において，長期の寒冷暴露など慢性的な交感神経性刺激により褐色脂肪が増加することは前述のとおりである。ヒトにおいても同様の変化が見られるかを調べるため，同一被験者について夏期と冬期にPET-CTによる褐色

A（女31歳）　　　　　　　　B（女30歳）

夏期
寒冷刺激あり

冬期
寒冷刺激あり

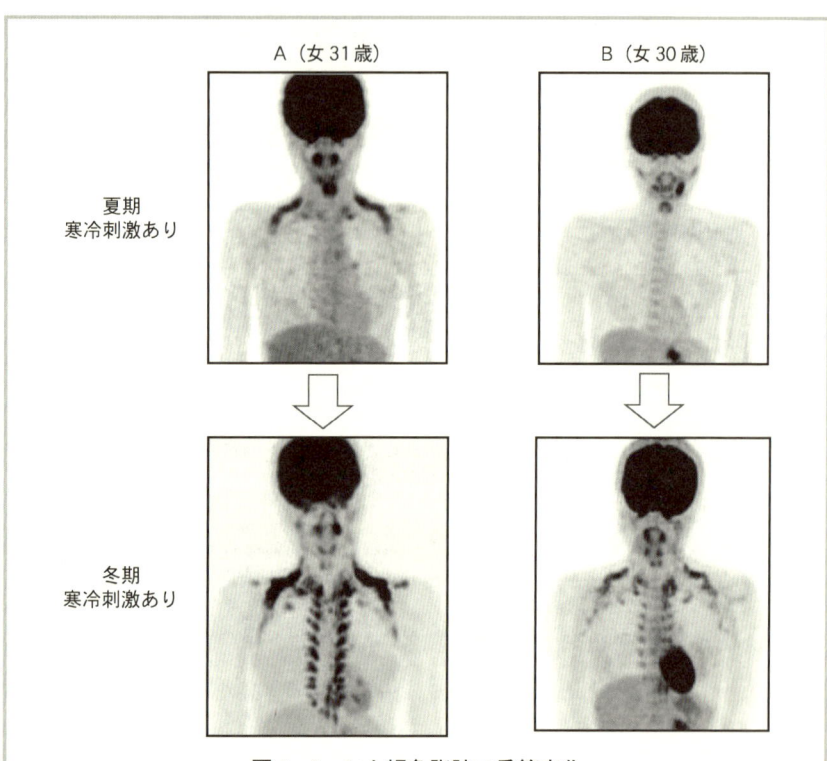

図4-8　ヒト褐色脂肪の季節変化
同一被験者について，夏期と冬期に2時間の寒冷刺激を与えてPET-CTにより褐色脂肪を検出した。

脂肪の検出を行った。図4-8に典型例を示すが，Aに示す30歳代女性では，夏期には肩部にのみ集積が認められていたが，冬期では肩部の集積の増加に加え胸部傍脊柱にもFDG集積が認められた。また，Bに示すように夏期にはまったく集積が認められないにもかかわらず，冬期には肩部や傍脊柱に集積が認められる例もあった。これらの結果は，冷房や暖房により室温がコントロールされている現代においても，外気温の変化により褐色脂肪量が調節されており，寒冷時の体温維持に褐色脂肪が関与している可能性を示唆するものである。

　さらに，エネルギー代謝調節への関与の可能性を探るために，肩部のFDG取込み量から褐色脂肪活性を定量化し，様々なパラメーターとの相関を調べたと

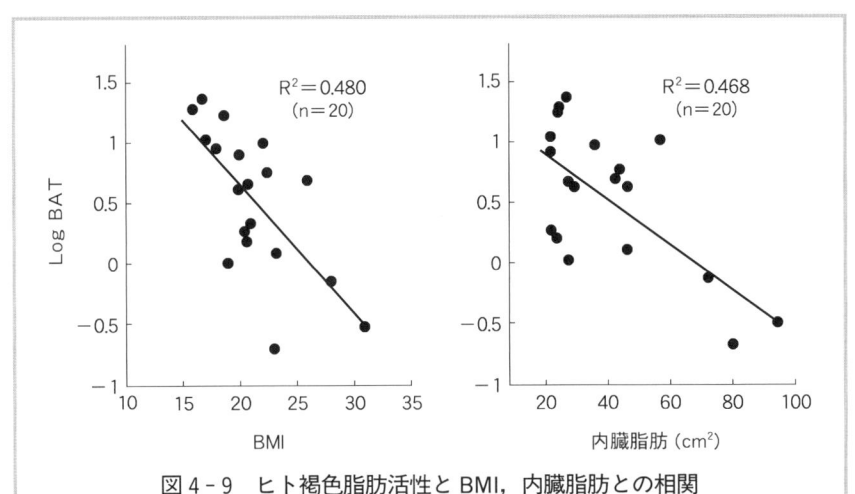

図 4-9 ヒト褐色脂肪活性と BMI，内臓脂肪との相関
肩部への FDG 取込みを定量化して BAT 活性とし，BMI および CT 画像から算出した臍レベルでの内臓脂肪面積との相関を求めた．

ころ，BMI や内臓脂肪量が多いほど褐色脂肪活性が低いことが判明した（図 4-9）．この結果は，ヒトにおいても褐色脂肪が全身のエネルギーバランスの調節に関わっていることを示唆している．この考えを検証するには，褐色脂肪活性と全身のエネルギー消費との関係を定量的に解析したり，寒冷刺激にもかかわらず褐色脂肪が全く検出されない約半数近くの被験者との比較検討など，さらなる研究が必要であるが，いずれにせよ，ヒト褐色脂肪が肥満治療のターゲットになる可能性が出てきたことになり，今後の展開が待たれる．

5 おわりに

従来，「ヒト成人には褐色脂肪がないので，マウス・ラットの成績をヒトに応用することはできない」とされることが多かった．しかし，PET-CT の発達により，成人での褐色脂肪の検出とその機能評価が可能になってきた．一方，実験動物においても，前述のように白色脂肪の UCP 1 がレプチン感受性の調節に関与することや，肥満抵抗性のマウスの筋間には褐色脂肪細胞が存在するこ

と[48)]などが見出されており,異所性に存在する少量の褐色脂肪細胞やUCP1の重要性にも注目が集まっている。このような実験動物での新規の研究展開とあいまって,ヒトでの臨床研究が深化・発展することを期待したい。

■ 文　献 ■

1) Cannon B., Nedergaard J. : Brown adipose tissue: function and physiological significance. Physiol Rev 2004 ; 84(1) : 277-359.
2) Cinti S. : The adipose organ. Prostaglandins Leukot Essent Fatty Acids 2005 ; 73(1) : 9-15.
3) Lowell B.B., Spiegelman B.M. : Towards a molecular understanding of adaptive thermogenesis. Nature 2000 ; 404(6778) : 652-60.
4) Nedergaard J., Golozoubova V., Matthias A. et al : UCP1: the only protein able to mediate adaptive non-shivering thermogenesis and metabolic inefficiency. Biochim Biophys Acta 2001 ; 1504(1) : 82-106.
5) Garlid K.D., Jaburek M., Jezek P. : The mechanism of proton transport mediated by mitochondrial uncoupling proteins. FEBS Lett 1998 ; 438(1-2) : 10-4.
6) Cassard-Doulcier A.M., Gelly C., Fox N. et al : Tissue-specific and beta-adrenergic regulation of the mitochondrial uncoupling protein gene: control by cis-acting elements in the 5'-flanking region. Mol Endocrinol 1993 ; 7(4) : 497-506.
7) Puigserver P., Wu Z., Park C.W. et al : A cold-inducible coactivator of nuclear receptors linked to adaptive thermogenesis. Cell 1998 ; 92(6) : 829-39.
8) Lin J., Wu P.H., Tarr PT. et al : Defects in adaptive energy metabolism with CNS-linked hyperactivity in PGC-1alpha null mice. Cell 2004 ; 119(1) : 121-35.
9) Tiraby C., Tavernier G., Lefort C. et al : Acquirement of brown fat cell features by human white adipocytes. J Biol Chem 2003 ; 278(35) : 33370-6.
10) de Jesus L.A., Carvalho S.D., Ribeiro M.O. et al : The type 2 iodothyronine deiodinase is essential for adaptive thermogenesis in brown adipose tissue. J Clin Invest 2001 ; 108(9) : 1379-85.
11) Watanabe M., Houten S.M., Mataki C. et al : Bile acids induce energy expenditure by promoting intracellular thyroid hormone activation. Nature 2006 ; 439(7075) : 484-9.
12) Cinti S. : The role of brown adipose tissue in human obesity. Nutr Metab Cardiovasc Dis 2006 ; 16(8) : 569-74.
13) Thomas S.A., Palmiter R.D. : Thermoregulatory and metabolic phenotypes of mice lacking noradrenaline and adrenaline. Nature 1997 ; 387(6628) : 94-7.

14) Bachman E.S., Dhillon H., Zhang C.Y. et al : betaAR signaling required for diet-induced thermogenesis and obesity resistance. Science 2002 ; 297(5582) : 843-5.
15) Jimenez M., Leger B., Canola K. et al : Beta(1)/beta(2)/beta(3)-adrenoceptor knockout mice are obese and cold-sensitive but have normal lipolytic responses to fasting. FEBS Lett 2002 ; 530(1-3) : 37-40.
16) Enerbeck S., Jacobsson A., Simpson E.M. et al : Mice lacking mitochondrial uncoupling protein are cold-sensitive but not obese. Nature 1997 ; 387(6628) : 90-4.
17) Cannon B., Houstek J., Nedergaard J. : Brown adipose tissue. More than an effector of thermogenesis? Ann N Y Acad Sci 1998 ; 856((null)) : 171-87.
18) Okamatsu-Ogura Y., Kitao N., Kimura K. et al : Brown fat UCP1 is not involved in the febrile and thermogenic responses to IL-1beta in mice. Am J Physiol Endocrinol Metab 2007 ; 292(4) : E1135-9.
19) Lowell B.B., S-Susulic V., Hamann A. et al : Development of obesity in transgenic mice after genetic ablation of brown adipose tissue. Nature 1993 ; 366(6457) : 740-2.
20) Li B., Nolte L.A., Ju J.S. et al : Skeletal muscle respiratory uncoupling prevents diet-induced obesity and insulin resistance in mice. Nat Med 2000 ; 6(10) : 1115-20.
21) Kopecky J., Clarke G., Enerbeck S. et al : Expression of the mitochondrial uncoupling protein gene from the aP2 gene promoter prevents genetic obesity. J Clin Invest 1995 ; 96(6) : 2914-23.
22) Stefl B., Janovska A., Hodny Z. et al : Brown fat is essential for cold-induced thermogenesis but not for obesity resistance in aP2-Ucp mice. Am J Physiol 1998 ; 274(3 Pt 1) : E527-33.
23) Ishigaki Y., Katagiri H., Yamada T. et al : Dissipating excess energy stored in the liver is a potential treatment strategy for diabetes associated with obesity. Diabetes 2005 ; 54(2) : 322-32.
24) Nagase I., Yoshida T., Kumamoto K. et al : Expression of uncoupling protein in skeletal muscle and white fat of obese mice treated with thermogenic beta 3-adrenergic agonist. J Clin Invest 1996 ; 97(12) : 2898-904.
25) Umekawa T., Yoshida T., Sakane N. et al : Anti-obesity and anti-diabetic effects of CL316,243, a highly specific beta 3-adrenoceptor agonist, in Otsuka Long-Evans Tokushima Fatty rats : induction of uncoupling protein and activation of glucose transporter 4 in white fat. Eur J Endocrinol 1997 ; 136(4) : 429-37.
26) Inokuma K., Okamatsu-Ogura Y., Omachi A. et al : Indispensable role of

mitochondrial UCP1 for antiobesity effect of beta3-adrenergic stimulation. Am J Physiol Endocrinol Metab 2006 ; 290(5) : E1014-21.
27) Okamatsu-Ogura Y., Uozumi A., Toda C. et al : Uncoupling protein 1 contributes to fat-reducing effect of leptin. Obes Res Clin. Prac 2007 ; 1 : 233-41.
28) Yamada T., Katagiri H., Ishigaki Y. et al : Signals from intra-abdominal fat modulate insulin and leptin sensitivity through different mechanisms: neuronal involvement in food-intake regulation. Cell Metab 2006 ; 3(3) : 223-9.
29) Shimizu Y., Nikami H., Tsukazaki K. et al : Increased expression of glucose transporter GLUT-4 in brown adipose tissue of fasted rats after cold exposure. Am J Physiol 1993 ; 264(6 Pt 1) : E890-5.
30) Shimizu Y., Nikami H., Saito M.: Sympathetic activation of glucose utilization in brown adipose tissue in rats. J Biochem (Tokyo) 1991 ; 110(5) : 688-92.
31) Inokuma K., Ogura-Okamatsu Y., Toda C. et al : Uncoupling protein 1 is necessary for norepinephrine-induced glucose utilization in brown adipose tissue. Diabetes 2005 ; 54(5) : 1385-91.
32) Cassard A.M., Bouillaud F., Mattei M.G. et al : Human uncoupling protein gene: structure, comparison with rat gene, and assignment to the long arm of chromosome 4. J Cell Biochem 1990 ; 43(3) : 255-64.
33) Nedergaard J., Bengtsson T., Cannon B. : Unexpected evidence for active brown adipose tissue in adult humans. Am J Physiol Endocrinol Metab 2007 ; 293(2) : E444-52.
34) Ricquier D., Nechad M., Mory G. : Ultrastructural and biochemical characterization of human brown adipose tissue in pheochromocytoma. J Clin Endocrinol Metab 1982 ; 54(4) : 803-7.
35) Lean M.E., James W.P., Jennings G. et al : Brown adipose tissue in patients with phaeochromocytoma. Int J Obes 1986 ; 10(3) : 219-27.
36) Cassard A.M., Bouillaud F., Mattei M.G. et al : Human uncoupling protein gene: structure, comparison with rat gene, and assignment to the long arm of chromosome 4. J Cell Biochem 1990 ; 43(3) : 255-64.
37) Garruti G., Ricquier D. : Analysis of uncoupling protein and its mRNA in adipose tissue deposits of adult humans. Int J Obes Relat Metab Disord 1992 ; 16(5) : 383-90.
38) Kortelainen M.L., Pelletier G., Ricquier D. et al : Immunohistochemical detection of human brown adipose tissue uncoupling protein in an autopsy series. J Histochem Cytochem 1993 ; 41(5) : 759-64.
39) Sasaki N., Uchida E., Niiyama M. et al : Anti-obesity effects of selective agonists to beta-adrenergic receptor in dogs. II. Recruitment of thermogenic brown adipocytes and reduction of adiposity after chronic treatment with a

beta3-adrenergic agonist. J Vet Med Sci 1998 ; 60 : 465-9.
40) Omachi A., Ishioka K., Uozumi A et al : Beta3-adrenoceptor agonist AJ-9677 reduces body fat in obese beagles. Res Vet Sci 2007 ; 83 : 5-11.
41) Omachi A., Matsushita Y., Kimura K. et al : Role of uncoupling protein 1 in the anti-obesity effect of beta3-adrenergic agonist in the dog. Res Vet Sci 2007 in press.
42) Engel H., Steinert H., Buck A. et al : Whole-body PET: physiological and artifactual fluorodeoxyglucose accumulations. J Nucl Med 1996 ; 37(3) : 441-6.
43) Barrington S.F., Maisey M.N. et al : Skeletal muscle uptake of fluorine-18 -FDG: effect of oral diazepam. J Nucl Med 1996 ; 37(7) : 1127-9.
44) Hany T.F., Gharehpapagh E., Kamel E.M. et al : Brown adipose tissue: a factor to consider in symmetrical tracer uptake in the neck and upper chest region. Eur J Nucl Med Mol Imaging 2002 ; 29(10) : 1393-8.
45) Yeung H.W., Grewal R.K., Gonen M. et al : Patterns of (18)F-FDG uptake in adipose tissue and muscle: a potential source of false-positives for PET. J Nucl Med 2003 ; 44(11) : 1789-96.
46) Fukuchi K., Tatsumi M., Ishida Y. et al : Radionuclide imaging metabolic activity of brown adipose tissue in a patient with pheochromocytoma. Exp Clin Endocrinol Diabetes 2004 ; 112(10) : 601-3.
47) Parysow O., Mollerach A.M., Jager V. et al : Low-dose oral propranolol could reduce brown adipose tissue F-18 FDG uptake in patients undergoing PET scans. Clin Nucl Med 2007 ; 32(5) : 351-7.
48) Almind K., Manieri M., Sivitz W.I. et al : Ectopic brown adipose tissue in muscle provides a mechanism for differences in risk of metabolic syndrome in mice. Proc Natl Acad Sci USA 2007 ; 104(7) : 2366-71.

第 II 編 エネルギー・脂質代謝調節の分子機構

Obesity and Fat Energy Metabolism

第5章 抗肥満に関わる骨格筋の役割
：カロリー制限と運動療法の理論と実際

江崎　治[*]

〔要旨〕
　カロリー制限(絶食)と運動は脂肪燃焼を亢進し，肥満を治療する主要な方法である。これらの抗肥満作用には骨格筋での代謝の変化が大きく寄与する。本総説では，筋肉の役割を体全体のエネルギーの流れの中で説明し，筋肉における脂肪燃焼の分子機序，肥満治療の方法を解説した。

1　はじめに

　骨格筋は成人では全身の基礎代謝の 20～35％を占めるのに過ぎないが(その他は，脳，肝臓，心臓＋腎臓がそれぞれ約 20％程度を占める)，糖よりも脂質が主要なエネルギー基質であること，運動時におけるエネルギー消費の主要な組織であることから，体全体での脂質燃焼としての役割は非常に大きい。
　筋肉で利用されるエネルギー基質には，遊離脂肪酸，グルコース，ケトン体，酢酸，中性脂肪(血中と筋肉内)，分岐アミノ酸があり，筋肉から放出されるエネルギー基質には，乳酸，グルタミン，アラニンがある。これらのエネルギー基質の出入りは食事内容，食事の時間，身体活動の状態で大きく変動する。例えば，絶食時には脂肪酸やケトン体が，運動中はグルコースと脂肪酸が，アルコールを飲んだ後には酢酸が，食後にはグルコースが筋肉で主に使用される。骨格

---

[*]独立行政法人国立健康・栄養研究所

筋での代謝変動の機序を理解するためには，代謝変動時のエネルギー基質の臓器間の動きについての知識が必要である。

カロリー制限（ダイエット）と定期的な運動はどちらもエネルギーバランスを負の方向に向け，体重を減少させる。運動のみ，ダイエットのみの効果を調べた介入研究では，どちらの方法でも同じような脂肪燃焼効果が認められていて，両群の有効性には差はない。内臓脂肪も同じように減少させる。両者の大きな違いは，カロリー制限では筋肉量が減少するのに対し，運動では筋肉量が増加することである。しかし，同じ体脂肪減少効果を得ようとすると，カロリー制限の方が，運動よりもかなり楽である。

本章では，肥満治療のためのカロリー制限（絶食），運動に焦点を当てて，筋肉での脂肪燃焼機序とヒトでの応用について解説する。

2 カロリー制限および絶食時の筋肉代謝

カロリー制限とは，1日の食事回数は3回と固定しておき，食事中のマクロニュートリエント量（脂肪，炭水化物，タンパク質）を減少させることである。これは，食事から次の食事までの空腹時間（または絶食時間）が長くなることを意味する。絶食時の代謝研究はよく行われているため，絶食時の代謝変化を中心に，カロリー制限時の代謝変化を推定する。

（1）絶食時の体内でのエネルギーの動き

食べ物が摂取できない場合，脳を守るように代謝が変化する。脳には脳血液関門（brain-blood barrier）があり，脂肪酸は通過できない。このため，グルコース（血糖）やケトン体（アセチルCoAが2分子ついている）が脳のエネルギー源になる。絶食24時間後の代謝変化を図5-1に示した[1]。脳に必要なグルコースの血中濃度を維持するため，肝臓は1日180gのグルコースを放出し，その内，144gが脳で消費される。肝臓には200g程度しかグリコーゲンがなく，肝臓グリコーゲンの分解に加え，糖新生により新しくグルコースが肝臓で作られる。

2. カロリー制限および絶食時の筋肉代謝

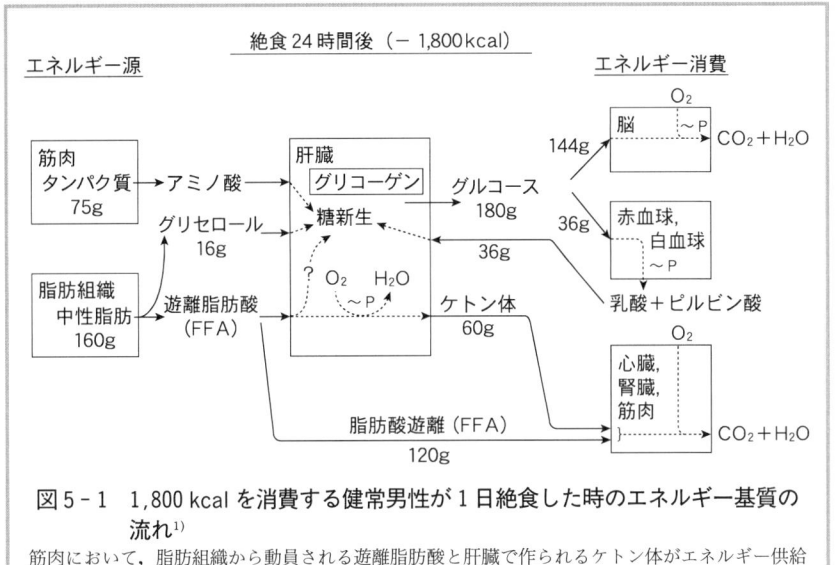

図5-1 1,800 kcal を消費する健常男性が1日絶食した時のエネルギー基質の流れ[1]

筋肉において，脂肪組織から動員される遊離脂肪酸と肝臓で作られるケトン体がエネルギー供給源となることがわかる。

 糖新生に必要な基質は筋肉から放出されるアミノ酸（主にアラニンとグルタミン），脂肪組織から放出されるグリセロール，赤血球や筋肉で産生される乳酸がある。絶食後，12～24時間では，血中のグルコースの50％程度はグリコーゲンの分解で，50％は糖新生により生成される。

 脂肪代謝も大きく変動する。インスリン濃度の低下(脂肪分解抑制の解除)，グルカゴン濃度の増加（脂肪分解の亢進）などにより，脂肪組織の中性脂肪が分解され，遊離脂肪酸（FFA）が増加する。このFFAが筋肉での主要なエネルギー基質となる。肝臓においては，このFFAからケトン体(アセト酢酸，βヒドロキシ酪酸，アセトン)が生成され，血中に出たケトン体は，脳でのエネルギー源になる。このように血中ケトン体値は食事（インスリン値）の影響を受け，空腹時で高くなり，食後低下し，肝臓での脂肪酸 β 酸化の指標としても使われる。絶食後3.5日間では，脳でのグルコース利用は25％減少し，ケトン体利用が10倍も増加する。絶食後5～6週間では，脳ではグルコースとケトン体が半々でエ

ネルギー源に,筋肉においても主要なエネルギー源となる。筋肉においては,FFAの増加は解糖系の酵素機能を抑制し(ランドル仮説)[2],ケトン体もグルコースの酸化を抑制するので筋肉でのグルコース利用は限られたものになる。

絶食後12時間で,血中インスリン値が低下するため,筋肉でのタンパク合成が減少し,タンパク分解が始まる。絶食による筋肉内タンパク量減少には,転写因子,FOXO1が関与する[3-5]。筋肉でのタンパク分解量は1日75gもあり,筋肉から放出されるアミノ酸は肝臓で糖新生に用いられる。しかし,筋肉量が減少してくると,タンパク分解量も次第に減少する。タンパクの体内での使用量は代謝産物である尿中の尿素量に反映されるため,絶食後5～6週間経過すると尿中の尿素量は極めて減少し,浸透圧に伴う水分量も減少し,尿量は200 mL/日程度になる。

外からのエネルギーが得られない場合,エネルギー源として体脂肪が毎日300g程度消費され,体重減少に寄与する。しかし,体重減少の理由は他にもある。絶食後3日の体重減少の67％は水分量減少で,33％が脂肪燃焼による[6]。体内水分量減少の65％は細胞外量減少で,食事の塩分摂取量の減少と血中インスリン減少による腎臓でのナトリウム排泄増加による(インスリンは腎臓でナトリウムの吸収を促進する)[7]。体内水分量減少の35％は,細胞内での水分減少で,細胞内グリコーゲン減少に伴い,グリコーゲンを溶かしている水も同時に減少するためである(2～3g水/1gグリコーゲン)[8]。絶食後7～10日になると,体重減少はタンパク分解(窒素10g/日)の減少が主因になる。2週間以降では細胞外液量の減少は少なくなる。カロリー制限時も,同様に水分,脂肪,タンパク質が減少し,体重が減少する。

(2) 筋肉でのエネルギー消費量の変化

食事が摂れないと,筋肉ではグルコース利用が抑えられFFAとケトン体が主要なエネルギー源となる。しかし,絶食後1～2日までは,食事由来の熱産生(摂取エネルギーの10％)はなくなるが,エネルギー代謝が軽度亢進する[9]。この理由として,交感神経感受性の亢進や,アミノ酸からの糖新生,FFAからケト

ン体の生成にエネルギーを使用することが考えられる。動物実験でも，マウスに30～40％のカロリー制限を行った場合，脳，肝臓，心臓，褐色脂肪細胞，白色脂肪細胞のミトコンドリアのエネルギー消費が増加することが示されている（残念ながら，筋肉でのエネルギー消費に関しては調べられていない）[10]。しかし，絶食が続くと，次第に交感神経活動も減少してくる[11]。基礎代謝は体重，特に除脂肪量に大きく依存するため，筋肉タンパクの減少，体重の減少によりエネルギー代謝は低下する[12]。体重が1 kg減少すると，1日当り，約20 kcalの基礎代謝量が減少する。絶食後2週間で，基礎代謝が15％，3～4週では25～35％減少する。さらに運動量も減少するため，総エネルギー消費量は減少し，次第に体重減少の程度は少なくなる[13]。エネルギー代謝量の減少は体内のタンパク量減少をくいとめる防御反応としてとらえることもできる[14]。

（3）絶食やカロリー制限に伴う筋肉での遺伝子発現の変化

短時間（6～48時間）の絶食時における筋肉中の遺伝子発現変化からも，絶食開始時，一時的にエネルギー代謝が亢進し，糖でなく脂肪酸を基質として燃やす反応が起きていることが推定される。主要な遺伝子発現量の変化を図5-2に示した。ミトコンドリアの生合成を盛んにし，脂肪燃焼を促進する転写共役因子，PGC-1α（peroxisome proliferator-activated receptor（PPAR）γ coactivator 1α）の発現量は絶食後6時間で増加し，その後，発現量は減少する[15]。カロリー制限でも脳，肝臓，心臓，褐色脂肪細胞，白色脂肪細胞でも，PGC-1αの発現量増加が認められる[10]。タンパク分解を亢進する転写因子FOXO1は絶食6時間で発現増加が認められ，24時間，48時間後も発現増加は維持される[16-17]。カロリー制限でも1.4倍程度のFOXO1発現量増加が認められる[18]。FOXO1やPGC-1αはPDK4（pyruvate dehydrogenase kinase 4）発現量を増加し，グルコース酸化を抑制するので，絶食による脂肪燃焼の亢進に間接的に寄与する。脂肪酸合成を亢進させる転写因子，SREBP-1cの発現量は絶食後6時間で抑制される[19]。

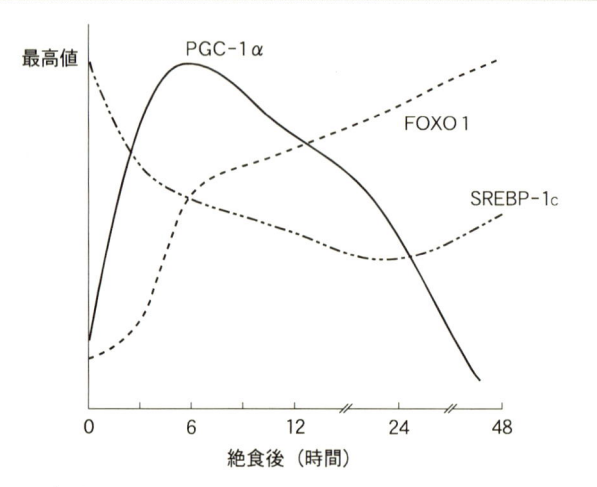

図5-2 絶食後のPGC-1α，FOXO 1，SREBP-1cの発現量の変化[15,17,19]
ミトコンドリア生成，脂肪酸酸化に関与する転写共役因子PGC-1αは一過性に発現量が増加，タンパク分解を亢進するFOXO 1は次第に発現量が増加，脂肪酸合成に関与するSREBP-1cは次第に発現量が減少する。

3　運動による筋肉代謝

　運動すると，筋肉の血流量，酸素消費量，エネルギー基質消費量の大幅な増加が観察され，これらの基質は筋肉収縮のためのエネルギーとして使われる。運動時に使用される主要なエネルギー源は，筋肉中グリコーゲンと中性脂肪，血中グルコースとFFAである。カロリー制限の場合は，エネルギー源としてFFAが用いられるが，運動の場合はグルコースとFFAの両方が多量に用いられる。運動中，筋肉への血中グルコースの取り込み量が増加するが，交感神経活性化，血中グルカゴン値増加による肝臓からのグルコース放出も増加するため，血糖値は大きくは変動しない[20]。FFAは筋肉で使用されるよりも，脂肪細胞から動員される量の方が次第に多くなり（図5-3），FFA血中濃度は次第に増加してくる[21]。

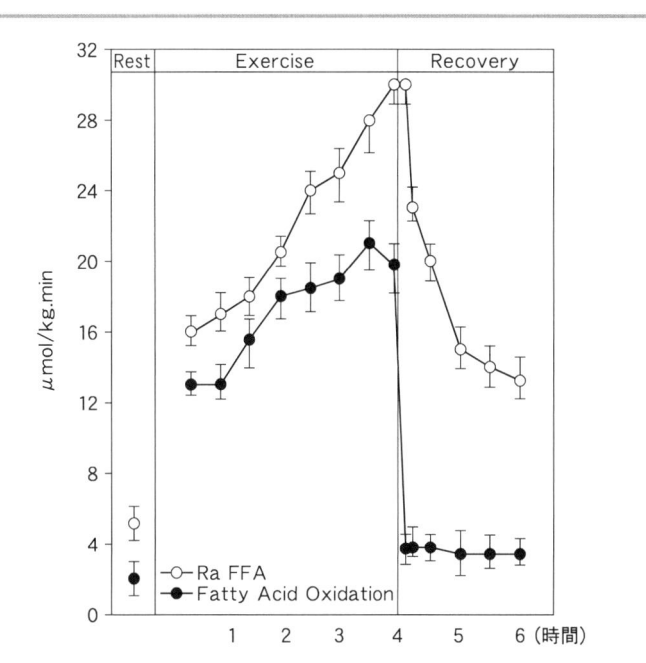

図5-3 最大酸素摂取量の40％強度のトレッドミル運動4時間中とその後2時間の回復期間での遊離脂肪酸の動員(Ra FFA)と全身での脂肪酸酸化(燃焼)量[21]

遊離脂肪酸の生成量の方が使用量より多い。運動前には30％の脂肪酸が燃焼している。運動中には脂肪燃焼が10倍以上増加するが、それ以上に脂肪動員が増加する。このため、遊離脂肪酸の75％が燃焼する。

（1）運動強度，運動時間による脂肪燃焼の程度

運動時には交感神経が活性化され，カテコラミンのみならず，グルカゴンやグルココルチコイドが増加する。これらのホルモン作用により脂肪細胞内の中性脂肪が分解され（lipolysis），FFA放出が亢進される(脂肪動員)。脂肪分解の機序については，最近の総説を参考にしていただきたい[22]。

運動によるFFA/グルコース燃焼の経時的変化については詳しく調べられている。最大酸素摂取量30％の軽度な運動を4時間行った場合，ただちに，筋肉中でグルコースとFFAの両方の燃焼が大幅に増加する[23]。FFAの筋肉での消

図5-4 運動強度を最大酸素摂取量の30％と一定にしておき，運動時間を長くした時の筋肉中の基質の燃焼割合[23]

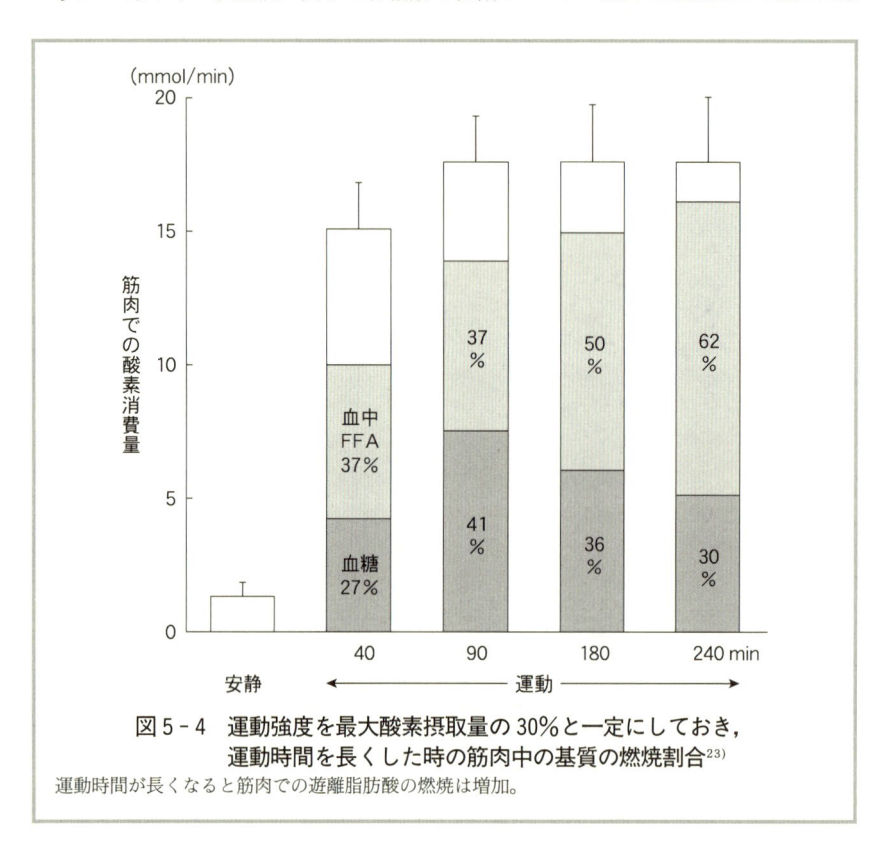

運動時間が長くなると筋肉での遊離脂肪酸の燃焼は増加する。

費量は次第に増加し，運動後90分までは筋肉での必要エネルギーの37％であるが，3時間になると50％に，4時間では62％となる（図5-4）。運動4時間での肝臓からのグルコース放出量は75gもあり，肝臓グリコーゲン分解と乳酸，ピルビン酸，グリセロール，アラニンからの肝臓での糖新生により賄われている。絶食の場合と同じような臓器間での糖・脂質の流れが認められるが，運動では，絶食に比べて，筋肉で使用される糖・脂質の絶対量は極めて大きく，血中グルコースも積極的に燃焼されることが大きく異なる。

では，運動の強さで脂肪燃焼の程度に差はあるのであろうか。脂肪燃焼は軽い運動や中程度の運動では増加するが，逆に強い運動では減少する。運動強度により，燃焼する脂肪の内容も変化する。最大酸素摂取量の25％程度の軽い運

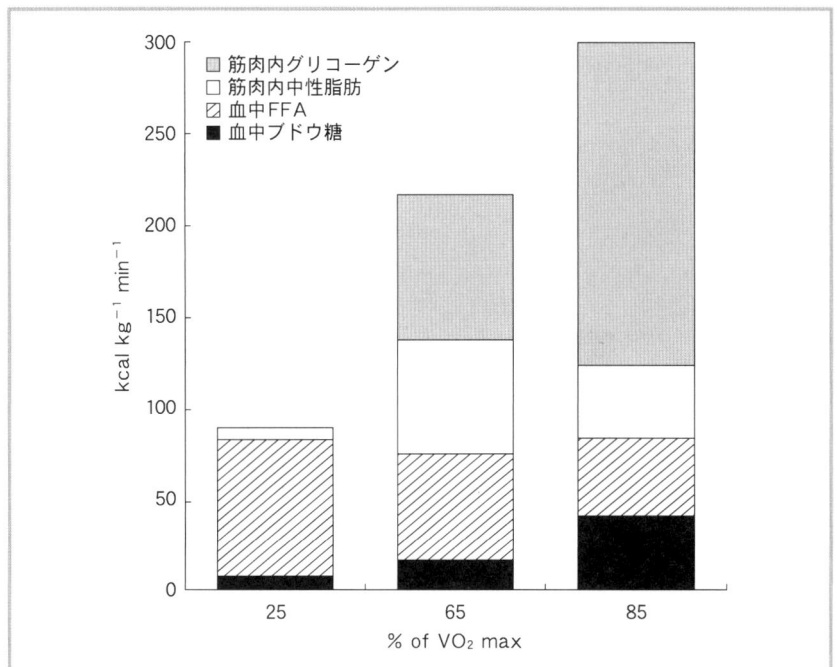

図 5-5 運動強度を最大酸素摂取量の 25，65，85％に変え，30 分間運動した後の基質の燃焼割合[48]

運動強度が強いとエネルギー消費量は増加するが，遊離脂肪酸（FFA）の燃焼量は減少。

動ではほとんどは血中 FFA からのエネルギーであるが，50％程度の中程度運動では筋肉の中性脂肪由来の脂肪酸と血中由来の FFA の燃焼比率が半々ぐらいになる（図 5-5）。激しい運動だと，無酸素呼吸の運動が主体になり，肝臓や筋肉のグリコーゲンを中心に使うようになるためである。その他の理由に，脂肪組織での lipolysis が運動程度に見合って増加しないことがあげられる。強い運動中に脂肪を点滴で追加すると，脂肪燃焼が 27％も増加することからこの仮説が支持されている（図 5-6）[24,25]。また，脂肪酸のミトコンドリアへの流入が阻害されることも原因の 1 つかもしれない。運動が強くなりミトコンドリア内でアセチル-CoA が増加すると，アセチル-CoA がカルニチンと結合し，アセチルカルニチンが増加する。このため，ミトコンドリア内への脂肪流入に必要な

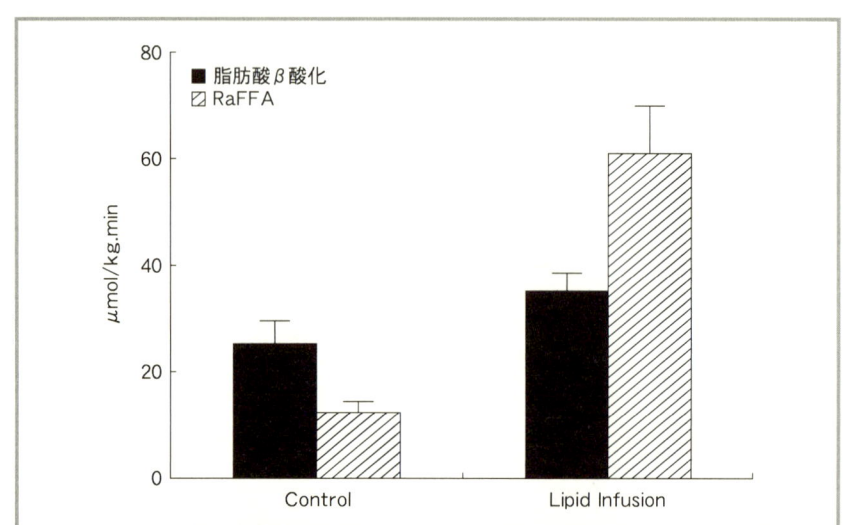

図5-6 運動中に脂肪を静脈注射すると，全身の脂肪燃焼がさらに増加[25]

運動強度が最大酸素摂取量の85％の場合，体内の総脂肪酸化量は脂肪酸動員量（RaFFA）より多い．脂肪を静脈内投与すると，体内の総脂肪酸化量はさらに増加する．運動していない時は脂肪を静脈内投与しても，体内の総脂肪酸化量は増加しない（図に示さず）．

free のカルニチンが減少し，脂肪酸の β 酸化が抑制される[26]．さらに，解糖系の代謝が亢進すると，乳酸が増加するので細胞内が酸性に傾き，カルニチンパルミトイルトランスフェラーゼ（CPT 1）の活性を低下させ，脂肪の燃焼を阻害する悪循環を生じることもその理由にあげられている[27]．

また，脂肪燃焼の程度は運動をよく行っている人と運動不足の人では異なることが知られている．普通の人では最大酸素摂取量の50％程度の運動時に最も脂肪燃焼が強くなるが，運動トレーニングを行い心肺能力や筋力を高めると，脂肪を燃焼する能力が高まり，最大酸素摂取量の60％程度の運動時に最も脂肪燃焼が強くなる[28]．図5-7に運動トレーニングを行った人と行わない人との運動中の脂肪，炭水化物燃焼量の違いを示す[29]．運動トレーニングを行った人では脂肪組織由来のFFAの燃焼が多くなり，運動トレーニングを行う人はより痩せやすくなることが理解できる．また，運動前の食事の有無によっても脂肪燃焼の程度は変化する．空腹時の方が脂肪は燃焼しやすい．運動する前に炭水

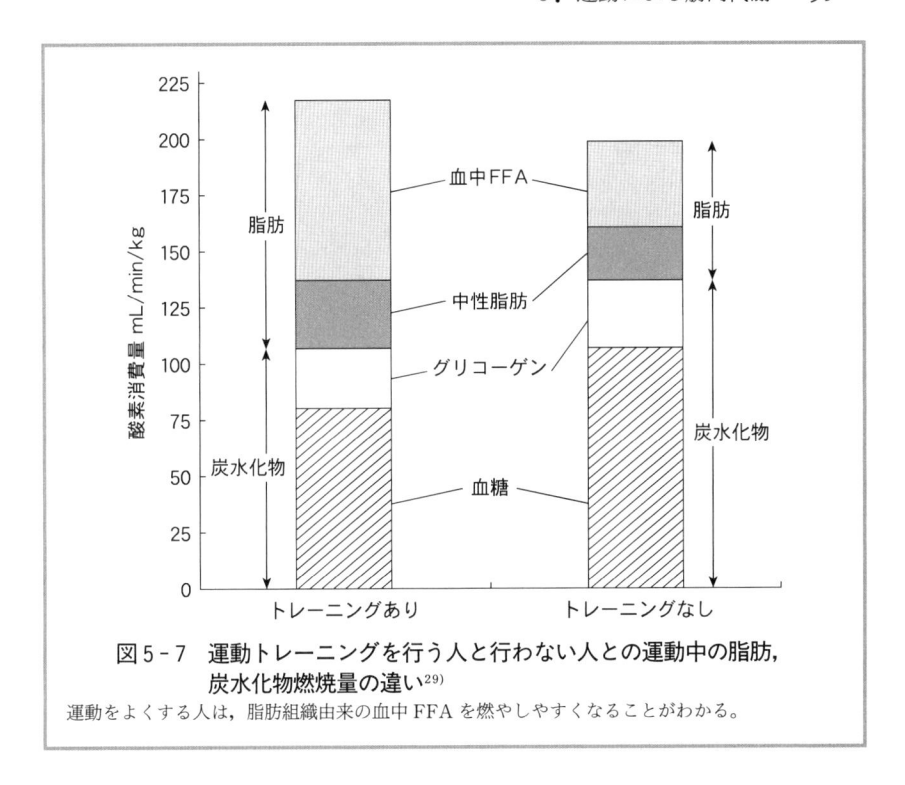

図5-7 運動トレーニングを行う人と行わない人との運動中の脂肪，炭水化物燃焼量の違い[29]

運動をよくする人は，脂肪組織由来の血中FFAを燃やしやすくなることがわかる。

化物を摂取すると，食事由来の糖も筋肉でのエネルギー源になるため，脂肪燃焼量は減少する。しかし，炭水化物摂取は運動による肝臓，筋肉中のグリコーゲン消耗を節約するので，長時間の運動を行う場合は，運動前に炭水化物を摂取しておくことが望ましい。

軽い運動を長時間続けた方が，強い運動を短期間行う方よりも，抗肥満効果は強いことが予想される。運動の強さについては調べられていないが，1週間の総運動量（MET・時/週）の多い人の方が，少ない人より体重や内臓肥満の減少効果が大きいことが最近のreviewで示されている[30]。

（2）運動中の脂肪燃焼亢進機序

運動して筋肉でATPを消費し，AMPが増加する状態になるとAMPキナーゼが活性化され，アセチルCoAカルボキシラーゼ（ACC）がリン酸化され

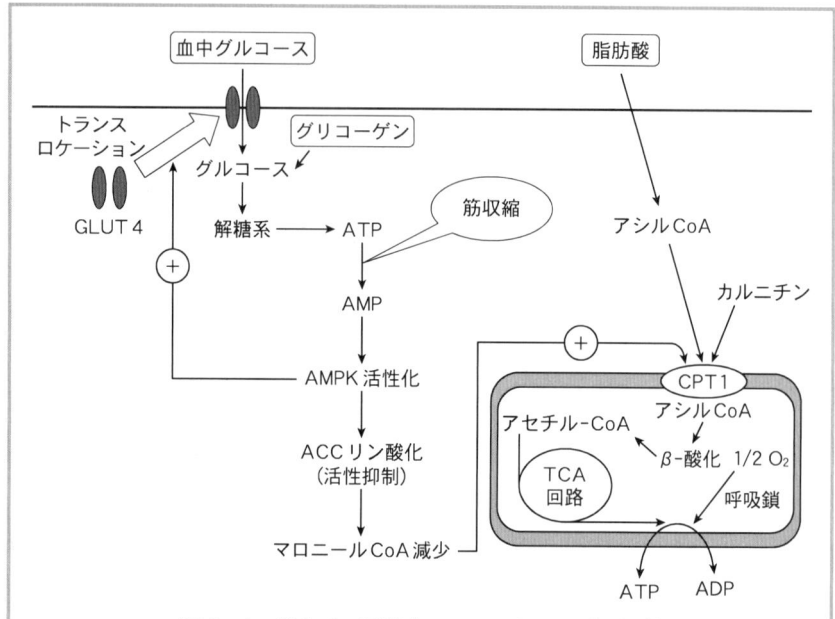

図5-8 筋肉での運動中の AMP キナーゼの役割

運動（筋収縮）によって ATP が減少し，ADP が増加すると，アデノシン-5'-リン酸（ADP）から AMP ができ，AMP キナーゼの活性が亢進し，ACC（ACC 2）をリン酸化することにより ACC 活性を抑制する。その結果，アセチル-CoA からのマロニール-CoA 合成が低下し，CPT 1 活性を亢進し，脂肪酸のミトコンドリアへの輸送と酸化が高まり，脂肪酸からの ATP 合成が亢進する。一方，AMP キナーゼの活性が亢進すると，細胞内にある GLUT 4 が形質膜に移動し，形質膜上の GLUT 4 の密度が増え，血中のグルコースが筋肉中に入ってくると考えられている。しかし，GLUT 4 の形質膜への移動に関しては，AMP キナーゼの活性以外のシグナルの関与も想定されている。

て不活性化され，マロニール CoA 量を減少させ，ミトコンドリアにおける CPT 1 を活性化させ，脂肪酸（アシル CoA）の β 酸化が亢進する（図5-8）。糖代謝も亢進させることを考えると，AMP キナーゼは筋肉で ATP が減少すると活性化され，細胞外からエネルギー産生のもとになる糖や脂肪などの基質を取り込み，ATP を一定に保つように働く酵素で，エネルギーセンサーの役割を持つと考えられている[31]。AMP キナーゼ活性を筋肉特異的に低下させるトランスジェニックマウスを作り，その表現型を分析した[32]。このマウスでは α 1-AMP キナーゼ活性が 50%程度低下し，α 2-AMP キナーゼ活性はほとん

ど消失していた。ワイルドタイプマウスに高脂肪食を摂取させ，4か月の軽い水泳運動をさせると高脂肪食による脂肪組織増加は抑制されるのに対し，AMPキナーゼ機能低下マウスでは水泳運動による脂肪組織減少効果は認められなかった。しかし，運動による筋肉での転写共役因子 PGC-1α 増加やミトコンドリア酵素の増加，および糖尿病予防効果は AMP キナーゼ機能低下マウスでも認められた。筋肉の AMP キナーゼは運動による体脂肪減少効果には必要であるが，糖尿病予防効果はほとんどないことが示唆された。α2-AMP キナーゼがないと，体脂肪を減少させるのに十分な運動ができなくなった可能性もある。AMP キナーゼの機能に関しては最近の総説を参考にしていただきたい[33]。

(3) 運動トレーニングによる脂肪燃焼亢進機序

定期的に有酸素運動（運動トレーニング）をよくやっている人は運動をあまり行わない人に比べて，脂肪を燃焼しやすい体質になっている[28]。この現象は，女性，肥満者，高齢者でも認められる。運動で認められる FFA の増加の程度には運動トレーニングを行っている人でも行わない人でも差は認められず，脂肪組織での lipolysis の程度はこの原因には関与していない[34]。筋肉でのミトコンドリア数増加が原因かもしれない。運動によるミトコンドリア数増加は PGC-1α 増加が一部関与する[35]。しかし，運動による PGC-1α 発現増加は一時的であり，運動直後には増加せず，3時間後にピークに達し，9時間後にはほぼ基礎値に戻る。PGC-1α 発現増加は交感神経の活性化によることが最近明らかにされた[36]。運動トレーニングによってもたらされる筋肉でのミトコンドリア数増加は，安静時(運動をしない時)でも脂肪酸β酸化を促進し，基礎代謝を亢進させ，運動による抗肥満作用に関連するかもしれない。最近，筋肉特異的に一過性にPGC-1α を過剰発現マウスさせたマウスが作られ，PGC-1α の生理的役割が推定された[37]。この過剰発現マウスは，ミトコンドリア数が増加しエネルギー消費を亢進させたが，意外なことに，筋肉内のグルコーゲン量増加が認められた。この原因として，GLUT 4 を増加させ糖の取り込みを亢進させたが，解糖系の酵素である PFK (phosphofructokinase) や PDC (pyruvate dehydrogenase

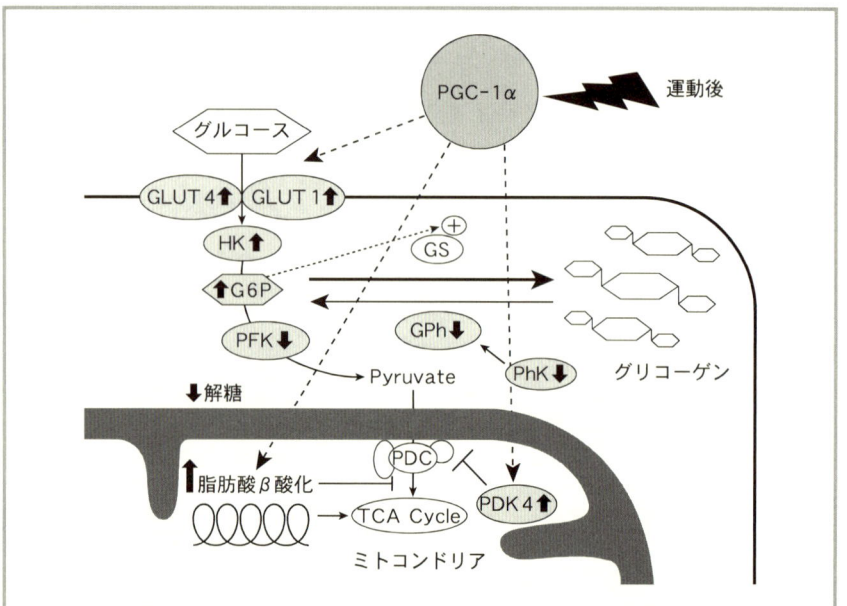

図 5-9 運動により増加する筋肉での PGC-1α の役割[37]

PGC-1α を一過性に筋肉に過剰発現させると，ミトコンドリア数や脂肪酸酸化が増加し，エネルギー消費が亢進する。一方，グルコースの取り込みは増加するが，グルコースをエネルギーとして使用する経路が抑制され，グルコースは筋肉内のグリコーゲン生成に使われる。すなわち，GLUT 4 や HK（hexokinase）発現が増加し，糖の取り込みが亢進するが，解糖系の酵素である PFK（phosphofructokinase）や PDC（pyruvate dehydrogenase complex）の活性（PDK 4（pyruvate dehydrogenase kinase 4）を介して）が抑制，グリコーゲンの分解に関係する GPh（glycogen phosphorylase）発現量が減少，GPh をリン酸化し活性化させる PhK（phosphorylase kinase）の発現量も減少し，グリコーゲン分解が阻害される。

complex）の活性（PDK 4 を介して）は抑制したこと，グリコーゲンの分解に関係する GPh（glycogen phosphorylase）の発現量が減少し，GPh をリン酸化し活性化させる PhK（phosphorylase kinase）の発現量が著しく減少し，グリコーゲンの分解を阻害していたことが考えられている（図 5-9）。グリコーゲン分解が阻害されると，エネルギー供給が不十分になる可能性もある。また，PGC-1α が骨格筋で長期間過剰発現すると，ミトコンドリアでの脱共役を亢進させ，筋肉中の ATP が著明に減少し，骨格筋の萎縮を生じる[38]。PGC-1α の発現増加が運動の場合も絶食の場合も一時的であるのは，PGC-1α が長期間働くことに

より生じる，好ましくない作用から逃れるためと思われる。

4 ヒトではカロリー制限と運動は同程度体脂肪を減少させる

　ヒトを対象にした，カロリー制限と運動の抗肥満効果を比べた介入研究が，2つのグループから報告されている。Ross等のグループはBMI 31の肥満男性を4つのグループ：体重を維持するコントロール群，700 kcalのカロリー制限群，700 kcalの運動＋食事量不変群，700 kcalの運動＋700 kcalの食事量増加群に分け，3か月の介入を行ったところ，700 kcalのカロリー制限群と700 kcalの運動＋食事量不変群で同程度，8％の体重減少が認められている[39]。運動しても運動相当量のカロリーを摂取したグループでは体重減少は認められなかった。さらに，BMI 31の肥満女性を4つのグループ，体重を維持するコントロール群，500 kcalのカロリー制限群，500 kcalの運動＋食事量不変群，500 kcalの運動＋700 kcalの食事量増加群に分け，14週間の介入を行ったところ，500 kcalのカロリー制限群と500 kcalの運動＋食事量不変群で同程度6.5％の体重減少が認められている[40]。しかし，500 kcalの運動＋700 kcalの食事量増加群では体重は変化しないが，体脂肪の減少と筋肉量増加が認められている。

　Holloszy等のグループは平均BMI 27の人を対象に，運動のみ，カロリー制限のみの効果を厳密に調べた1年間の介入研究を行った[41,42]。どちらの方法でもエネルギー減少量（総エネルギー摂取量の20％）が同じならば，同程度の脂肪燃焼効果が認められていて，両群の有効性には差は認められなかった（カロリー制限群は8.2 kgの体重減少；運動群は6.6 kgの体重減少）。内臓脂肪の減少効果も同程度であった（カロリー制限群は2.1 kgの内臓脂肪量減少；運動群は1.9 kgの内臓脂肪量減少）。大きな違いは，運動群では最大酸素摂取量の増加（筋肉量や心肺能力の増加による）が認められたが，カロリー制限群では認められなかったことである。

　このように，カロリー制限と運動は体脂肪減少効果では同程度であるが，以下のような大きな相違がある。運動は筋肉量，心肺機能（VO_2max）を増強させ

るが，カロリー制限は増強させない．また，脂肪組織から放出された脂肪酸の使われ方が異なり，運動では筋肉の収縮に使用されるが，カロリー制限ではFFAやケトン体（肝臓でFFAから変換）は各組織で基礎代謝維持のために使われる．

5 体脂肪を減少させるための，カロリー制限，運動量の決め方

　カロリー制限と定期的な運動（運動トレーニング）は，肥満治療の主役である．BMIが25以上の人，メタボリック症候群の人では，この2つの方法を組み合わせ，現在のエネルギーバランスを負の方向に持っていく．各個人に理想的な推定エネルギー必要量と，どれくらいの期間でどれだけの体重減少を目指すかにより現在のカロリー制限量と運動量を決める．以下に肥満の方の食事カロリー量と運動量の決め方をステップごとに示した．

ステップ1：理想体重を決める．

　各個人の理想体重とは，その個人が病気のリスクが少なく，最も長生きする体重であり，個人で比べることができないので誰にもわからない．このため，年齢，身長，性，病気の罹患率，死亡率などの情報から，集団における理想的な体重を用いる．理想体重の考え方には現在3つある．1つは横断研究から求められ，最も病気の有病率が少ないBMIで，その値は22となる[43]．2つ目は観察研究から求められ，将来最も長生きをする体重で，40〜59歳ではBMI 23.0〜24.9となる[44]．最近発表された論文では，驚くべきことに，80歳ではBMI 25以上の肥満の人の方が長生きする[45]．3つ目は日本人の年齢，性別の体重の中央値で，基準体重とも呼ばれる[46]．日本は長寿の国なので一応の根拠はある．どの値が適切かはわからない．しかし，臨床では横断研究から求められた22が使われることが多い．

ステップ2：理想体重に必要なエネルギー必要量（推定エネルギー必要量）を求める．

　年齢，性，身長，理想体重から基礎代謝量，運動量から身体活動レベルがわ

かれば，推定エネルギー必要量＝基礎代謝量（kcal/日）×身体活動レベル，として計算される（かけ算を行う強い根拠はないと思われるが，多くの人がこの式を用いている）。

日本人の基礎代謝量の求め方は2つある。
1) 日本人の年齢，性別の基礎代謝量を記載した表から推定[46]
2) 回帰式を用いる場合，最近発表されたGanpule等の式を用いる[47]。この回帰式は日本人のデータを用いて作成されているので，Harris-Benedictの式よりは優れている。この式では年齢（Year），性（Gender），身長（Height），理想体重（Weight）を用いて以下のように基礎代謝を計算する。基礎代謝量（MJ/day）＝0.1283＋0.0481×W（kg）＋0.0234×H（cm）−0.0138×Y（yr）−0.5473×G（男性の場合1, 女性の場合2）この式ではMJで基礎代謝量が出てくるので，kcalへの変換（1 MJ＝239 kcal）が必要である。

身体活動レベルは日本人の食事摂取基準2005年版, p 31[46]を用いて決める。

例）55歳，男性，身長165 cmでほとんど運動しない場合

理想体重は1.65×1.65×22＝60 kg

日本人食事摂取基準の表1から，50〜69歳男性の基礎代謝基準値は21.5 kcal/kg体重/日なので，60×21.5＝1,290 kcalとなる。

（Ganpuleの式では基礎代謝量は0.1283＋0.0481×60＋0.0234×165−0.0138×55−0.5473＝5.569 MJで，kcalに変換すると5.569×239＝1,331 kcal）

身体活動レベルはⅠ（ほとんど運動しない）なので，physical activity level（PAL）は1.5となり，1,290×1.5＝1,935 kcalで，推定エネルギー必要量は約1,935 kcal/日となる。

ステップ3：現在，過去のエネルギー摂取量とエネルギー消費量を推定し，肥満の原因を見出す。

この男性が毎日平均1,935 kcal/日摂取し，身体活動量もレベルⅠで変わらないならば，体重は徐々に理想体重60 kgに近づくことが期待される。もし，この男性の現在の体重が70 kgであった場合，今までの体重の変化（いつから肥満になったか），過去，現在のエネルギー消費量と摂取量を推定し，体重増加の原因

表5-1 体重を1か月間で1kg減少させるのに必要な1日の速歩の時間（分）：性，年齢，体重別の表

男性 体重(kg)	18〜29歳	30〜49歳	50〜69歳	70歳以上	女性 体重(kg)	18〜29歳	30〜49歳	50〜69歳	70歳以上
50	77	83	86	86	50	78	85	89	89
51	75	81	84	84	51	76	83	87	87
52	74	79	82	82	52	75	82	85	85
53	72	78	81	81	53	74	80	84	84
54	71	76	79	79	54	72	79	82	82
55	70	75	78	78	55	71	77	81	81
56	68	74	76	76	56	70	76	79	79
57	67	72	75	75	57	68	74	78	78
58	66	71	74	74	58	67	73	77	77
59	65	70	73	73	59	66	72	75	75
60	64	69	71	71	60	65	71	74	74
61	63	68	70	70	61	64	70	73	73
62	62	67	69	69	62	63	68	72	72
63	61	65	68	68	63	62	67	71	71
64	60	64	67	67	64	61	66	69	69
65	59	63	66	66	65	60	65	68	68
66	58	63	65	65	66	59	64	67	67
67	57	62	64	64	67	58	63	66	66
68	56	61	63	63	68	57	62	65	65
69	56	60	62	62	69	56	61	64	64
70	55	59	61	61	70	56	61	63	63
71	54	58	60	60	71	55	60	63	63
72	53	57	59	59	72	54	59	62	62
73	53	57	59	59	73	53	58	61	61
74	52	56	58	58	74	53	57	60	60
75	51	55	57	57	75	52	57	59	59
76	50	54	56	56	76	51	56	58	58
77	50	54	56	56	77	51	55	58	58
78	49	53	55	55	78	50	54	57	57
79	49	52	54	54	79	49	54	56	56
80	48	52	53	53	80	49	53	56	56
81	47	51	53	53	81	48	52	55	55
82	47	50	52	52	82	48	52	54	54
83	46	50	52	52	83	47	51	54	54
84	46	49	51	51	84	46	50	53	53
85	45	49	50	50	85	46	50	52	52
86	45	48	50	50	86	45	49	52	52
87	44	47	49	49	87	45	49	51	51
88	44	47	49	49	88	44	48	51	51
89	43	46	48	48	89	44	48	50	50
90	43	46	48	48	90	43	47	49	49
91	42	45	47	47	91	43	47	49	49
92	42	45	47	47	92	42	46	48	48
93	41	44	46	46	93	42	46	48	48

表 5-1 つづき

男性 体重(kg)	18〜29歳	30〜49歳	50〜69歳	70歳以上	女性 体重(kg)	18〜29歳	30〜49歳	50〜69歳	70歳以上
94	41	44	46	46	94	41	45	47	47
95	40	43	45	45	95	41	45	47	47
96	40	43	45	45	96	41	44	46	46
97	40	43	44	44	97	40	44	46	46
98	39	42	44	44	98	40	43	45	45
99	39	42	43	43	99	39	43	45	45
100	38	41	43	43	100	39	42	44	44
101	38	41	42	42	101	39	42	44	44
102	38	40	42	42	102	38	42	44	44
103	37	40	42	42	103	38	41	43	43
104	37	40	41	41	104	37	41	43	43
105	37	39	41	41	105	37	40	42	42
106	36	39	40	40	106	37	40	42	42
107	36	39	40	40	107	36	40	42	42
108	35	38	40	40	108	36	39	41	41
109	35	38	39	39	109	36	39	41	41
110	35	38	39	39	110	35	39	40	40
111	35	37	39	39	111	35	38	40	40
112	34	37	38	38	112	35	38	40	40
113	34	37	38	38	113	34	38	39	39
114	34	36	38	38	114	34	37	39	39
115	33	36	37	37	115	34	37	39	39
116	33	36	37	37	116	34	37	38	38
117	33	35	37	37	117	33	36	38	38
118	32	35	36	36	118	33	36	38	38
119	32	35	36	36	119	33	36	37	37
120	32	34	36	36	120	32	35	37	37

を推定する(体重が変化しない場合,エネルギー摂取量とエネルギー消費量は同じであるが,太っている場合は,過去または現在にエネルギー摂取量>エネルギー消費量の時期があったことを意味する)。

過去,現在のエネルギー摂取量は食事摂取量から推定し,エネルギー消費量は基礎代謝量と身体活動量から推定する。これらの調査から,各個人の肥満となった原因を推定し,ステップ4の参考にする。

ステップ4:体脂肪の減少を目指した,カロリー制限量と運動量を設定する。

現在の摂取カロリー,運動量を参考に,どれくらいの期間で,どの程度の体重減少を目指すかを決める。厚生労働省から発表された〈エクササイズガイド

2006〉はこの考えに基づく。

　脂肪組織1g当り，約7kcalのカロリーを含有するので，脂肪1kgを燃焼させるには，少なくとも7,000kcalのエネルギーを余分に消費させる必要がある。しかし，前章で示したように，エネルギーを消費しても実際には脂肪のみならず，グリコーゲンや体内水分も減少するので，すべての負のエネルギーバランスが体脂肪減少に結びつくわけではない。1か月で体重1kgを減少させようとすると，1日平均230kcalの摂取カロリーを減少させるか，または，運動で230kcalを消費する必要がある。運動で230kcalを消費するために，どのような運動を何分間行うべきか計算可能である。この計算には，行う運動の強度（MET, metabolic equivalent task で表される）と個人の安静時代謝量（または基礎代謝量）の両方の情報が必要である。METは安静時代謝量の比として表されているため，METをエネルギー量で表すには安静時代謝量を知る必要がある。安静時代謝量は直接測定するか，または，安静時代謝量は基礎代謝量の1.2 (1.1〜1.2) 倍であり，基礎代謝量は性，年齢，体重がわかれば，2005年版日本人の食事摂取基準の表1[46)]から求められる。例えば，男性，50歳，体重70kgの人が，230kcalを速歩（4METsの運動強度）で消費しようとすると，基礎代謝基準値は21.5 (kcal/kg body weight/day) なので，必要な速歩の時間は230 (kcal)÷[3 (METs)×21.5 (kcal/kg body weight/day)×70 (kg)×1.2÷24 (h)÷60 (min)]＝61 (min) となる（安静時代謝量を引くため，3METs (= 4-1) として計算）。性，年齢，体重別に1か月で体重1kgを減少させるのに必要な速歩の時間を表5-1に示した。同じ運動時間だと，体重の多い人ほど，エネルギー消費が大きいことがわかる。

　運動で体重を減少させるのは，かなりハードであり，各個人別にカロリー制限と運動をうまく組み合わせることが重要となる。MET・時で表すと，PALが1.75の普通の運動レベルの人は，1日の身体活動量は15MET・時/日（安静時代謝量はすべての人で24MET・時/日）にもなり，積極的な運動に加えて，立っている時間や普通の歩行などNEATと呼ばれる弱い運動を長く行うことが肥満治療に重要であることを意味している。

カロリー制限，運動どちらの方法を主体にするか，どの程度の体重減少を目指すかは個人により異なる．肥満の原因に基づいた治療法が有効だと考えられるが，肥満度の高い人は膝の負担を考慮すると，カロリー制限の方が効果的かもしれない．

6 おわりに

カロリー制限も運動も体脂肪減少に有効である．運動の場合，軽い運動でかつ長期間の運動が脂肪燃焼により有効と考えられる．しかし，どちらの方法も長時間続けることは非常に大変であり，食事摂取量，運動量を正確に把握することも難しい．各個人に合うような，カロリー制限と運動との組み合わせを適宜見出し，調整していく必要がある．一方，速歩（時速5km）で30分/日の運動は肥満予防とは独立して糖尿病，心筋梗塞予防に有効であることが知られている．運動を毎日続けることは肥満治療とは別の意味で重要である．

文 献

1) Cahill G.F.Jr. : Starvation in man. N Engl J Med 1970 ; 282 ; 668-675.
2) Randle P.J., Garland P.B., Hales C.N. et al : The glucose fatty-acid cycle. Its role in insulin sensitivity and the metabolic disturbances of diabetes mellitus. Lancet 1963 ; 1 ; 785-789.
3) Kamei Y., Miura S., Suzuki M. et al : Skeletal muscle FOXO1 (FKHR) transgenic mice have less skeletal muscle mass, down-regulated Type I (slow twitch/red muscle) fiber genes, and impaired glycemic control. J Biol Chem 2004 ; 279 ; 41114-41123.
4) Southgate R.J., Neill B., Prelovsek O. et al : FOXO1 regulates the expression of 4E-BP1 and inhibits mTOR signaling in mammalian skeletal muscle. J Biol Chem 2007 ; 282 ; 21176-21186.
5) 江崎 治，亀井康富：サルコペニアおよび廃用性萎縮への研究戦略と目標．日本医師会雑誌．2004 ; 132 ; 977-979．
6) Drenick E.J. : Clinical disorders of fluid and electrolyte metabolism. New York : McGraw Hill, 1980, p1481-1501.
7) Hood V.L. : Fluids and electrolytes. Philadelphia : WS Sauders, 1986, p712-741.

8) Nilsson L.H.: Liver glycogen content in man in the postabsorptive state. Scand J Clin Lab Invest 1973 ; 32 ; 317-323.
9) アリソン S.P.：医師のための栄養学．ダノン健康・栄養普及協会, 1999, p 83-85.
10) Nisoli E., Tonello C., Cardile A. et al : Calorie restriction promotes mitochondrial biogenesis by inducing the expression of eNOS. Science 2005 ; 310 ; 314-317.
11) Landsberg L., Young J.B. : Fasting, feeding and regulation of the sympathetic nervous system. N Engl J Med 1978 ; 298 ; 1295-1301.
12) Garrow J.S., Webster J.D.: Effects on weight and metabolic rate of obese women of a 3.4 MJ (800kcal) diet. Lancet 1989 ; 1 ; 1429-1431.
13) Minghelli G., Schutz Y., Charbonnier A. et al : Twenty-four-hour energy expenditure and basal metabolic rate measured in a whole-body indirect calorimeter in Gambian men. Am J Clin Nutr 1990 ; 51 ; 563-570.
14) Shetty P.S. : Nutr Res Rev 1990 ; 3 ; 49-74.
15) de Lange P., Farina P., Moreno M. et al : Sequential changes in the signal transduction responses of skeletal muscle following food deprivation. FASEB J 2006 ; 20 ; 2579-2581.
16) Furuyama T., Kitayama K., Yamashita H. et al : Forkhead transcription factor FOXO1 (FKHR)-dependent induction of PDK4 gene expression in skeletal muscle during energy deprivation. Biochem J 2003 ; 375 ; 365-371.
17) Kamei Y., Mizukami J., Miura S. et al : A forkhead transcription factor FKHR up-regulates lipoprotein lipase expression in skeletal muscle. FEBS Lett 2003 ; 536 ; 232-236.
18) Furuyama T., Yamashita H., Kitayama K. et al : Effects of aging and caloric restriction on the gene expression of Foxo1, 3, and 4 (FKHR, FKHRL1, and AFX) in the rat skeletal muscles. Microsc Res Tech 2002 ; 59 ; 331-334.
19) Bizeau M.E., MacLean P.S., Johnson G.C. et al : Skeletal muscle sterol regulatory element binding protein-1 c decreases with food deprivation and increases with feeding in rats. J Nutr 2003 ; 133 ; 1781-1792.
20) Martin I.K., Katz A., Wahren J. : Splanchnic and muscle metabolism during exercise in NIDDM patients. Am J Physiol 1995 ; 269 ; E583-E590.
21) Wolfe R.R., Klein S., Carraro F. et al : Role of triglyceride-fatty acid cycle in controlling fat metabolism in humans during and after exercise. Am J Physiol 1990 ; 258 ; E382-E389.
22) 江崎 治, 三浦進司：メタボリックシンドロームにおける運動療法の分子基盤．実験医学 2007 ; 25 ; (増刊) 2441-2447．
23) Ahlborg G., Felig P., Hagenfeldt L. et al : Substrate turnover during prolonged exercise in man. Splanchnic and leg metabolism of glucose, free fatty acids,

and amino acids. J Clin Invest 1974 ; 53 ; 1080-1090.
24) Romijn J.A., Coyle E.F., Sidossis L.S. et al : Regulation of endogenous fat and carbohydrate metabolism in relation to exercise intensity and duration. Am J Physiol 1993 ; 265 ; E380-E391.
25) Romijn J.A., Coyle E.F., Sidossis L.S. et al : Relationship between fatty acid delivery and fatty acid oxidation during strenuous exercise. J Appl Physiol 1995 ; 79 ; 1939-1945.
26) van Loon L.J., Greenhaff P.L., Constantin-Teodosiu D. et al : The effects of increasing exercise intensity on muscle fuel utilisation in humans. J Physiol 2001 ; 536 ; 295-304.
27) Starritt E.C., Howlett R.A., Heigenhauser G.J. et al : Sensitivity of CPT I to malonyl-CoA in trained and untrained human skeletal muscle. Am J Physiol Endocrinol Metab 2000 ; 278 ; E462-E468.
28) Achten J., Jeukendrup A.E. : Optimizing fat oxidation through exercise and diet. Nutrition 2004 ; 20 ; 716-727.
29) Turcotte L.P., Richter E.A., Kiens B. : Increased plasma FFA uptake and oxidation during prolonged exercise in trained vs. untrained humans. Am J Physiol 1992 ; 262 ; E791-E799.
30) Ohkawara K., Tanaka S., Miyachi M. et al : A dose-response relation between aerobic exercise and visceral fat reduction: systematic review of clinical trials. Int J Obes (Lond) 2007 ; 31 (12) ; 1786-1797.
31) Winder W.W. : Energy-sensing and signaling by AMP-activated protein kinase in skeletal muscle. J Appl Physiol 2001 ; 91 ; 1017-1028.
32) Miura S., Kamei Y.,Ezaki O. : AMP-Activated Protein Kinase in Skeletal Muscle Is Required for a Reduction of Fat Mass by Exercise Training. Diabetes 2006 ; 55 Suppl ; A241.
33) 江崎 治, 三浦進司 : AMPキナーゼ. Clinical Neuroscience 2006 ; 24 ; 929-931.
34) Hickner R.C., Racette S.B., Binder E.F. et al : Suppression of whole body and regional lipolysis by insulin : effects of obesity and exercise. J Clin Endocrinol Metab 1990 ; 84 : 3886-3895.
35) Goto M., Terada S., Kato M. et al : cDNA Cloning and mRNA analysis of PGC-1 in epitrochlearis muscle in swimming-exercised rats. Biochem Biophys Res Commun. 2000 ; 274 ; 350-354.
36) Miura S., Kawanaka K., Kai Y. et al : An increase in murine skeletal muscle peroxisome proliferator-activated receptor-gamma coactivator-1alpha (PGC-1alpha) mRNA in response to exercise is mediated by beta-adrenergic receptor activation. Endocrinology 2007 ; 148 ; 3441-3448.

37) Wende A.R., Schaeffer P.J., Parker G.J. et al : A role for the transcriptional coactivator PGC-1 alpha in muscle refueling. J Biol Chem 2007 ; 282 ; 36642-36651.
38) Miura S., Tomitsuka E., Kamei Y. et al : Overexpression of peroxisome proliferator-activated receptor gamma co-activator-1 alpha leads to muscle atrophy with depletion of ATP. Am J Pathol 2006 ; 169 ; 1129-1139.
39) Ross R., Dagnone D., Jones P.J. et al : Reduction in obesity and related comorbid conditions after diet-induced weight loss or exercise-induced weight loss in men. A randomized, controlled trial. Ann Intern Med 2000 ; 133 ; 92-103.
40) Ross R., Janssen I., Dawson J. et al : Exercise-induced reduction in obesity and insulin resistance in women: a randomized controlled trial. Obes Res 2004 : 12 ; 789-798.
41) Racette S.B., Weiss E.P., Villareal D.T.et al : One year of caloric restriction in humans : feasibility and effects on body composition and abdominal adipose tissue. J Gerontol A Biol Sci Med Sci 2006 ; 61 ; 943-950. J of Gerontology 2006, 61A ; 943-950
42) Weiss E.P., Racette S.B., Villareal D.T. et al : Improvements in glucose tolerance and insulin action induced by increasing energy expenditure or decreasing energy intake: a randomized controlled trial. Am J Clin Nutr 2006 ; 84 ; 1033-1042.
43) Tokunaga K., Matsuzawa Y., Kotani K. et al : Ideal body weight estimated from the body mass index with the lowest morbidity. Int J Obes 1991 ; 15 ; 1-5.
44) Tsugane S., Sasaki S., Tsubono Y. : Under- and overweight impact on mortality among middle-aged Japanese men and women : a 10-y follow-up of JPHC study cohort I. Int J Obes Relat Metab Disord 2002 ; 26 ; 529-537.
45) Takata Y., Ansai T., Soh I. et al : Association between body mass index and mortality in an 80-year-old population. J Am Geriatr Soc 2007 ; 55 ; 913-917.
46) 厚生労働省策定：日本人の食事摂取基準 2005 年版，第一出版，p 29.
47) Ganpule A.A., Tanaka S., Ishikawa-Takata K. et al : Interindividual variability in sleeping metabolic rate in Japanese subjects. Eur J Clin Nutr 2007 ; 61 ; 1256-1261.
48) Romijn J.A., Coyle E.F., Sidossis L.S. et al : Regulation of endogenous fat and carbohydrate metabolism in relation to exercise intensity and duration. Am J Physiol 1993 ; 265 ; E380-E391.

第6章 AMPキナーゼによる生体エネルギー代謝調節機構

箕越 靖彦[*,**]

1 はじめに

　AMPKは，酵母から植物，哺乳動物細胞に至るほとんど全ての細胞に発現するセリン／スレオニン・プロテイン・キナーゼであり，哺乳動物細胞では細胞内のAMP濃度上昇により活性化する"燃料計"として知られている[1]。そのためAMPKは，低酸素や低栄養において活性化し細胞内ATP量を回復させる酵素として知られている。しかし，近年，筋肉運動によって骨格筋AMPKが活性化すること[2]，さらには，AMPKγ2サブユニットの遺伝子変異が肥大型心筋症やWPW症候群を引き起こす[3]など，様々な生理作用および病態との関連が指摘され，その調節機能は広範囲に及ぶことが明らかとなった。さらに最近になり，レプチンやアディポネクチンがAMPKを活性化し，反対にレジスチンや炎症性サイトカインTNF-αがAMPK活性を抑制することが示されて，AMPKは細胞内のエネルギー代謝調節因子としてだけでなく個体全体のエネルギー代謝において重要な調節作用を営むことが判明した[4]。本章では，AMPKによる生体エネルギー代謝調節作用を中心に，多彩な生理作用を作り出すAMPKの生化学的特性並びに代謝・摂食調節機能について概説する。

＊生理学研究所　発達生理学研究系　生殖・内分泌発達機構研究部門
＊＊総合研究大学院大学　生命科学研究科　生理科学専攻

2　AMPKの構造と活性化機構

(1) AMPKの生化学的特性

　AMPKは3種類のサブユニットで構成される[1]。αサブユニットは，触媒体でありAMPKの活性発現に直接関与する。また，βおよびγサブユニットはAMPKの活性調節に関与する制御体である。活性化したAMPKは，脂肪酸酸化や解糖系，ミトコンドリア合成などのエネルギー産生系を促進し，脂肪およびコレステロール合成などのエネルギー貯蔵に関わる代謝系を抑制する（図6-1）。

　AMPKのαサブユニットには$\alpha1$と$\alpha2$が，βサブユニットには$\beta1$と$\beta2$

図6-1　AMPKの多彩な調節作用

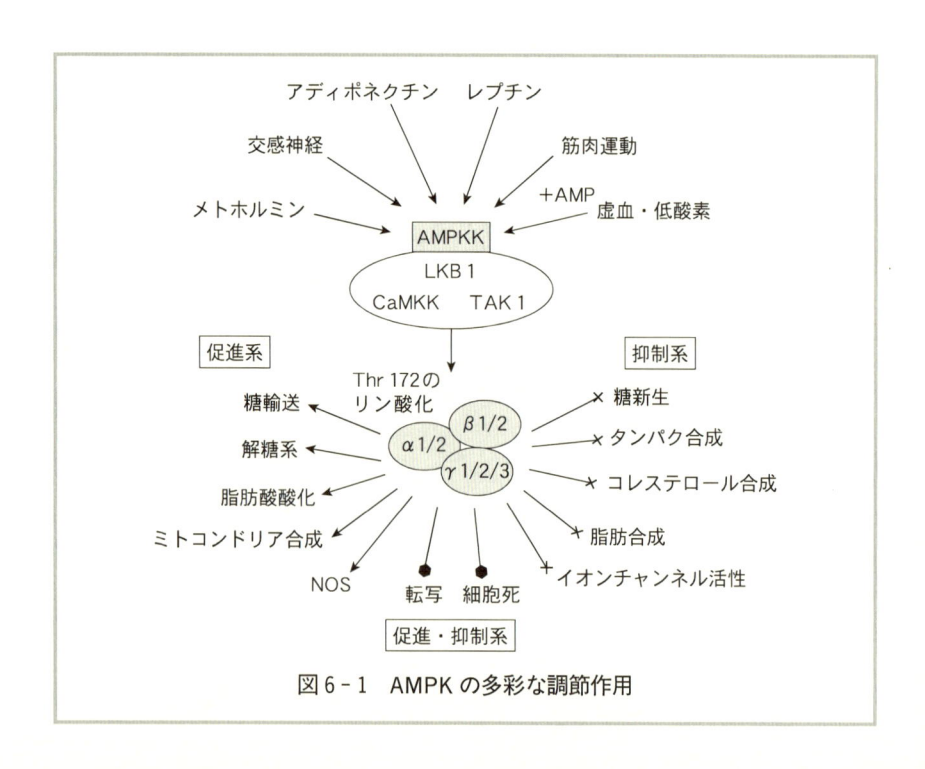

が，そしてγサブユニットにはγ1，γ2，γ3が存在し，全ての組み合わせが可能である。レプチンは，骨格筋などにおいてα2を持つAMPKを選択的に活性化し，これに対して虚血や低グルコース環境ではα1が主に活性化する[5]。α1とα2が選択的に活性化するメカニズム，およびその生理的意義は現在も明らかではない。しかし，後述するように，AMPKの多彩な生理作用の少なくとも一部は，複数のアイソフォームからなるαβγサブユニットの異種3量体構造が重要な役割を果たしている。

（2）AMPKの活性化機構

AMPKは，AMPによるアロステリックな活性化と，αサブユニット触媒領域に存在する172番目スレオニン残基（Thr 172）のリン酸化によって活性化される。Thr 172のリン酸化は，セリン／スレオニン・プロテイン・キナーゼであるAMPKKによる。現在，哺乳動物細胞のAMPKKとして3種類のキナーゼが同定されている（図6-1）。AMPKは，ホルモン，アディポカイン，神経伝達物質，栄養状態など，多くの調節因子によって活性化するが，複数のAMPKKの存在がこれを可能にしている。以下，各AMPKKについて述べる。

1）LKB1

LKB1は，Peutz-Jeghers症候群の原因遺伝子の1つであり，腫瘍抑制因子として細胞周期を停止する機能を持つ[6]。AMPKαサブユニットの酵母相同体であるSnf1の研究から，Snf1を活性化する上流因子が単離され，その哺乳動物相同体がLKB1であった[7]。LKB1がAMPKKであることは，セルフリー系において証明された。また，LKB1がAMPKKとして作用を及ぼすためには，STRAD/MO 25という2種類の分子が必要である[8]。LKB1を欠損した細胞（Hela細胞など）では，低グルコースなどの代謝ストレスを与えてもAMPKは活性化しない[9]。また，骨格筋や肝臓など，組織特異的にLKB1をノックアウトしたマウスでは，その組織のAMPK活性が著しく低下する[9]。さらに，運動やメトホルミンによるAMPKの活性化も起こらない。このようにLKB1は，低グルコースなどの代謝ストレス，運動やメトホルミンによるAMPKの活性

化に必須と考えられる[9]。しかしながら，LKB1を欠損した細胞においても，一部の成長因子やサイトカインはAMPKを活性化することができる。それゆえ，LKB1以外にもAMPKKが存在することは間違いがない。

2）CaMKK（Ca^{2+}/calmodulin-dependent protein kinase kinase）

LKB1がAMPKKとして同定されるよりも以前に，CaMKKはAMPKの活性化因子として知られていた[10]。しかし活性化能の弱さから，細胞内で実際にAMPKKとして機能するかどうかは疑問視されていた。ところが，LKB1に依存しないAMPK活性が多数報告され，再検討の結果，AMPKKとして再報告された[11-13]。CaMKKは，Ca^{2+}/calmodulinの結合とそれに伴う自己リン酸化によって活性化する。CaMKKは，ホルモン，サイトカイン，神経伝達物質によるAMPK活性化因子（AMPKK）として注目されている。

3）TAK1（TGF-activated kinase 1）

最近，Snf1を使用したyeast-two hybrid実験により，AMPKおよびSnf1と相互作用する第三のAMPKKとしてTAK1が同定された[14]。TAK1は，TGF-β（transforming-growth factor-β）の細胞内シグナルを伝達する因子であり，MAPキナーゼ経路の上流キナーゼであるMAPKKKとして知られている。TAK1はTAB1と複合体を形成することでその作用を引き起こす[15]。LKB1を欠損するHela細胞では，高浸透圧ストレスや酸化ストレスを与えてもAMPKは活性化しない。しかし，TAK1とTAB1を発現させると，その作用が回復する。TAK1がどのような生理的な条件においてAMPKの活性化に関与するかはまだ明らかではないが，TGF-βがAMPKを活性化することから，TGF-βなどのサイトカイン・シグナルにおいて機能する可能性がある。また上述したように，高浸透圧ストレスおよび酸化ストレスにおけるAMPKの活性化にも部分的に関与している可能性がある。

3 AMPKによる代謝調節作用

既に述べたように，AMPKは主としてエネルギー産生系を促進する一方，糖

新生や脂肪合成 など ATP を必要とする代謝系を抑制する。この作用は，エネルギー飢餓において異化代謝経路を活性化し，細胞内 ATP を回復させる機能として理解されてきた。しかし，レプチンやアディポネクチンが AMPK を活性化することが発見されたことにより，この作用は肥満や糖尿病を防ぎ，代謝恒常性を維持する調節機能として注目されるようになった。ここでは，代表的な代謝調節臓器である骨格筋と肝臓を取り上げ，AMPK の代謝調節作用を概説する。

（1）骨格筋における AMPK の代謝調節作用

骨格筋でのグルコース利用と脂肪酸酸化を促進する筋肉運動は，骨格筋 AMPK を活性化する代表的な生理的刺激である。筋肉運動は，インスリンとは異なる分子機構，すなわち PI 3-K（phosphatidyl inositol 3-kinase）非依存的に GLUT 4 を細胞膜へ移行し，グルコース利用を促進する。同様に，AMPK 活性化剤である AICAR（5-aminoimidazole-4-carboxyamide ribonucleoside）もまた，PI 3-K 非依存的に GLUT 4 の細胞膜への移行を促進する。それゆえ AMPK は，筋肉運動でのグルコース取込促進作用を伝達するシグナル分子として注目されている[2]。しかし，現在もなお，筋肉運動によるグルコース取り込み促進作用に AMPK がどのような調節作用を営んでいるかは不明な点が多い。α2 AMPK の骨格筋特異的ノックアウトマウス，あるいは dominant negative AMPK を骨格筋に発現させ AMPK の働きをなくしたマウスでは，低酸素によるグルコース取り込みはほとんど抑制されるにもかかわらず，運動によるグルコース取り込み促進作用の抑制は非常に軽微である[16,17]。しかし，これに対して，骨格筋特異的に LKB 1 をノックアウトしたマウスでは，既述したように AMPK 活性が著しく低下しており，運動によるグルコース取り込みもほとんど起こらない[9]。このように，筋肉運動時のグルコースの取り込み促進用に AMPK がどのような調節作用を営んでいるかは，今後，さらなる研究が必要である。

一方，AMPK は骨格筋における脂肪酸酸化にも調節作用を営んでいる

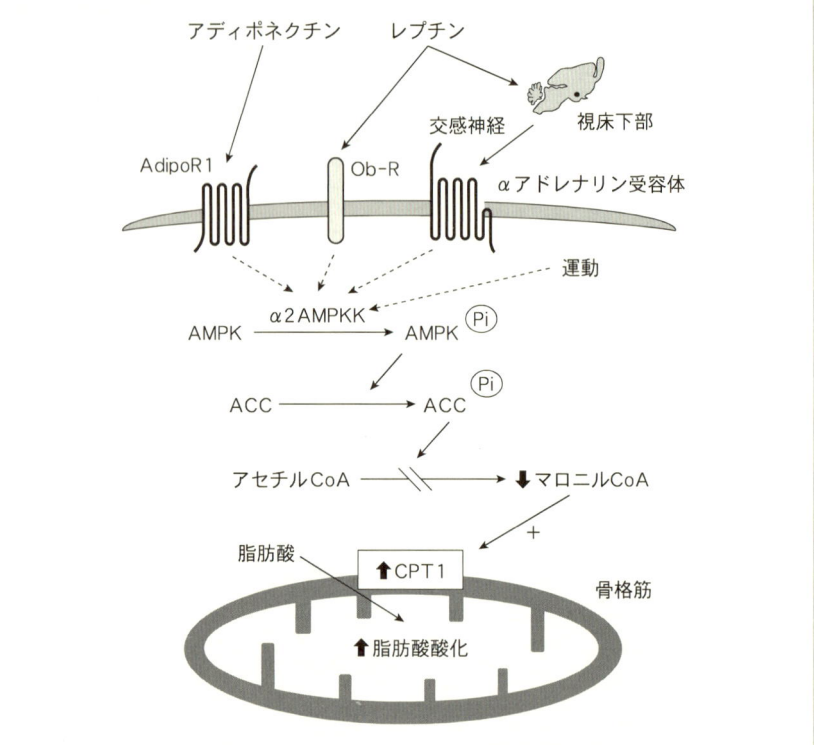

図6-2 骨格筋におけるAMPKを介した脂肪酸酸化調節シグナル
骨格筋のAMPKは,筋肉運動やレプチン,アディポネクチンなどのアディポサイトカインによって活性化し,ACC-malonyl-CoA-CPT 1を介してミトコンドリアでの脂肪酸酸化を促進する。レプチンは,視床下部に作用して交感神経を活性化,骨格筋細胞のアドレナリン受容体を刺激することによってAMPKを活性化する。また同時にレプチンは,細胞表面に発現する受容体(Ob-R)を直接刺激することによってもAMPKを活性化する。

(図6-2)。ACC (acetyl-CoA carboxylase) の産物であるmalonyl-CoAは,ミトコンドリア内に脂肪酸を取り込む酵素,CPT 1(carnitine palmitoyltransferase 1)をアロステリックに阻害する重要な調節因子である。AMPKは,ACCをリン酸化し,活性を抑制することによってmalonyl-CoA量を低下させ,その結果,β酸化を促進する[1]。事実,筋肉に多く発現するACC 2をノックアウトしたマウスでは,骨格筋と心臓においてmalonyl-CoAが低下し脂肪酸酸化が亢進,その結果マウスはやせることが示されている[18]。さらに,後述するように,C 2

C12骨格筋細胞を用いた我々の研究実験によって，レプチンの脂肪酸酸化促進作用ではα2 AMPK が必須であることが判明した[5]。同様に，アディポネクチンもまた AdipoR1 を介して AMPK を活性化し，脂肪酸酸化およびグルコース利用を促進する[19,20]。これに対して，インスリン抵抗性を引き起こす TNF-α (tumor necrosis factor-α) は AMPK 活性を抑制する[21]。このように，AMPKは様々なアディポカインの代謝調節作用を仲介する重要な酵素である。

ところで AMPK は，ミトコンドリア増殖に関わる様々な転写因子の co-activator，PGC-1α (peroxisome-proliferator-activated receptor γ coactivator 1α) の発現を骨格筋において促進するとともに，これを直接リン酸化して活性化することが報告されている[22]。骨格筋でのミトコンドリア機能の低下はインスリン抵抗性と密接に関連することから[23]，骨格筋での AMPK の活性化は脂肪酸酸化やグルコース利用の促進作用だけでなく，ミトコンドリア機能を調節することによって生体エネルギー代謝を調節している可能性がある。

（2）肝臓における AMPK の代謝調節作用

AICAR を投与し AMPK を活性化させると，血糖値が著しく低下する。この作用の一部は骨格筋等におけるグルコース利用亢進に起因するが，もう1つは肝臓に作用して糖新生系律速酵素の発現を抑制し，グルコース産生を抑制することによる。また AMPK は，脂肪合成関連酵素の合成を抑制するとともに，HMG-CoA reductase をリン酸化することによってその活性を抑制し，コレステロール合成を低下させる[1]。アディポネクチンは，AdipoR1 を介して肝臓の AMPK を活性化し[19,20]，反対にレジスチンは，AMPK 活性を抑制することで肝臓でのインスリン抵抗性を引き起こす[24]。

AMPK と糖新生律速酵素の発現抑制には，転写因子 CREB の co-activator である TORC2 (transducer of regulated CREB activity 2) が関与する[25]（図6-3）。AMPK は，TORC2 の核移行を Ser 171 のリン酸化により阻止し，糖新生系律速酵素の発現を抑制する[25]。抗糖尿病薬であるメトホルミン(塩酸ビグアノイド)もまた，この機構を介して薬効作用を引き起こすことが示された[26]。ま

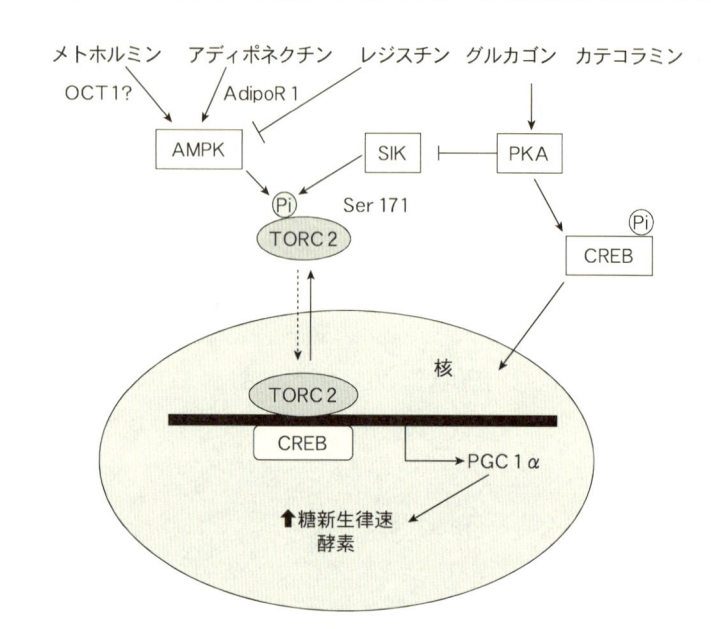

図6-3 肝臓の糖新生律速酵素に及ぼす AMPK の調節作用[25,26]

TORC 2 は，CREB の co-activator として PGC 1 α の発現を促すことにより糖新生律速酵素の発現を高める。しかし，AMPK および AMPK-related kinase の1つである SIK は，171 番目のセリンをリン酸化することによって TORC 2 の核移行を阻止し，糖新生を抑制する。アディポネクチンとメトホルミンは，AMPK を活性化することで糖新生を抑制する。これに対してレジスチンは AMPK 活性を抑制することによって糖新生を高める。一方，グルカゴンやカテコラミンは PKA を介して CREB を活性化するとともに SIK をリン酸化する。SIK 活性を抑制することによって TORC 2 の核移行を促し，糖新生を促進する。

た，最近の研究によると，メトホルミンは OCT 1 (organic cation transportor 1) を介して細胞内に取り込まれるらしい[27]。OCT 1 は，ヒトでは肝臓に豊富に発現しており，それゆえメトホルミンは主に肝臓での作用を通して抗糖尿病作用を引き起こす可能性がある。

4 レプチンによる代謝・摂食調節作用とAMPK

レプチンは,脂肪組織で産生され,主として視床下部に作用を及ぼして摂食抑制と代謝調節作用を引き起こす。興味深いことにレプチンは,視床下部においてはAMPK活性を低下させることにより摂食抑制を引き起こし,骨格筋においては反対にAMPKを活性化することによって脂肪酸酸化を促進する[28,29]。このようにレプチンは,組織によりAMPK活性を相反的に調節することによってその作用を引き起こす。さらにレプチンは,AMPKサブユニットのアイソフォームによる細胞内局在制御の違いを利用し,核内でのPPARαの遺伝子発現とミトコンドリアにおける脂肪酸酸化を促進することが,我々の研究によって明らかとなった[5]。

(1) 骨格筋におけるレプチンの代謝調節作用とAMPK

レプチンは,エネルギー消費器官である骨格筋,心臓および褐色脂肪組織のグルコース利用および脂肪酸酸化を選択的に促進する[28,30,31]。筆者らは,このシグナル伝達機構を調べる過程で,レプチンが骨格筋への直接作用と視床下部―交感神経系を介して脂肪酸酸化を促進すること[28],そして,直接および間接作用の両方に$\alpha2$サブユニットを持つAMPKが関与することを見出した。レプチンにより活性化したAMPKは,ACC (acetyl-CoA carboxylase) をリン酸化して活性を抑制,その結果,malonyl-CoA量が減少してCPT1活性が上昇,脂肪酸酸化が亢進する(図6-2)。レプチンは主に赤筋においてAMPKを活性化するが,これは赤筋においてレプチン受容体Ob-Rbが発現しており,加えて交感神経の支配が強いことが理由と考えられる。

骨格筋など非脂肪組織において脂肪(脂肪酸)が蓄積すると,インスリン抵抗性をはじめとする様々な障害が起こる(脂肪中毒 lipotoxicity)。従って,レプチンやアディポネクチンなどにより,骨格筋のAMPKが活性化し脂肪酸酸化が促進することは,インスリン抵抗性を防止することにつながる。事実,脂肪萎

縮症を発症した人や動物（血中レプチン濃度が低い）では，骨格筋や肝臓に強く脂肪が蓄積し，重篤な糖尿病を発症する[32,33]。しかし，これらの人々や動物にレプチンを投与するとインスリン抵抗性が改善する[32-34]。一方，高脂肪食を摂取した人や動物では，血中レプチン濃度は高いにもかかわらずレプチンが作用しない状態，すなわち「レプチン抵抗性」が生じており，このような状態ではレプチンを投与しても骨格筋のAMPKは活性化しない[35]。このようにレプチン抵抗性は，摂食の異常を引き起こすだけでなく代謝調節にも影響を及ぼす。

ところで後述するように，レプチンは，視床下部においてα-MSHニューロンを活性化し，神経ペプチドα-MSH受容体であるメラノコルチン受容体を活性化することで摂食抑制作用を引き起こす。最近Tanakaらは，メラノコルチン受容体が骨格筋AMPKを活性化するレプチンの作用にどのような調節作用を営んでいるかを調べた[36]。その結果レプチンは，摂食抑制作用と同様，メラノコルチン受容体を介して骨格筋でのAMPKを活性化することが明らかとなった。しかも，メラノコルチン受容体作動薬は，レプチン抵抗性を発症する肥満マウスにおいても有効であった。このことは，メラノコルチン受容体作動薬がレプチン抵抗性を持つ多くの肥満・糖尿病の治療薬として有効であることを示している。また，レプチン抵抗性の原因がメラノコルチン受容体よりも前の神経細胞，すなわち，α-MSHニューロンやメラノコルチン受容体の内在性拮抗物質AGRPを分泌するAGRPニューロンに存在することを示唆する。

（2）レプチンによるAMPKの細胞内局在制御と脂肪酸酸化

筆者らは最近，骨格筋細胞モデルであるC2C12細胞を用いて，脂肪酸酸化に及ぼすレプチンの調節作用を調べた。その結果，レプチンが$\alpha 2$ AMPKを選択的に活性化することによって脂肪酸酸化を促進することを証明するとともに，レプチンがアイソフォームの異なるAMPKを利用して，PPARαの転写とミトコンドリアでの脂肪酸酸化の両作用を促進することを見出した[5]。

実験結果を要約すると，以下のようになる。C2C12細胞は，制御体として$\beta 2$および$\gamma 1$サブユニットを発現している。また，$\alpha 2$サブユニットには核移

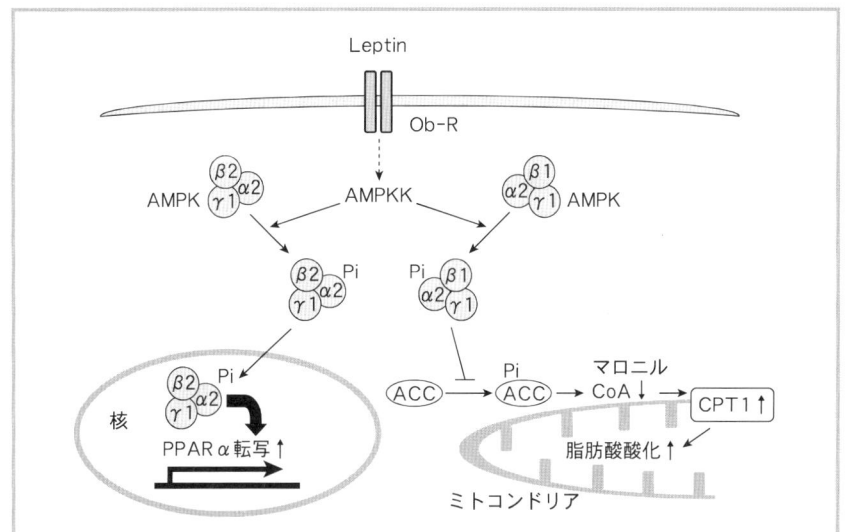

図6-4　AMPKによるPPARα遺伝子発現とミトコンドリアでの脂肪酸酸化促進作用

レプチンは，α2を持つAMPK複合体を選択的に活性化する。このうちβ2サブユニットを有するAMPKは核内へ移行しPPARαの転写を誘導する。一方，β1サブユニットを有するAMPKは，β1がミリストイル化されることによってミトコンドリア外膜などに固定される。その結果，AMPKが活性化しても核移行することなくACCをリン酸化して，ミトコンドリアでの脂肪酸酸化を促進する。骨格筋に発現するACCはACC2であり，これもミトコンドリア外膜に結合していると言われている。

行シグナル（nuclear localization signal）が存在する。そのため，これら制御体と結合したα2サブユニットがレプチンによって活性化すると，α2分子内の核移行シグナルを介して核へ移行し，PPARα（peroxisome proliferator-activated receptor α）の転写を促進する。一方，レプチンは，もう1つのアイソフォームであるβ1サブユニットの発現を促進する。β1サブユニットはミリストイル化されており，ミトコンドリア膜などに繋留される。そのため，α2β1γ1 AMPK複合体は，活性化しても核に移行することなく細胞質に留まり，ACCをリン酸化してミトコンドリアでの脂肪酸酸化を促進する（図6-4）。β1は，主に赤筋や肝臓に，β2は白筋などに発現している。そのため，組織によりAMPKの調節作用が異なることが示唆される。

興味深いことに，低グルコース環境では主に $\alpha 1$ サブユニットを持つ AMPK が活性化する。$\alpha 1$ は核移行シグナルを持たないので，活性化しても核移行することがない。すなわち，低グルコース環境のような危機的状況では，$\alpha 1$ AMPK を活性化することによって ATP を消費する遺伝子発現やタンパク発現を行うことなく，ミトコンドリアでの脂肪酸酸化を促進し，ATP を速やかに回復させる。これに対してレプチンは，$\alpha 2$ AMPK を活性化することでミトコンドリアでの脂肪酸酸化を促進するとともに，脂肪酸酸化関連遺伝子の発現を高めることによって持続的な代謝調節を可能とする。これらは何れも，複数のアイソフォームからなる $\alpha\beta\gamma$ サブユニットの異種 3 量体構造が，AMPK の多彩な生理作用を作り出す典型例と言える。

(3) 視床下部におけるレプチンの摂食抑制作用と AMPK

視床下部は，グルコースや脂肪酸，レプチンやインスリンなどのアディポカイン，ホルモンを介して生体エネルギーレベルをモニターし，これらの情報を統合して摂食行動を調節する重要な部位である。私どもを含む多くの研究により，視床下部の AMPK は，レプチンなどの多くの摂食抑制ホルモン，栄養状態によって活性が低下し，反対に絶食やグレリンなどによって活性が亢進することが明らかとなった（表6-I）[29,37-41]。さらに，アデノウイルスベクターを用いて AMPK 活性を人為的に操作することにより摂食量が変化することも証明した[29]。

レプチンなど摂食行動を抑制するシグナルは，弓状核における α-MSH ニューロンを活性化し，NPY/AGRP ニューロンの活動を減少させる（図6-5）。その結果，室傍核の MC 4 受容体を活性化し，摂食抑制を引き起こす。この作用機構においてレプチンは，AMPK 活性を抑制することによって主に弓状核 NPY/AGRP ニューロンの活動を抑制し，室傍核における MC 4 受容体を活性化する。また，活性化した MC 4 受容体はさらに室傍核神経細胞の AMPK 活性を抑制し，摂食抑制作用を引き起こす。既述したようにレプチンは，メラノコルチン受容体を介して骨格筋での AMPK を活性化するので，メラノコル

表6-1 視床下部AMPK活性と摂食量の相関

摂食調節物質など	AMPキナーゼ活性	摂食量
摂食抑制		
絶　食[29]	↓	↓
レプチン[29]	↓	↓
インスリン[29]	↓	↓
グルコース[29]	↓	↓
C 75[37]	↓	↓
MT-II[29]	↓	↓
α-lipoic acid[38]	↓	↓
摂食促進		
絶　食[29]	↑	↑
MC 4 R-KO[29]	↑	↑
AGRP[29]	↑	↑
グレリン[39,40]	↑	↑
Cannabinoids[40]	↑	↑
アディポネクチン[46]	↑	↑

MC 4 R-KO：MC 4 受容体ノックアウトマウス

チン受容体—AMPKシステムは，摂食のみならず骨格筋での代謝にも調節作用を営む。

　それではAMPKは，どのような下流シグナル分子を介してNPY/AGRPニューロンおよび室傍核ニューロンを制御するのであろうか。この問題に関して最近，骨格筋と同様に視床下部神経細胞においてもmalonyl-CoAやCPT 1が摂食行動の調節に関与することが報告された[42-44]。これらの報告によると，malonyl-CoAを分解する酵素MCD（malonyl-CoA decarboxylase）をアデノウイルスあるいはAAV（adeno-associated virus）を用いて視床下部に発現させるとその動物の摂食量が増加し，肥満する。また，視床下部CPT 1の発現をsiRNAで阻害，あるいは脳，特に視床下部に強く発現するCPT 1のアイソフォーム（CPT 1c）をノックアウトしたマウスでは，逆にやせることが示された。さらに，レプチンが視床下部弓状核などにおいてACCの活性を高めmalonyl-CoA量を増加させることも示された[44]。これらの実験結果は，摂食やレプチンを投与したときのAMPキナーゼの動きとよく一致する。さらにごく最近，レプチンや摂食によってmTOR（the mammalian target of rapamycin）

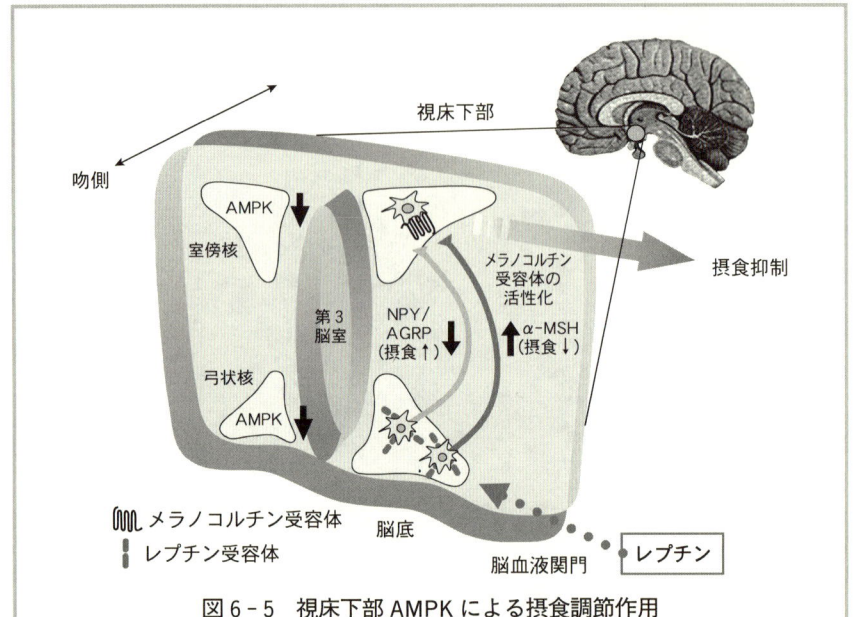

図6-5 視床下部AMPKによる摂食調節作用

レプチンは弓状核のPOMCニューロンを活性化し，α-MSHを分泌する。さらにAMPK活性を抑制することによってNPY/AGRPニューロンの活動を抑制する。その結果，室傍核におけるMC4受容体が活性化する。活性化したMC4受容体は室傍核のAMPK活性を抑制する。この作用もまた室傍核における神経活動に調節作用を及ぼし，摂食行動を抑制すると考えられる。一方，アディポネクチンは，弓状核におけるAMPKを活性化することによってレプチンの摂食抑制作用に拮抗する。

が活性化してNPY/AGRPニューロンの活動を低下させ，摂食行動を抑制することも報告されている[45]。AMPキナーゼがmTOR活性を抑制することはよく知られているので，レプチンによる摂食抑制作用にAMPキナーゼ-mTOR経路が関与する可能性がある。さらに，mTOR活性はロイシンなどアミノ酸によっても制御されるので，アミノ酸による摂食調節作用にmTORが関わっている可能性もある。

ごく最近，アディポネクチンが視床下部にも作用を及ぼしてAMPKを活性化し，レプチンによる摂食抑制作用を解除するなどにより，摂食量を増加させることが報告された[46]。アディポネクチンは，単量体だけでなく，6量体やさらに大きな多量体として血中に存在し，主に多量体（高分子量型）アディポネクチ

ンが骨格筋や肝臓での作用を引き起こす。しかし，脳内には低・中分子量型アディポネクチンのみが移行し，これらが弓状核に発現する AdipoR 1 を介して AMPK を活性化，摂食量を高める。このようにアディポネクチンは，骨格筋においてはレプチンとよく似た作用を引き起こすが，中枢作用においては全く反対の作用を持つことが明らかとなった。

現在のところ，アディポネクチンによる中枢調節作用の生理的意義は明らかとなっていない。しかし，アディポネクチンはレプチンと異なり，絶食においても血中濃度はほとんど低下せず，むしろ増加することから，飢餓において筋肉での脂肪の利用を高め（グルコースを節約する），かつ食欲を高めるアディポカインであると考えることもできる。アディポネクチンの中枢作用がどのような生理的意義を有しているかは，今後の重要な研究課題である。

5 おわりに

AMPK は，生体のエネルギー代謝に必須の調節因子であり，その機能は運動やアディポカインによる代謝調節，摂食など様々な生体反応に関与する。本章で示したように，AMPK は多くのアイソフォームからなる異種 3 量体構造を持ち，これらのアイソフォームによって多彩な生理作用を作り出す。また，AMPKK も複数存在し，生理的条件によって作用する AMPKK も異なる。さらにレプチンのように，組織によって相反的な調節も行われている。このように AMPK は，非常に多くの制御因子の調節を受け，様々な調節作用を営みながら，個体全体として巧みに生体のエネルギー代謝を調節している。従って，どの種類の AMPKK が AMPK の活性化に関与し，また AMPK のアイソフォームがどのタイプであるかを個別に解析することが，今後の研究に必要である。このことは，AMPK をターゲットとする治療薬の開発においても重要である。

文　献

1) Hardie D.G., Carling D., Carlson M. : The AMP-activated/SNF1 protein kinase subfamily: metabolic sensors of the eukaryotic cell? Annu Rev Biochem 1998 ; 67 ; 821-855.
2) Winder W.W. : Energy-sensing and signaling by AMP-activated protein kinase in skeletal muscle. J Appl Physiol 2001 ; 91 ; 1017-1028.
3) Dolinsky V.W., Dyck J.R. : Role of AMP-activated protein kinase in healthy and diseased hearts. Am. J. Physiol. Heart Circ. Physiol 2006 ; 291 ; 2557-2569.
4) Kahn B.B., Alquier. T, Carling D. : Hardie DG. : AMP-activated protein kinase : ancient energy gauge provides clues to modern understanding of metabolism. Cell Metab 2005 ; 1 ; 15-35.
5) Suzuki A., Okamoto S., Lee S. et al : Leptin stimulates fatty acid oxidation and PPARα gene expression in mouse C2C12 myoblasts by changing the subcellular localization of the α 2 form of AMP-activated protein kinase. Mol Cell Biol 2007 ; 27 ; 4317-4327.
6) Alessi D.R., Sakamoto K., Bayascas J.R. : LKB1-dependent signaling pathways. Annu Rev Biochem 2006 ; 75 ; 137-163.
7) Hong S.P., Leiper F.C., Woods A. et al : Activation of yeast Snf1 and mammalian AMP-activated protein kinase by upstream kinases. Proc Natl Acad Sci USA 2003 ; 100 ; 8839-8843.
8) Hawley S.A., Boudeau J., Reid J.L. et al : Complexes between the LKB1 tumor suppressor, STRAD alpha/beta and MO25 alpha/beta are upstream kinases in the AMP-activated protein kinase cascade. J Biol 2003 ; 2 ; 28.
9) Hardie D.G., Sakamoto K. : AMPK : a key sensor of fuel and energy status in skeletal muscle. Physiology 2006 ; 21 ; 48-60.
10) Hamilton S.R., O'Donnell J.B. Jr, Hammet A. et al : AMP-activated protein kinase kinase : detection with recombinant AMPK alpha 1 subunit. Biochem Biophys Res Commun 2002 ; 293 ; 892-898.
11) Hawley S.A., Pan D.A., Mustard K.J. et al : Calmodulin-dependent protein kinase kinase-beta is an alternative upstream kinase for AMP-activated protein kinase. Cell Metab 2005 ; 2 ; 9-19.
12) Woods A., Dickerson K., Heath R. et al : Ca^{2+}/calmodulin-dependent protein kinase kinase-beta acts upstream of AMP-activated protein kinase in mammalian cells. Cell Metab 2005 ; 2 ; 21-33.
13) Hurley R.L., Anderson K.A., Franzone J.M. et al : The Ca^{2+}/calmodulin -dependent protein kinase kinases are AMP-activated protein kinase kinases. Trends Biochem Sci 2006 ; 31 ; 13-16.

14) Momcilovic, M., Hong S.P., Carlson M. : Mammalian TAK1 activates Snf1 protein kinase in yeast and phosphorylates AMP-activated protein kinase in vitro. J Biol Chem 2006 ; 281 ; 25336-25343.
15) Shibuya H., Yamaguchi K., Shirakabe K. et al : TAB1 : an activator of the TAK1 MAPKKK in TGF-beta signal transduction. Science 1996 ; 272 ; 179-1182.
16) Mu J., Brozinick J.T. Jr, Valladares O. et al : A role for AMP-activated protein kinase in contraction-and hypoxia-regulated glucose transport in skeletal muscle. Mol Cell 2001 ; 7 ; 1085-1094.
17) Fujii N., Hirshman M.F., Kane E.M. et al : AMP-activated protein kinase α2 activity is not essential for contraction- and hyperosmolarity-induced glucose transport in skeletal muscle. J Biol Chem 2005 ; 280 ; 39033-39041.
18) Abu-Elheiga L., Matzuk M.M., Abo-Hashema K.A. et al. : Continuous fatty acid oxidation and reduced fat storage in mice lacking acetyl-CoA carboxylase 2. Science 2001 ; 291 ; 2613-2616.
19) Yamauchi T., Kamon J., Ito Y. et al : Cloning of adiponectin receptors that mediate antidiabetic metabolic effects. Nature 2007 ; 13 ; 332-339.
20) Yamauchi T., Nio Y., Maki T. et al : Targeted disruption of AdipoR1 and AdipoR2 causes abrogation of adiponectin binding and metabolic actions. Nat Med 2007 ; 13 ; 332-339,
21) Steinberg G.R., Michell B.J., van Denderen B.J. et al : Tumor necrosis factor alpha-induced skeletal muscle insulin resistance involves suppression of AMP-kinase signaling. Cell Metab 2006 ; 4 ; 465-474.
22) Jager S., Handschin C., St.-Pierre J. et al : AMP-activated protein kinase (AMPK) action in skeletal muscle via direct phosphorylation of PGC-1 α. Proc Natl Acad Sci 2007 ; 104 ; 12017-12022.
23) Morino K, Petersen K.F., Shulman G.I. : Molecular mechanisms of insulin resistance in humans and their potential links with mitochondrial dysfunction. Diabetes 2006 ; 55 Suppl 2 ; S9-S15.
24) Banerjee R.R., Rangwala S.M., Shapiro J.S. et al : Regulation of fasted blood glucose by resistin. Science 2004 ; 303 ; 1195-1198.
25) Koo S.H., Flechner L., Qi L. et al : The CREB coactivator TORC2 is a key regulator of fasting glucose metabolism. Nature 2005 ; 437 ; 1109-1111.
26) Shaw R.J., Lamia K.A., Vasquez D. et al : The kinase LKB1 mediates glucose homeostasis in liver and therapeutic effects of metformin. Science 2005, 310 ; 1642-1646.
27) Shu Y., Sheardown S.A., Brown C. et al : Effect of genetic variation in the organic cation transporter 1 (OCT1) on metformin action. J Clin Invest 2007 ;

117 ; 1422-1431.
28) Minokoshi Y., Kim Y.-B., Odile D. et al : Leptin stimulates fatty acid oxidation by activation of AMP-activated protein kinase. Nature 2002 ; 415 ; 339-343.
29) Minokoshi Y., Alquier T., Furukawa N. et al : AMP-kinase regulates food intake by responding to hormonal and nutrient signals in the hypothalamus. Nature 2004 ; 428 ; 569-574.
30) Minokoshi Y., Haque M.S., Shimazu T. : Microinjection of leptin into the ventromedial hypothalamus increases glucose uptake in peripheral tissues in rats. Diabetes 1999 ; 48 ; 287-291.
31) Haque M.S., Minokoshi Y., Hamai M. et al : Role of the sympathetic nervous system and insulin in enhancing glucose uptake in peripheral tissues after intrahypothalamic injection of leptin in rats. Diabetes 1999 ; 48 ; 1706-1712.
32) Shimomura I., Hammer R.E., Ikemoto S. et al : Leptin reverses insulin resistance and diabetes mellitus in mice with congenital lipodystrophy. Nature 1999 ; 401 ; 73-76.
33) Oral E.A., Simha V., Ruiz E. et al : Leptin-replacement therapy for lipodystrophy. N Engl J Med 2002 ; 346 ; 570-578.
34) Ebihara K., Masuzaki H., Nakao K. : Long-term leptin-replacement therapy for lipoatrophic diabetes. N Engl J Med 2004 ; 19 ; 127-129.
35) Tanaka T., Hidaka S., Masuzaki H. et al : Skeletal muscle AMP-activated protein kinase phosphorylation parallels metabolic phenotype in leptin transgenic mice under dietary modification. Diabetes 2005 ; 54 ; 2365-2374.
36) Tanaka T., Masuzaki H., Yasue S. et al : Central melanocortin signaling restores skeletal muscle AMP-activated protein kinase phosphorylation in mice fed a high-fat diet. Cell Metab 2007 ; 5 ; 395-402.
37) Kim E.K., Miller I., Aja S. et al : C75, a Fatty Acid Synthase Inhibitor, Reduces Food Intake via Hypothalamic AMP-activated Protein Kinase. J Biol Chem 2004 ; 276 ; 19970-19976.
38) Kim M., Park J.Y, Namkoong C. et al : Anti-obesity effects of a-lipoic acid mediated by suppression of hypothalamic AMP-activated protein kinase. Nat Med 2004 ; 10 ; 727-733.
39) Andersson U., Filipsson K., Abbott C.R. et al : AMP-activated protein kinase plays a role in the control of food intake. J Biol Chem 2004 ; 279 ; 12005-12008.
40) Kola B., Hubina E., Tucci S.A. et al : Cannabinoids and ghrelin have both central and peripheral metabolic and cardiac effects via AMP-activated protein kinase. J Biol Chem 2005 ; 280 ; 25196-25201.
41) Xue B., Kahn B.B. : AMPK integrates nutrient and hormonal signals to

regulate food intake and energy balance through effects in the hypothalamus and peripheral tissues. J Physiol ; 574 ; 73-83.
42) Wolfgang M.J., Lane M.D. : The role of hypothalamic malonyl-CoA in energy homeostasis. J Biol Chem 2006 281 ; 37265-37269.
43) He W., Lam T.K., Obici S. et al : Molecular disruption of hypothalamic nutrient sensing induces obesity. Nat Neurosci 2006 ; 9 ; 227-233.
44) Gao S., Kinsig K.P., Aja S. et al : Leptin activates hypothalamic acetyl-CoA carboxylase to inhibit food intake. Proc Natl Acad Sic 2007 ; 104 ; 17358-17363.
45) Cota D., Proulx K., Smith K.A. et al : Hypothalamic mTOR signaling regulates food intake. Science 2006 ; 312 ; 927-930.
46) Kubota N., Yano W., Kubota T. et al : Adiponectin stimulates AMP-activated protein kinase in the hypothalams and increases food intake. Cell Metab 2007 ; 6 ; 1-14.

第 7 章　脂質代謝関連遺伝子の転写制御と肥満

佐 藤　隆一郎*

1　はじめに

　肝臓は体内で最も脂質代謝を活発に行う組織であり，食物より吸収した脂質と自ら合成した脂質を VLDL の形で血液中へと分泌する。血液中の VLDL はそのままの形，もしくは代謝され LDL 等に形を変えた後に，脂肪組織へと取り込まれる。こうして脂肪組織に供給された脂質，糖質は効率よくトリグリセリドへと変換され，脂肪細胞内の脂肪滴に蓄えられる。エネルギー消費のバランスが崩れ，脂肪細胞内に過剰のトリグリセリドが蓄えられた状況を肥満と呼ぶ。従って，肝臓における脂質代謝制御の破綻は肥満の引き金となりうる。そのような観点から，肝臓における脂質代謝制御の全容を明らかにする試みは肥満予防，解消にとって重要な意味を持つ。本章では，おもに肝臓における脂質代謝制御の分子機構について筆者らの最近の知見を紹介する。

2　肝臓における遺伝子発現調節による VLDL 分泌制御

　肝臓は小腸と並んでリポタンパク質を合成・分泌する組織である。ヒトでは肝臓でアポリポタンパク質 B_{100} が，小腸ではアポリポタンパク質 B_{48} が合成され，そののち脂質とアセンブリーされ，それぞれ VLDL，キロミクロンとして

---

*東京大学大学院農学生命科学研究科 応用生命化学専攻 食品生化学分野

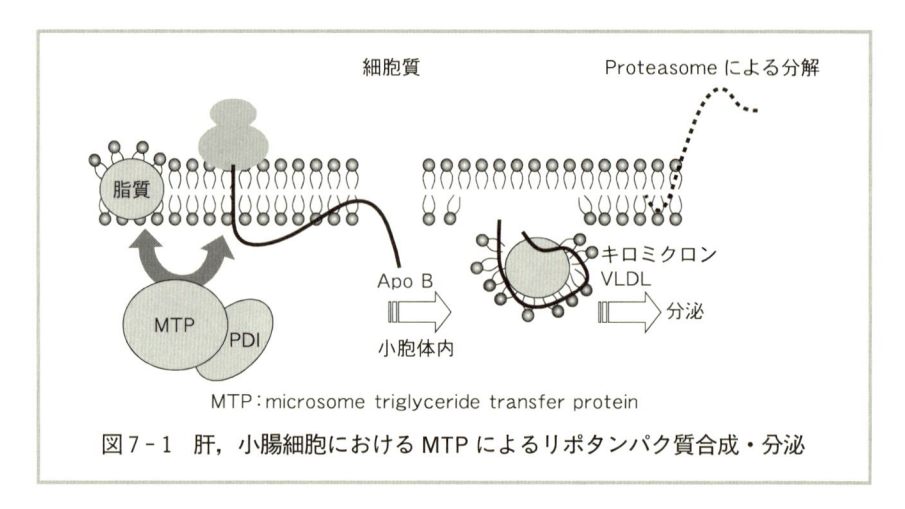

図7-1 肝，小腸細胞におけるMTPによるリポタンパク質合成・分泌

分泌される。アポリポタンパク質と脂質のアセンブリーは，肝，小腸細胞の小胞体内腔でMTP（microsome triglyceride transfer protein）の働きにより執り行われる。MTPは小胞体内腔側でPDI（protein disulfide isomerase）とヘテロ2量体を形成し，小胞体膜で合成された脂質と合成直後のアポリポタンパク質Bを会合させ，リポタンパク質形成を促す(図7-1)。十分に脂質が供給されない時，あるいはMTP活性が低下，欠損した際には合成直後のアポリポタンパク質Bは速やかにプロテアソーム分解系により分解される[1,2]。従って，MTP活性を低下させることはリポタンパク質分泌を抑制し，脂質代謝を改善する方向へと導く[3]。MTP遺伝子発現は，核内受容体の1つであるHNF-4（hepatocyte nuclear factor-4）のコンディショナルノックアウトマウスの解析により明らかにされた。HNF-4はその名前の通り，肝細胞の発生・分化を司る因子で，この遺伝子をノックアウトするとマウスは胎生致死となる。そこで肝臓が形成された後にスイッチオンされるアルブミン遺伝子のプロモーター領域を利用して，肝臓形成後にHNF-4遺伝子の発現をノックアウトするマウスが開発された[4]。肝臓の発生・分化終了後にHNF-4がどのような機能を果たすかは不明であった。コンディショナルノックアウトマウスの解析により，MTP，アポリポタンパク質B，C-IIIなどリポタンパク質代謝関連遺伝子がHNF-4ノッ

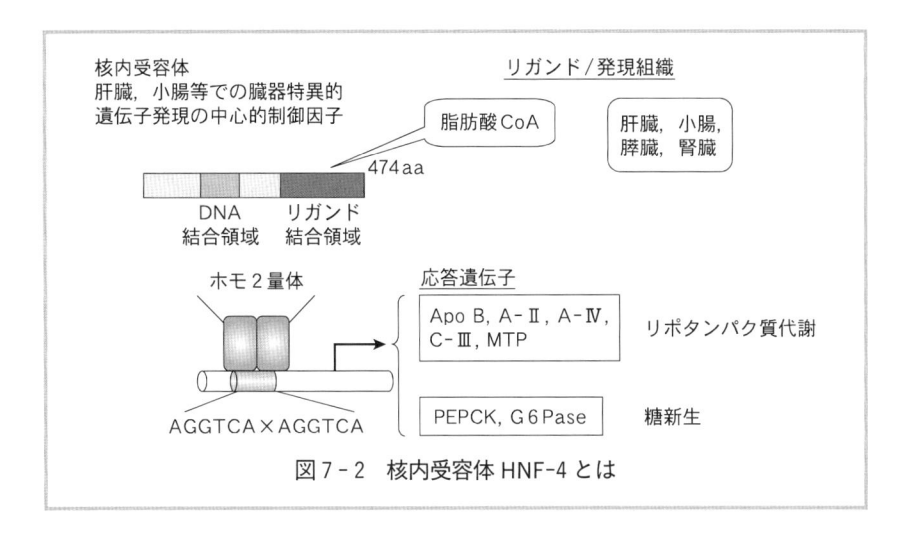

2. 肝臓における遺伝子発現調節による VLDL 分泌制御

図7-2 核内受容体 HNF-4 とは

クアウトにより検出限界以下に低下した。

HNF-4 はホモ 2 量体として DR-1（direct repeat-1；5′-AGGTCAnAGGTCA-3′）配列に結合し，応答遺伝子の転写を正に制御する（図 7-2）。内因性のリガンドとして脂肪酸 CoA があげられており[5]，恒常的にリガンドを結合して活性化されていることが考えられる。応答遺伝子としては糖新生酵素の PEPCK（phosphoenolpyruvate carboxykinase），G 6 Pase（glucose-6-phosphatase）もあげられ，HNF-4 は糖代謝，脂質代謝の双方を制御する因子としてとらえることができる。

筆者らはヒト MTP 遺伝子のプロモーター解析を行い，MTP 遺伝子発現が HNF-4 による制御の支配下にあること，またそのプロモーター領域に直接結合する配列を見出した[6]。実際，HNF-4 を発現しない非肝細胞系の細胞では，MTP プロモーター活性はゼロに等しく，この細胞に HNF-4 を外来的に発現させると著しい発現上昇が認められる。この事実は，MTP が小腸，肝臓といった HNF-4 発現臓器に限られている事実とよく一致する。

我々は他の脂質代謝関連遺伝子の発現制御を解析する過程で，核内受容体 HNF-4 と脂質代謝を広く制御する転写因子 SREBP がタンパク質ータンパク質結合し，互いの活性を調節する事実を見出した[7,8]（図 7-3）。培養細胞内で，

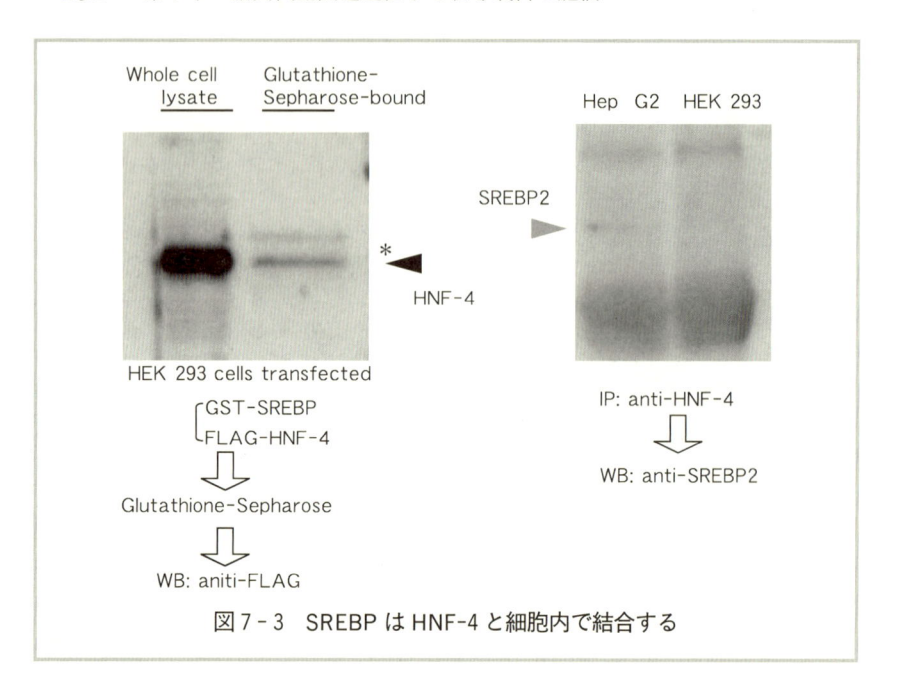

図7-3 SREBP は HNF-4 と細胞内で結合する

　活性型 SREBP と HNF-4 は複合体を形成し,SREBP は HNF-4 活性を負に,HNF-4 は SREBP 活性を正に制御する。HNF-4 に SREBP が結合する部位と,coactivator である PGC-1α の結合部位は重複し,このために SREBP は coactivator のリクルートを阻害し,結果的に活性を負に調節する[8]。MTP プロモーターを含むルシフェラーゼ遺伝子レポーターを用いたアッセイに,SREBP-1 もしくは-2 を過剰に発現させると MTP 発現は容量依存的に減少した(図7-4)。従って,肝細胞において脂質代謝の変動にともない SREBP 活性型の存在量が変化すると,MTP の発現が調節を受けることになる。このように,SREBP-HNF-4 という 2 種類の転写調節因子のクロストークによりリポタンパク質合成・分泌は制御されている。

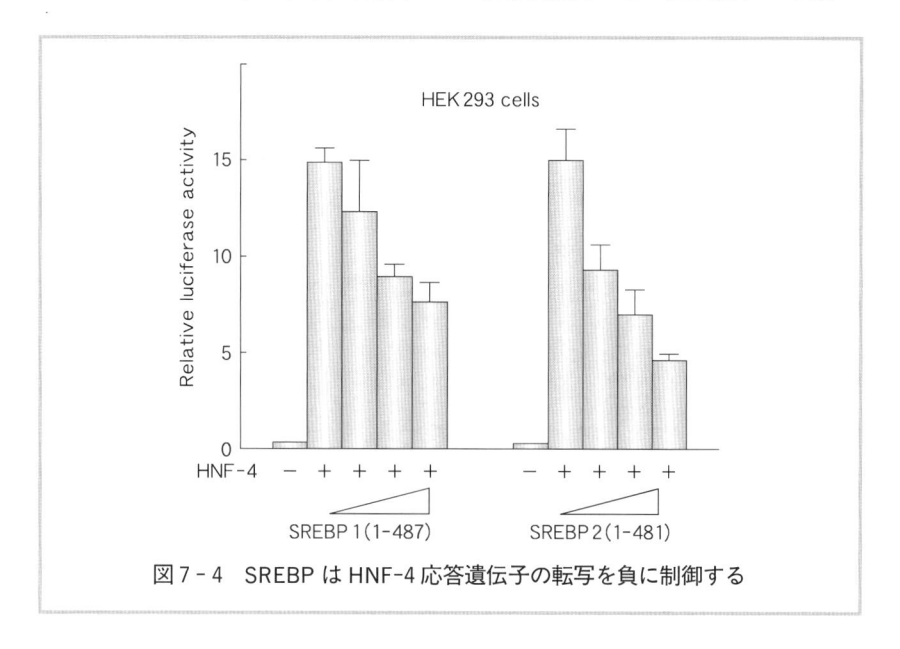

図7-4 SREBPはHNF-4応答遺伝子の転写を負に制御する

3 遺伝子発現調節による胆汁酸合成・HDL産生調節

　脂質代謝を包括的に制御する転写因子SREBPと核内受容体HNF-4がクロストークすることを見出したことから，48種類存在する核内受容体の中に他にもSREBPと結合を介してクロストークする因子があることを想定した。このようなタンパク質結合を介したクロストークを明らかにするアッセイ系を新たに構築し，解析を行ったところ，核内受容体LRH-1（liver X receptor）が見出されてきた[9]。

　LRH-1は肝臓，小腸に発現が確認され，モノマーで5′-TCAAGGTCA-3′様配列に結合し，応答遺伝子の発現を制御している（図7-5）。内因性のリガンドとしてリン脂質が確認されており[10,11]，恒常的にリガンドを結合して活性化されている受容体と考えられる。応答遺伝子には，肝臓における胆汁酸合成の律速酵素Cyp7A1[12]，HDL産生に必須なアポリポタンパク質A-I[13]，脂肪細胞に

図7-5 LRH-1とは

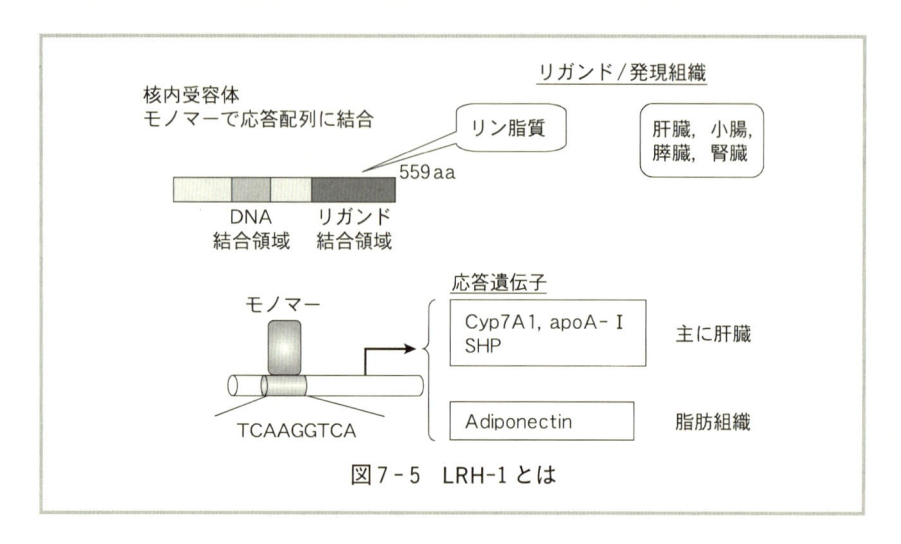

核内受容体 モノマーで応答配列に結合 — リン脂質 — 559aa
DNA結合領域／リガンド結合領域
リガンド／発現組織：肝臓，小腸，膵臓，腎臓

モノマー — TCAAGGTCA
応答遺伝子：Cyp7A1, apoA-Ⅰ, SHP（主に肝臓）
Adiponectin（脂肪組織）

おいてはアディポネクチンが挙げられる[14]。従って，LRH-1は生体内において抗メタボリックシンドローム活性を有した制御因子としてとらえることができる。

種々のルシフェラーゼアッセイを行ったところ，SREBPとLRH-1は互いの転写活性を負に制御した。そこで細胞内での複合体形成を解析した（図7-6）。培養細胞内で発現させたSREBPとLRH-1は複合体を形成し，SREBP分子のアミノ酸331-481領域を欠落させると形成は見られなかった。リコンビナントタンパク質を用いた直接的なタンパク質―タンパク質結合実験より，両タンパク質のDNA結合領域で互いに結合することが明らかになった。

培養肝細胞の内因性のLRH-1をsiRNAを用いて発現を抑えると，応答遺伝子であるSHP（small heterodimer partner），Cyp7A1のmRNAは低下した（図7-7）。この際に，SREBP応答遺伝子であるLDL受容体，FAS（fatty acid synthase）mRNAは上昇した。すなわち，LRH-1は恒常的にSREBP転写活性を抑制していたことを意味し，この抑制機構が解除された結果，SREBP応答遺伝子の発現が亢進したものと考えられる。一方，培養細胞をコレステロール過剰培地あるいは枯渇培地で培養し，核内の活性型SREBPを増減させる実験を行った。SREBP応答遺伝子であるLDL受容体mRNAはコレステロール枯渇

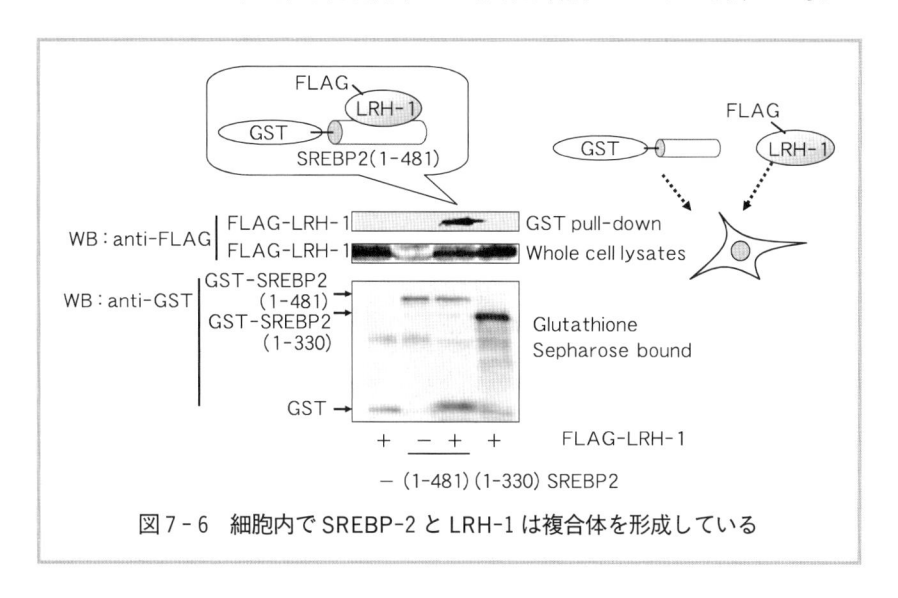

3. 遺伝子発現調節による胆汁酸合成・HDL産生調節　135

図7-6　細胞内でSREBP-2とLRH-1は複合体を形成している

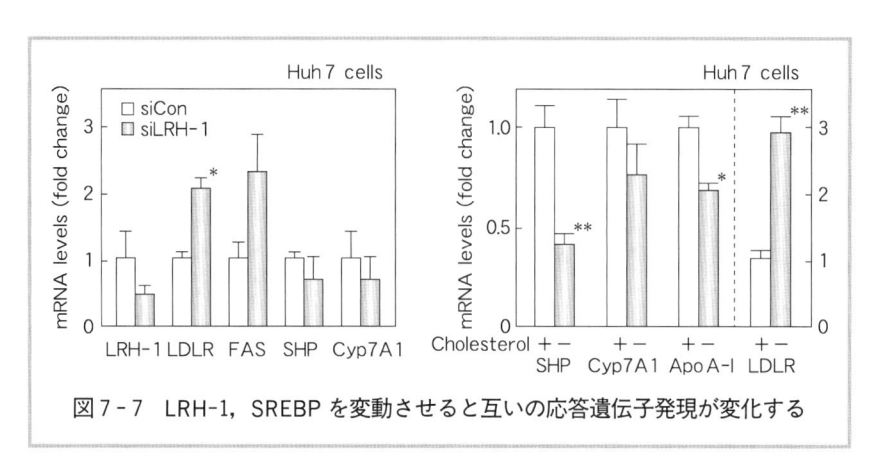

図7-7　LRH-1, SREBPを変動させると互いの応答遺伝子発現が変化する

条件下で著しく上昇した。この条件下で，LRH-1の応答遺伝子は減少した。すなわち，SREBP減少に伴い，LRH-1の転写活性は上昇し，応答遺伝子発現が亢進したと考えることができる。

　以上の事実を総合して考察すると次のようになる。核内受容体LRH-1は胆汁酸合成の律速酵素Cyp7A1, HDL産生の必須タンパク質であるアポリポタ

ンパク質A-I，脂肪組織においては抗メタボリックシンドローム活性を有するアディポネクチンの発現を促進することにより，コレステロール代謝を促進し，抗メタボリックシンドローム方向へと導く因子である。SREBPは，インスリン刺激あるいは細胞内のコレステロールが枯渇した条件下で核内の活性型が増加する特徴を持つ。これら生理的条件の変動に従い，胆汁酸合成，HDL，アディポネクチン産生は実際低下する。このプロセスにSREBPがLRH-1活性を抑制することで関与する分子機構が本研究で明らかになった。糖尿病マウスの肝臓においてはSREBPが過剰に活性化されており[15]，本研究結果に照らし合わせると，恒常的にLRH-1活性を抑制していることになる。このような状況は，脂質代謝を増悪させる方向へと導く。

4 おわりに

転写因子SREBPは脂質代謝調節の中心に位置し，種々の代謝制御に関与している。一方，48種類存在する核内受容体の10数種類程度は，脂質代謝産物あるいは中間体をリガンドとして結合し，活性化して脂質代謝調節に深く関わっている。SREBPと各種核内受容体のクロストークはここ数年次第に解き明かされつつある。我々が明らかにしたSREBPと結合する核内受容体HNF-4とLRH-1はそれぞれ脂肪酸CoA，リン脂質といった恒常的に細胞内で高濃度に存在する脂質をリガンドとする。従って，これら受容体はリガンドの濃度変化により活性が制御されるのではなく，恐らく恒常的に活性化されていると考えられる。SREBPがこれら核内受容体と結合を介して転写活性を抑制する働きを担っている。このような機構の中で，SREBPは各種核内受容体の上位に位置し，種々の受容体の活性を制御する役割を担っていると考えることができる(図7-8)。転写因子と核内受容体のクロストークを介した巧妙な制御機構の詳細を明らかにし，脂質代謝制御の全体像を明らかにする試みはますます重要性を増していると言える。

4．おわりに　　137

図7-8　代謝制御の中心的役割を演じるSREBPと核内受容体の関係

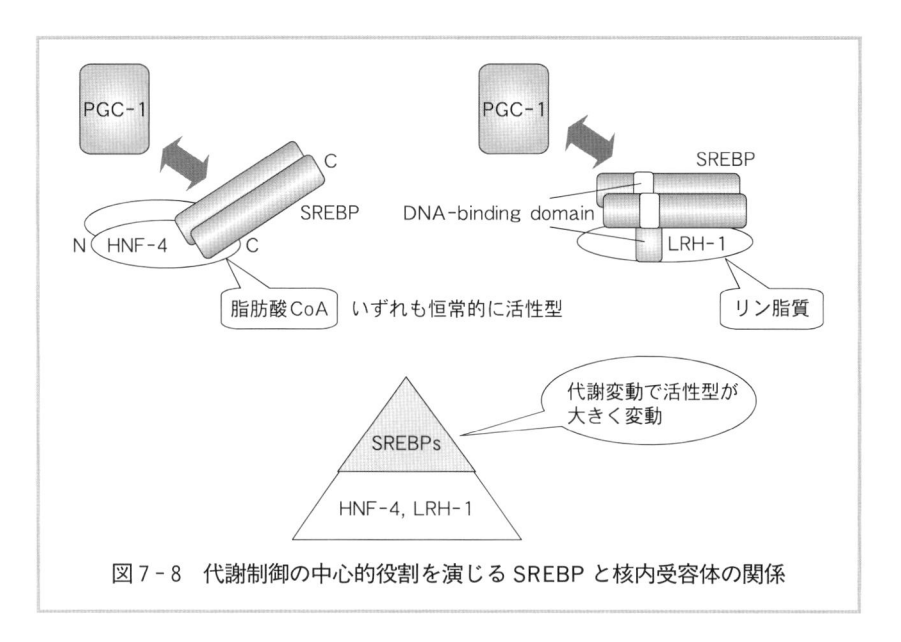

文　献

1) Sato R., Imanaka T., Takatsuki A. et al : Degradation of newly synthesized apolipoprotein B-100 in a pre-Golgi compartment. J Biol Chem 1990 ; 265 ; 11880-11884.
2) Du E.Z., Fleming J.F., Wang S-L. et al : Translation-arrested apolipoprotein B ecades proteasome degradation via a sterol-sensitive block in ubiquitin conjugation. J Biol Chem 1999 ; 274 ; 1856-1862.
3) Wetterau J.R., Gregg R.E. et al : An MTP inhibitor that normalizes atherogenic lipoprotein levelos in WHHL rabbits. Science 1998 ; 282 ; 751-754.
4) Hayhurst G.P., Lee Y-H. et al : Hepatocyte nuclear factor 4a (Nuclear receptor 2A1) is essential for maintenance of hepatic gene expression and lipid homeostasis. Mol Cell Biol 2001 ; 21 ; 1393-4103.
5) Hertz R., Mangeheim J., Berman I. et al : Fatty acyl-CoA thioesters are ligands of hepatic nuclear factor-4α. Nature 1998 ; 392 ; 512-516.
6) Hirokane H., Nakahara M., Tachibana S. et al : Bile acid reduces the secretion of very low density lipoprotein by repressing microsomal triglyceride transfer protein gene expression mediated by hepatocyte nuclear factor-4. J

Biol Chem 2004 ; 279 ; 45685-45692.
7) Misawa K., Horiba T., Arimura N. et al : Sterol regulatory element-binding protein-2 interacts with hepatocyte nuclear factor-4 to enhance sterol isomerase gene expression in hepatocytes. J Biol Chem 2003 ; 278 ; 36176 -36185.
8) Yamamoto T., Shimano H. et al : SREBP-1 Interacts with hepatocyte nuclear factor-4a and interferes with PGC-1 recruitment to suppress hepatic gluconeogenic genes. J Biol Chem 2004 ; 279 ; 12027-12035.
9) Kanayama T., Arito M., So K. et al : Interaction between sterol regulatory element-binding proteins and liver receptor homolog-1 reciprocally suppresses their transcriptional activities. J Biol Chem 2007 ; 282 ; 10290-10298,
10) Krylova I.N., Sablin E.P. et al : Structural analyses reveal phosphatidyl inositols as ligands for the NR5 orphan receptors SF-1 and LRH-1, Cell 2005 ; 120 ; 343-355,
11) Li Y., Choi M. et al: Crystallographic identification and functional characterization of phospholipids as ligands for the orphan nuclear receptor steroidogenic factor-1. Mol Cell 2005 ; 17 ; 491-502,
12) Davis R.A., Miyake J.H. et al : Regulation of cholesterol-7-hydroxylase : BARELy missing a SHP. J Lipid Res 2002 ; 43 ; 533-543.
13) Delerive P., Galardi C.M. et al : Identification of liver receptor homolog-1 as a novel regulator of apolipoprotein AI gene transcription. Mol Endocrinol 2004 ; 18 ; 2378-2387.
14) Iwaki M., Matsuda M. et al : Induction of adiponectin, a fat-derived antidiabetic and antiatherogenic factor, by nuclear receptors. Diabetes 2003 ; 52 ; 1655-1663.
15) Shimomura I., Matsuda M. et al : Decreased IRS-2 and increased SREBP-1c lead to mixed insulin resistance and sensitivity in livers of lipodystrophic and ob/ob Mice. Mol Cell 2000 ; 6 ; 77-86.

第8章 胆汁酸によるエネルギー代謝調節機構の分子メカニズムと臨床応用

渡辺 光博*

1 メタボリックシンドローム

(1) 世界に蔓延するメタボリックシンドローム

　メタボリックシンドロームの上流部には内臓脂肪蓄積があり，肥満，耐糖能異常，高血圧，脂質代謝異常は，遺伝的要因，環境要因，また双方によって引き起こされる。メタボリックシンドロームは先進国において重要課題となっている。近年，中国やインドなど，これまで肥満者が少ないとされてきた地域においても，食文化の変化や過栄養により肥満患者が増加し，心血管疾患の発症が急速に増加した。これらを背景に 2004 年 WHO は総会にて，全世界の病死者の約 60％に肥満が関与しており，2020 年には約 73％にまで増加すると報告し，今やメタボリックシンドロームは全世界的な問題であり，人類の QOL（quality of life）向上に不可欠である。

(2) メタボリックシンドロームの診断基準

　わが国のメタボリックシンドロームの診断基準では，総コレステロール，LDL-コレステロールが危険因子であることが十分認識された上で，基準には含まれていない。もちろん，動脈硬化症，心疾患において総コレステロール，

---

*慶應義塾大学医学部

LDL-コレステロールは最大の危険因子で，その管理は重要であり，メタボリックシンドロームの有無にかかわらず行わなければならない。

しかし，コレステロールの管理だけでは十分といえない結果が，近年に行われた多くの大規模臨床試験により明らかとなった。コレステロール管理は十分に行われなければならないが，それだけでは冠動脈疾患の発症を抑制することはできないことを示唆され，近年増加した内臓肥満に起因し冠動脈疾患の発症リスクを上昇させる糖尿病，高トリグリセライド（TG）血症，高血圧症を予防することが重要であると考えられ，メタボリックシンドロームの診断基準が制定された。

（3）メタボリックシンドロームと高コレステロール血症の併発

米国の大規模臨床試験である Multiple Risk Factor Intervention Trial（MRFIT）では，糖尿病が冠動脈疾患にどのように影響するか検討した[1]（図8-1）。その結果，総コレステロール値によらず，糖尿病患者では明らかな心血管

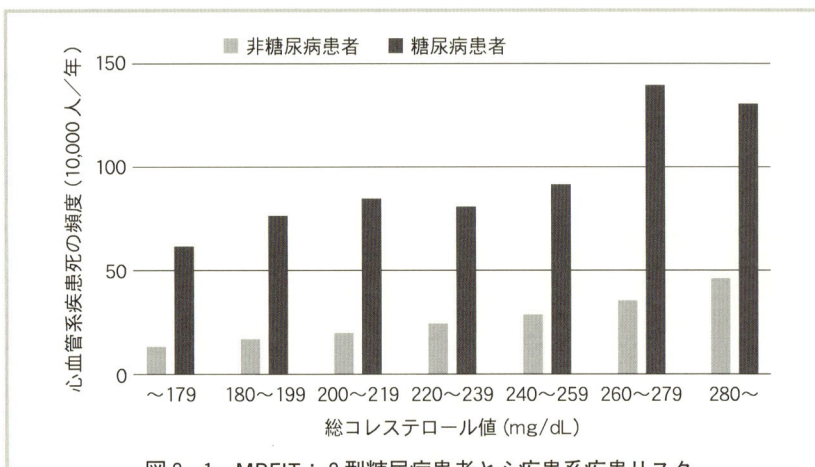

図8-1　MRFIT：2型糖尿病患者と心疾患系疾患リスク

米国の大規模臨床試験である Multiple Risk Factor Intervention Trial（MRFIT）では，糖尿病の冠動脈疾患に対する影響を検討した。その結果，いずれの総コレステロール値の被験者においても，糖尿病患者では明らかな心血管疾患死の発生頻度の増加が観察され，リスクファクターは3～4倍程度増加した。

（文献1より引用改変）

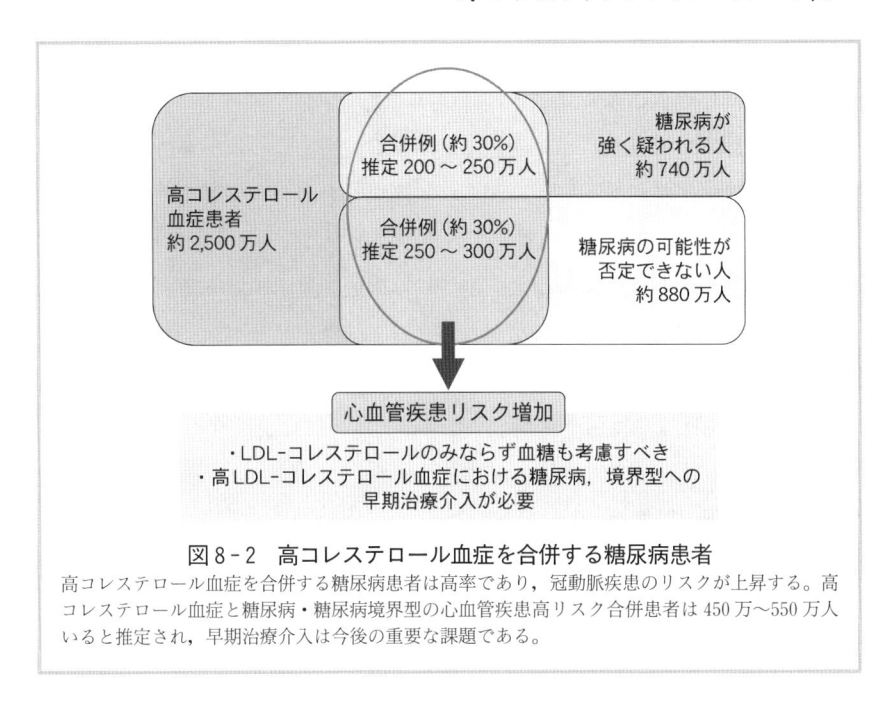

図 8-2 高コレステロール血症を合併する糖尿病患者
高コレステロール血症を合併する糖尿病患者は高率であり，冠動脈疾患のリスクが上昇する。高コレステロール血症と糖尿病・糖尿病境界型の心血管疾患高リスク合併患者は 450 万〜550 万人いると推定され，早期治療介入は今後の重要な課題である。

疾患死の発生頻度の増加が観察され，リスクは 3〜4 倍程度増加した。

2000 年，わが国の高コレステロール血症患者は約 2,500 万人と推定され，2002 年糖尿病実態調査によると，2002 年において糖尿病が強く疑われる人は約 740 万人，糖尿病の可能性が否定できない人は約 880 万人で，両者合わせて約 1,620 万人となることが報告されている。また，高コレステロール血症と糖尿病・糖尿病境界型の心血管疾患高リスク合併患者は約 450 万〜550 万人いると推定され，このような患者への早期治療介入は今後の重要な課題となっている[2]（図 8-2）。

（4）メタボリックシンドロームにおける脂質代謝異常と非アルコール性脂肪性肝疾患

日本では成人の約 20〜30％が非アルコール性脂肪性肝疾患（NAFLD）といわれ，およそ 3,000 万人が非アルコール性脂肪性肝炎（NASH）予備軍というこ

とになり，近年，注目を浴びている。

　エネルギー代謝改善薬が見出されれば，メタボリックシンドロームにより悪化したNAFLD，糖代謝，インスリン抵抗性を改善することが期待でき，対症療法でなくメタボリックシンドロームに起因するあらゆる疾患を原因療法で治療することができ，今日，最も望まれる薬剤の1つとなるはずである。我々は，メタボリックシンドロームに起因する様々な病態をエネルギー代謝疾患としてとらえ，新たな制御メカニズムを明らかにし，メタボリックシンドロームの根幹に近い原因解明，そして新規治療法開発を見出し，臨床応用への推進を目指して胆汁酸からのアプローチを考えた。

2　胆　汁　酸

（1）胆汁酸の生合成と遺伝子疾患

　胆汁酸は，肝臓において cholesterol 7α-hydroxylase (Cyp7A1) が律速酵素となり，コレステロールより1次胆汁酸であるコール酸（CA）とケノデオキシコール酸（CDCA）が合成される。胆汁酸の合成経路は classic pathway (neutral pathway) と acidic pathway が存在する[3]。classic pathway はコレステロールが14種類の酵素による変換により，コレステロール母核の変換に引き続き側鎖酸化が行われ1次胆汁酸が生成される経路であり，ヒトにおいては生理的な状態で胆汁酸合成の主要な経路である。acidic pathway はミトコンドリアの sterol 27α-hydroxylase (Cyp27A1) によってコレステロールの側鎖が 27-hydroxycholesterol に変換されスタートする[4]。この経路は *Cyp7A1* 遺伝子欠損マウスなどで classic pathway が機能しない場合などに作動する[5,6]。また，classic pathway では CA と CDCA が産生されるが acidic pathway では CDCA が優位に産生される。健常者の1次胆汁酸の合成量は1日約 500 mg であり，その約 66％が CA である。また，CA と CDCA のプール量は約 1.5 g であり，肝硬変では CA のプール量と合成量は減少するが，CDCA の減少は軽度

である。

(2) 胆汁酸の生合成制御

先に述べたように,胆汁酸合成の主な経路である classic pathway において律速酵素となっているのは Cyp7A1 であり様々な調節因子が存在する。後に詳しく述べる胆汁酸自身の調節の他にも,日内変動,ホルモンや薬物などにより,その発現量が調節されていることが知られている。本酵素の活性や転写量は,ラット,マウスやウサギでは夜間高く日中に低い。絶食すると mRNA,活性共に低下するものの日内変動は認められるが,副腎を摘出することによりほぼ消失することから,視床下部-下垂体前葉-副腎皮質系による調節制御が示唆される。最近,日内変動の分子メカニズムが明らかにされるに従い,Cyp7A1 の日内変動の分子生物学的解明も進みつつあり,D-site binding protein (DBP),Rev-erbα/β,LXRα,HNF-4α,DEC2,E4BP4 や PPARα など複数の転写調節因子により,その発現が制御されていることが明らかにされている[7]。

糞便に排出される1日約500 mg の胆汁酸とほぼ同量の胆汁酸が肝臓で合成されて胆汁酸プールが一定に保たれる。胆汁酸合成は胆汁酸により制御調節されていることは古くより知られていたが,詳細は明らかにされていなかった。現在では,分子生物学の進歩により複数の遺伝子発現による調節が示唆されている。1994年に Chiang らにより BARE が転写調節部位に存在することが見出され,その領域への BARP の結合を BAR と胆汁酸が調節していることが示唆され[8],その後 HNF-4,HNF-3,C/EBP,RXR,COUP-TFI などの転写調節因子により制御されていることが明らかにされた[9]。また,1995年には胆汁酸による PKC の活性化による転写抑制機構が明らかにされ,さらに48番目の核内受容体である farnesoid X receptor (FXR) が見出され[10],胆汁酸がそのリガンドとなることが示され[11-13],研究が飛躍的に進んだ。胆汁酸は脂質や脂溶性ビタミンの吸収において必須な分子であるが,その界面活性化作用から細胞毒性も有している。また,胆汁酸はホルモンなどの基になるステロイド骨格を有しており,これらの物質を体外に排出する唯一の経路である。生命の歴史に

おいて大部分を占める飢餓の歴史においては，むやみに貴重なステロイドを異化させるわけにもいかず，そのような理由からも胆汁酸の生合成，分泌，取り込みは厳密かつ巧妙に制御されている．

1）FXR-SHP を介する胆汁酸生合成制御

ラットの *Cyp7A1* プロモーター部位には 2 か所の胆汁酸応答部位（BARE I，BARE II）が存在し，BARE II には HNF-4，LRH-1 などの転写調節因子結合部位が存在する．FXR はこの部位に作用し転写を制御することが示されたが，この部位への FXR の結合は認められなかった．その後，胆汁酸の FXR への結合により SHP の発現が亢進され，LRH-1 および LXR に結合し，Cyp7A1 転写活性を抑制し，胆汁酸合成を減少させていることが明らかにされた[14,15]．また，SHP 自身 LRH-1 により転写が制御されており，過剰に存在した SHP は自身の転写活性を負に制御する（図 8-3-A）．また，CA の生合成に必要な Cyp8B1（cholesterol 12-hydroxylase）の遺伝子発現も SHP に依存する経路で抑制される[16]．核内受容体の相互作用により胆汁酸は厳密かつ巧妙に制御されている（図 8-3-A）．

2）その他の胆汁酸生合成制御（図 8-3-B）

a. FXR-FGF15/19-FGFR4-JNK 経路　2003 年，胆汁酸核内受容体 FXR のターゲット遺伝子として *FGF15/19*（FGF 15 はマウス型であり FGF 19 はヒト型である）が同定された[17]．FGF 15/19 の受容体である *FGFR4* 遺伝子欠損マウスは *Cyp7A1* の発現亢進や胆汁酸プールの増加が報告されており，FGFR 4 へ作用し，JNK をリン酸化により賦活化し BABR II に作用して *Cyp7A1* の転写を抑制する．当初肝臓におけるオートクラインの制御として考えられていたが，2005 年に FGF 15/19 は小腸上皮細胞において発現していることが見出され[18]，胆汁酸プールが過剰に存在する状態では小腸の FXR を介し *FGF15* の発現が亢進され，門脈から肝臓に運ばれて FGFR 4-JNK を介し，*Cyp7A1* の遺伝子発現を抑制し胆汁酸合成を制御していることが明らかにされた．また，賦活化した JNK による *SHP* 遺伝子発現の亢進も示唆されており，先述した経路により胆汁酸合成を抑制する経路も考えられる．

図8-3-A　胆汁酸の生合成制御

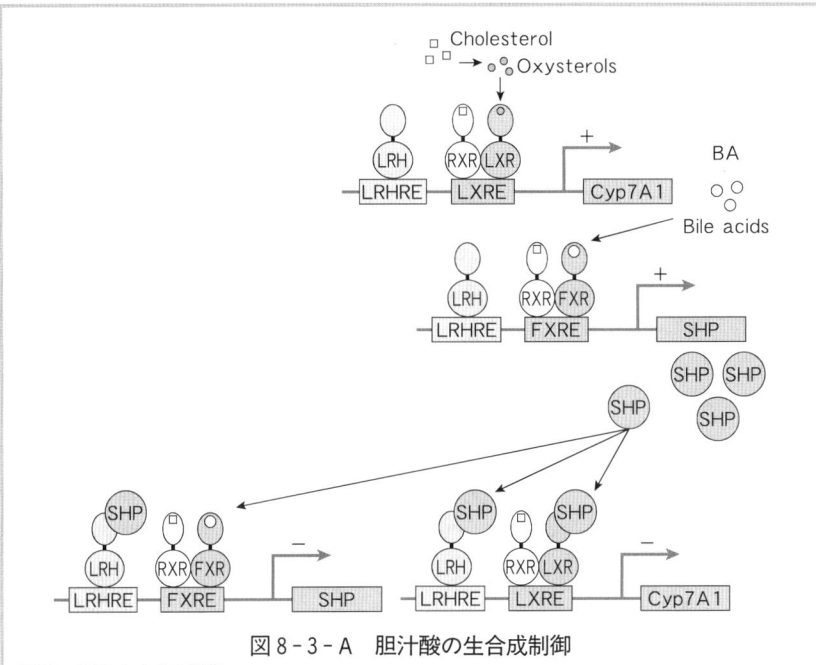

FXR-SHPを介する経路
肝臓での胆汁酸生合成は，核内受容体，FXR，LXR，LRH，SHPを介した胆汁酸合成律速酵素 Cyp7A1 の発現制御により，巧妙に制御されている．胆汁酸のFXRへの結合によりSHPの発現が亢進され，LRHREおよびLXREに結合し，Cyp7A1転写活性を抑制し，胆汁酸合成を減少させている．また，SHP自身LRHにより転写が制御されており，過剰に存在したSHPは自身の転写活性を負に制御する． （文献14，15より引用改変）

b. MAPK-JNK 経路　胆汁酸は常在性マクロファージであるクッパー細胞において TNFα や IL-1β の発現を亢進させ，肝細胞表面のサイトカイン受容体に作用し，JNKを介して Cyp7A1 の遺伝子発現を抑制していること[19-21]，SHPを活性化させて LRH-1 の転写活性を低下させ，Cyp7A1 の遺伝子発現を抑制していることが示唆された[22]．また，胆汁酸は MAPK を活性化し Cyp7A1 の BAREⅡへの HNF-4α の結合を阻害することによっても，胆汁酸合成を抑制する．

c. PXRを介する経路　核内受容体 PXR は RXR とヘテロダイマーを形成し BARE I に結合し，胆汁酸の1つであるリトコール酸（LCA）により PXR

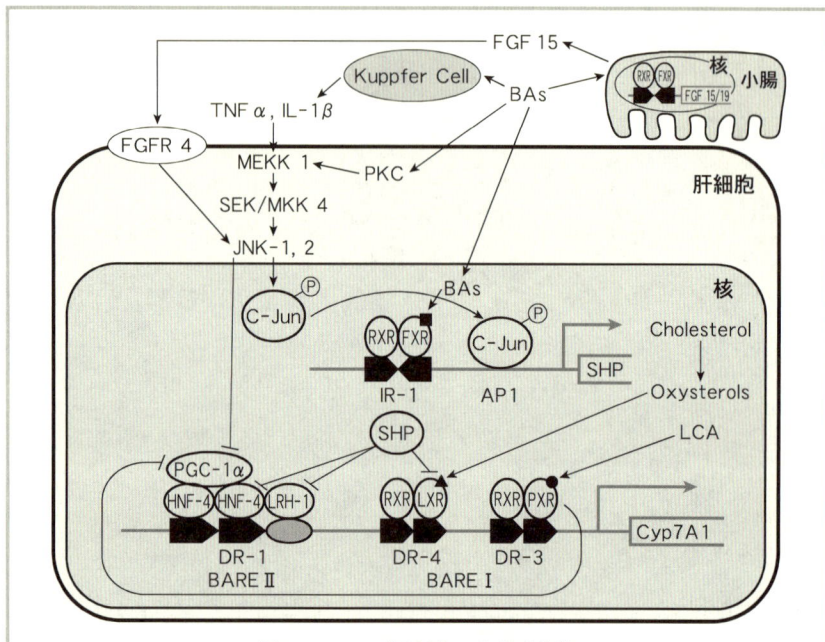

図8-3-B　胆汁酸の生合成制御
FXR-SHPを介さない経路も含めた全体像
FXR-FGF 15/19-FGFR 4-JNK 経路，MAPK-JNK 経路，PXRを介する経路などが報告されている。

が活性化されると，PXRがBAREⅡに結合しているHNF-4αホモダイマーと結合し，HNF-4αに結合しているコアクチベーターPGC-1αを解離させて*Cyp7A1*の遺伝子発現を抑制する[23]。

（3）胆汁酸の腸肝循環（図8-4）

腸肝循環とは腸管と肝臓の間を物質が循環する現象であり，生理的に重要な物質を再循環させることにより，有効に利用することができ，生体内のホメオスタシスの維持に極めて重要な役割を果たしている。胆汁酸の腸肝循環は，図8-4のように肝細胞における合成と分泌，胆嚢による貯蔵，食事を摂取することによる胆嚢の収縮による胆管を通じての腸管内への放出，腸管による吸収，

図8-4 胆汁酸の腸肝循環

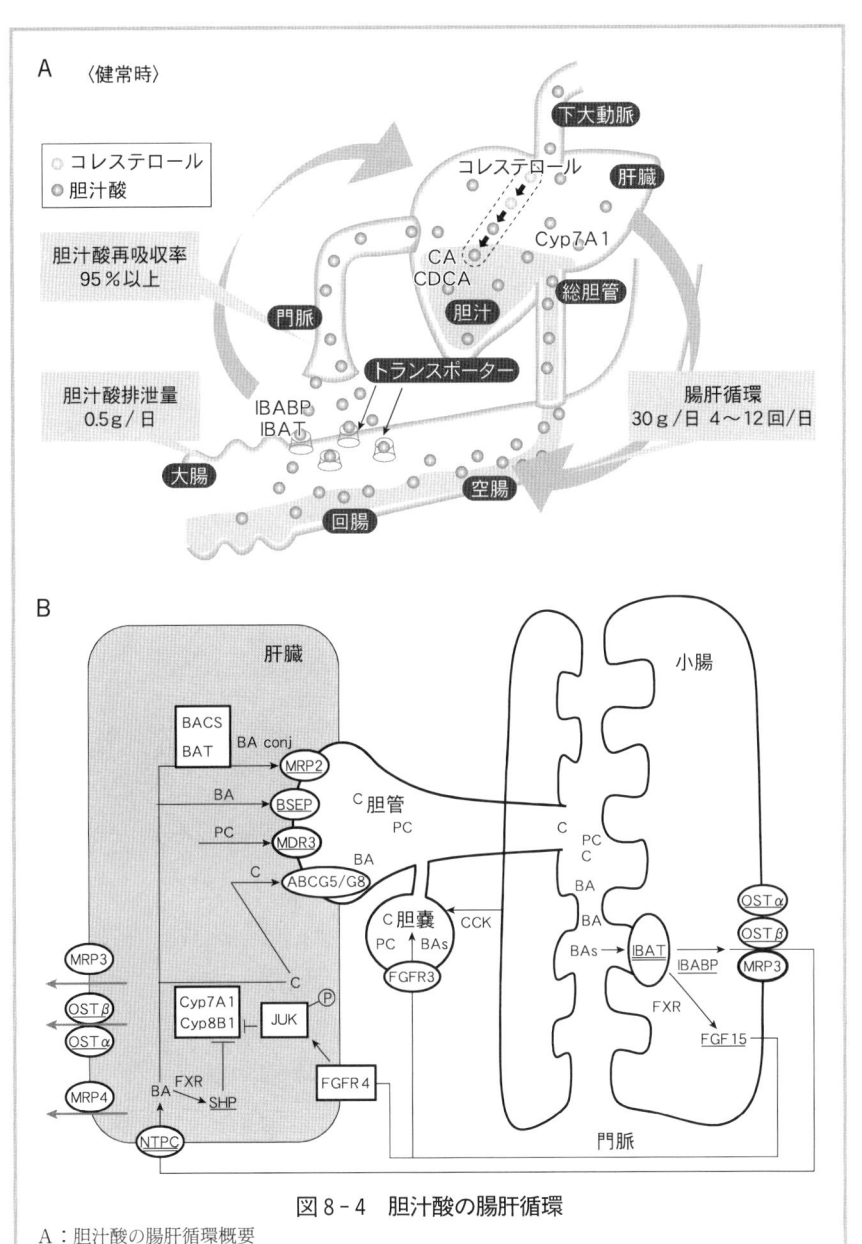

A：胆汁酸の腸肝循環概要
B：胆汁酸の腸肝循環調節機構（下線はFXRで亢進される遺伝子，二重下線はFXRで抑制される遺伝子）

門脈を通じての肝臓への輸送，肝細胞への取り込み，肝臓からの再分泌という閉鎖回路であり，その多くはFXRにより調節を受けている[24-26]。

肝臓で合成された胆汁酸の大部分はタウリンまたはグリシンにより抱合され，胆汁酸輸送タンパクにより能動的に輸送され毛細胆管へ排泄される。この過程においてコレステロールを輸送するABCG5/G8やFXRにより発現が調節される，胆汁酸を輸送するbile salt export pump（BSEP）[27]/ABCB11，リン脂質を輸送するMDR3/ABCB4/MDR2，抱合を受けた胆汁酸や様々な薬剤を輸送するMRP2/ABCC2を介し，コレステロール，胆汁酸，リン脂質の比率を調節しながら毛細胆管へと排出され，毛細胆管内の浸透圧が高まり，血漿との間に浸透圧勾配ができ，水，電解質が毛細胆管内に引き出され胆汁が形成される。胆汁酸はレシチンを主とするリン脂質とミセルを形成し，その内部にコレステロールを取り込み可溶化する。つまり，胆汁酸は胆汁中に分泌され，水，電解質，ビリルビン，リン脂質，コレステロールなどの胆汁中分泌を増加させる作用を有する。肝臓から分泌された胆汁は，胆嚢にプールされ，水と電解質が吸収され濃縮される。食事を摂取すると胆嚢はCCKにより収縮され，大量の胆汁酸は胆管より十二指腸と小腸に分泌される。胆汁酸の基質であるコレステロールと生成物である胆汁酸の化学構造の違いは，CAを例にすると，前者は水酸基を1つ保有しているが，後者はそれに加えて2つの水酸基とカルボキシル基が付加されている点である。これによって，胆汁酸はアルカリ性の環境下において陰イオンとして存在し有機酸となり，ステロイド骨格に起因する疎水性の作用とあわせて界面活性化作用を有する。この作用により，胆汁酸は食餌性の脂質が高濃度に存在する腸管において，膵リパーゼ，コレステロールエステラーゼ，フォスフォリパーゼなどで消化されるのを助け，さらにこれらの消化酵素により産生された脂肪分解産物であるモノグリセライドやコレステロールは胆汁酸の界面活性化作用により混合ミセルを形成し水溶性となり，小腸粘膜からの消化が容易となり，生体内に効率よく脂質を取り込む作用において重要な役割を担っている。つまり，これらのメカニズムにより胆汁酸は，食事により摂取されたコレステロール，脂質をミセル化し，消化吸収に重要な分

子としてよく知られている。

　胆汁酸は脂質の消化吸収に携わった後，その約95％はterminal ileum（回腸下部）より胆汁酸のトランスポーターであり，その遺伝子発現がFXRにより制御されているileal bile acid transporter（IBAT）やapical sodium dependent bile acid transporter（ASBT）の働きにより再吸収される[28]。さらに腸細胞内で胆汁酸の輸送に関わるintestinal bile acid binding protein（IBABP）[29]や基底側から門脈の排出に関わるorganic solute transporter（OST）α/β[30]の遺伝子発現もFXRにより制御を受けており，これらの過程を経て門脈へと排出される。

　小腸で吸収されなかった胆汁酸は回盲弁を通過した後，腸内細菌の作用により，抱合型胆汁酸の非抱合体への加水分解，7αの脱水酸基反応によるCAのデオキシコール酸(DCA)への変換，CDCAからLCAへの変換，CDCAから7-ケトLCAへの酸化さらにウルソデオキシコール酸（UDCA）への還元が行われ，胆汁酸は非抱合型の2次胆汁酸となり，一部は大腸粘膜より吸収される。腸管から吸収されなかった胆汁酸は糞便に排出され，この胆汁酸排泄システムは生体にとってコレステロールが異化され体外に排出される唯一の経路であり，高コレステロール血症が問題にされている現代の飽食の時代にあっては，重要であるといえる。糞便中に排出され失われた5％（およそ1日500 mg）の胆汁酸とほぼ同量の胆汁酸が肝臓で合成され，胆汁酸プールは前述のように厳密かつ巧妙に制御されている。

　門脈中の胆汁酸は血清アルブミンやリポタンパクと結合し肝臓に輸送される。門脈中の胆汁酸はその80％以上が1回の肝臓通過により吸収される。肝臓内への胆汁酸の取り込みはNa^+-taurocholate co-transporting polypeptide（NTCP）やorganic anion transporting polypeptide（OATP）が関与しており，胆汁酸はこれらのトランスポーターの発現を低下させる。

　以上のような巧妙な制御により胆汁酸の腸肝循環は保たれている。FXRを中心とした制御は胆汁酸の過剰な合成や蓄積による肝臓や腸管の障害を防ぎながら腸肝循環を効率的に作動させ，生体に重要な脂溶性ビタミンや脂質を取り入

れている。このような腸肝循環を1日に4〜12回繰り返しており，その量は成人で約30gと報告されている。

3 シグナル伝達分子としての胆汁酸

脂質の消化吸収に重要な胆汁酸であるが，注意深く検索してみると，単なる消化吸収にとどまらない作用を有していることが古くより示唆されてきたことがわかる。例えば，約2,400年もの昔，ギリシャ時代に胆汁酸は哲学と医学の分野に登場していたことは驚きである。西洋医学の父と称されるヒポクラテスは，人体における体液の基本組成を「血液」，「粘液」，「黄色胆汁」，「黒色胆汁」の4つに分類し，そのいずれかが過剰になると性格を左右すると記している。例えば，黒色胆汁過剰の場合，暗い気質，憂鬱，非社交的，感受性が強くなり，黄色胆汁過剰の場合，怒りやすい，短絡的な性格，良くいえばエネルギッシュで活動的になる，と記している。インドの伝統的医学，アーユルヴェーダにも胆汁酸は登場し，その後シルクロードを経て，中国，さらには日本へと伝来され，動物の肝臓，胆嚢に含まれる胆汁酸は医薬品として今日まで用いられている。

（1）胆汁酸による分子制御

長い間，胆汁酸研究は，肝臓，胆嚢，腸管を中心とした生成機序や腸肝循環による吸収，排泄の調節メカニズムについて，脂質の消化吸収についての臨床研究や動物実験が主に行われており，分子生物学を用いた解析は遅れていた。しかし，1999年に胆汁酸はFXRのリガンドとなることが報告され[11-13]，その後，分子生物学的手法の使用により胆汁酸研究は急速に進展し，研究報告も年々増加している。胆汁酸は，食事による脂質吸収とコレステロールホメオスタシス以外にも，現在，主に肝臓や小腸において3つの主要なシグナルに関与していることが報告されている。① MAPK　pathway[22,31]，② G protein-coupled receptor 5（TGR 5）/membrane-type receptor for bile acids（M-Bar）などG protein-coupled receptor（GPCR）を介する経路[32,33]，③ FXRを介する経路で

ある[11-13]）。多くの報告は，胆汁酸生合成，分泌，吸収などの研究であるが，最近，いままで全く予想もされていなかった他の疾患との関わりについての報告もある。

また，胆汁酸は食事後，肝臓や門脈中だけではなく全身血中に大量に漏れ出し[34,35]，血中濃度は食間では約 $5\mu M$ 程度であるが，食事後では $15\mu M$ にまで上昇する[36]。FXR は，肝臓や小腸だけでなく腎臓，副腎，肺，脂肪組織，心臓にも発現が認められ[37]，胆汁酸が単に消化のために存在するのではなく，食事とリンクする全身のシグナル伝達分子として重要であることを示唆している。

（2）胆汁酸による脂質代謝調節

1）胆汁酸・FXR アゴニストを用いた動物モデルでの解析

Cyp7A1 欠損患者[38]や FXR 欠損マウス[39]では VLDL-TG が高いこと，胆石の患者に胆汁酸を投与すると血中 VLDL-TG が低下することなど，胆汁酸が血中 TG に影響を与えることは古くから知られていたが，メカニズムは不明であった[40-43]。我々は新規の NAFLD，高 TG 血症の治療ターゲット発掘を目指し，そのメカニズム解析を行った[44]。肥満，高 TG 血症モデルマウス KK-A^y に，通常食，高脂肪食（HF）にそれぞれ胆汁酸を添加して与えた結果，血清 TG の低下が確認され，その低下は，リポタンパクプロファイルを解析した結果，VLDL-TG 低下によることが確認された（図 8-5-A）。図 8-5-B はマウスの肝臓とその組織切片の写真であり，HF により重篤な脂肪肝を呈し，胆汁酸混餌により回復している。また，胆汁酸混餌により，肝臓での TG 蓄積が低下していることがオイルレッド O 染色によって確認され，実際に肝臓中の TG を抽出し測定した結果，明らかにその蓄積が低下している。トライトンを用い肝臓からの VLDL 分泌量を測定した結果，胆汁酸による分泌抑制が確認された。同様に FXR 合成アゴニスト・GW 4064 を用い検討した結果，KK-A^y マウス，ob/ob マウスの血清 TG を下げ（図 8-5-C），VLDL 分泌抑制が確認された。これらの結果から，胆汁酸の肝臓 TG 蓄積抑制作用は，FXR を介していることが予想され，我々は脂肪酸合成経路に胆汁酸が関与しているのではないかと考

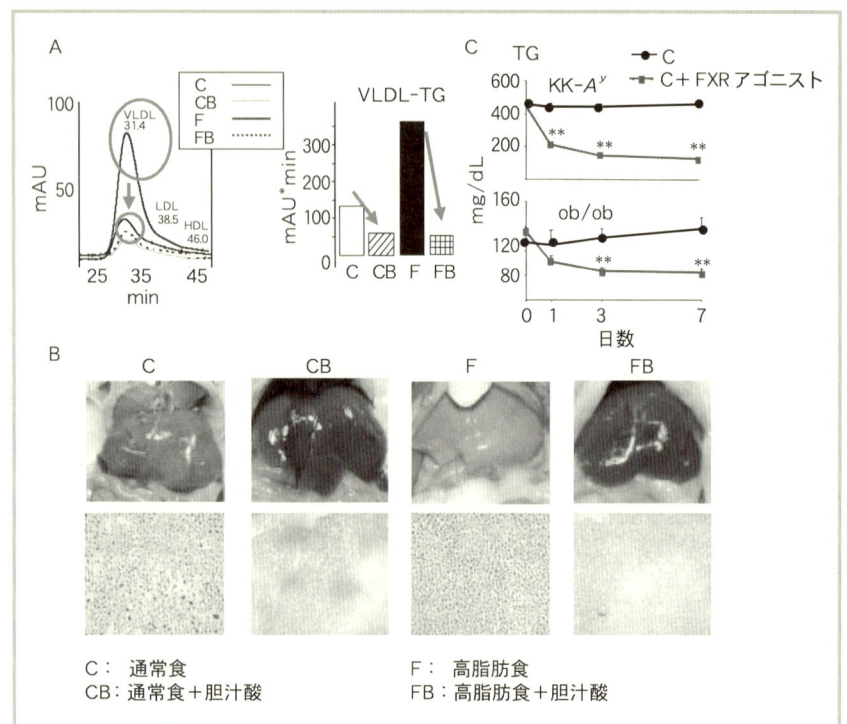

図8-5 胆汁酸・FXR合成アゴニストによるNAFLD・高TG血症への影響

肥満, 高TG血症モデルマウスKK-A^yに, 通常食 (C), 高脂肪食 (F) にそれぞれ胆汁酸を添加して (CB,FB) 与えた結果, 血清TGの低下が確認され, その低下は, リポタンパクプロファイルを解析した結果, VLDL-TG低下によることが確認された (図中A)。マウス肝臓は高脂肪食により重篤な脂肪肝を呈し, 胆汁酸混餌により回復し, 肝臓でのTG蓄積が低下している (図中B)。FXR合成アゴニストを用い同様に検討した結果, KK-A^yマウス, ob/obマウスの血清TGを下げた (図中C)。

(文献44より一部改変して引用)

C: 通常食
CB: 通常食＋胆汁酸
F: 高脂肪食
FB: 高脂肪食＋胆汁酸

え, 肝臓の遺伝子発現解析を行った。肝臓中の各転写調節因子, 脂肪酸合成に関わるmRNA発現解析を行った結果, 胆汁酸混餌により転写調節因子では *SHP* の亢進, *SREBP1c* 発現の抑制が観察され, *FAS*, *AceCS*, *SCD*, *ME* 等の脂肪酸合成に重要な遺伝子発現が低下していることが確認された。

2) 遺伝子発現制御解析

SREBP1c はLXRによりその発現がコントロールされ, 脂肪酸合成に重要な遺伝子発現をコントロールしている[45]。我々は, 胆汁酸混餌により *SHP* 発現量

の亢進，*SREBP1c* 発現量の抑制と LXR の関係を明らかにする目的で，マウス肝臓プライマリー細胞に LXR 合成アゴニストを添加する検討を行った。その結果，脂肪酸合成に重要な遺伝子発現が亢進し，胆汁酸の添加により SHP 発現が亢進し，脂肪酸合成遺伝子の発現は抑制されることを見出した。さらに詳細な検討を行うため，マウス *SREBP1c* プロモーター領域をクローニングし，ルシフェラーゼ遺伝子の上流につないだレポーター遺伝子，そのデレーションミュータント・ポイントミューテイションを肝臓由来の細胞に導入した。その結果，*SREBP1c* プロモーター領域は，LXR，LRH-1 によって発現が調節されており，それらによる発現亢進作用は SHP により抑制されていることが示唆された。つまり，マウス肝臓において，胆汁酸は FXR を介し発現が亢進した SHP が，*SREBP1c* のプロモーター領域において LRH，LXR の転写活性を低下させ，脂肪酸合成遺伝子の発現を抑制し，脂肪酸の合成を抑制していることが示唆された（図 8-6-A）。

3) 遺伝子欠損マウスを用いた解析

さらに，① LXR 合成アゴニスト，② *SHP* 遺伝子欠損マウス（SHP-KOM），③ *LXR* 遺伝子欠損マウス（LXR-KOM）を用いて *in vivo* での検討を行った。

① LXR 合成アゴニスト投与により，肝臓の重量，血清 TG 量が増加したが，胆汁酸の混餌によりその増加は抑制された（図 8-6-B）。その時の遺伝子発現は，LXR 合成アゴニスト投与により，*SREBP1c*，*ME* 等の脂肪酸合成に関わる遺伝子，*ABC* 遺伝子発現等 LXR のターゲット遺伝子の発現を亢進させ，胆汁酸混餌により，亢進した *SREBP1c*，*ME* 等の脂肪酸合成に関わる遺伝子の発現は抑制された。しかし，興味深いことに *ABC* 等には胆汁酸の影響が観察されず，このメカニズムについては解明されていない（図 8-6-B）。

② 胆汁酸または FXR 合成アゴニスト・GW4064 を投与し，血清 TG を測定した結果，SHP-KOM では，野生型（WT）に見られるような，血清 TG 低下は観察されなかった。さらに，その時の遺伝子変化を見た結果でも，WT に見られるような *SREBP1c*，*ME* 遺伝子発現の低下は観察されなかった。

③ LXR-KOM では血清 TG，*SREBP1c*，*Cyp7A1*，*ME* 遺伝子発現の低下が

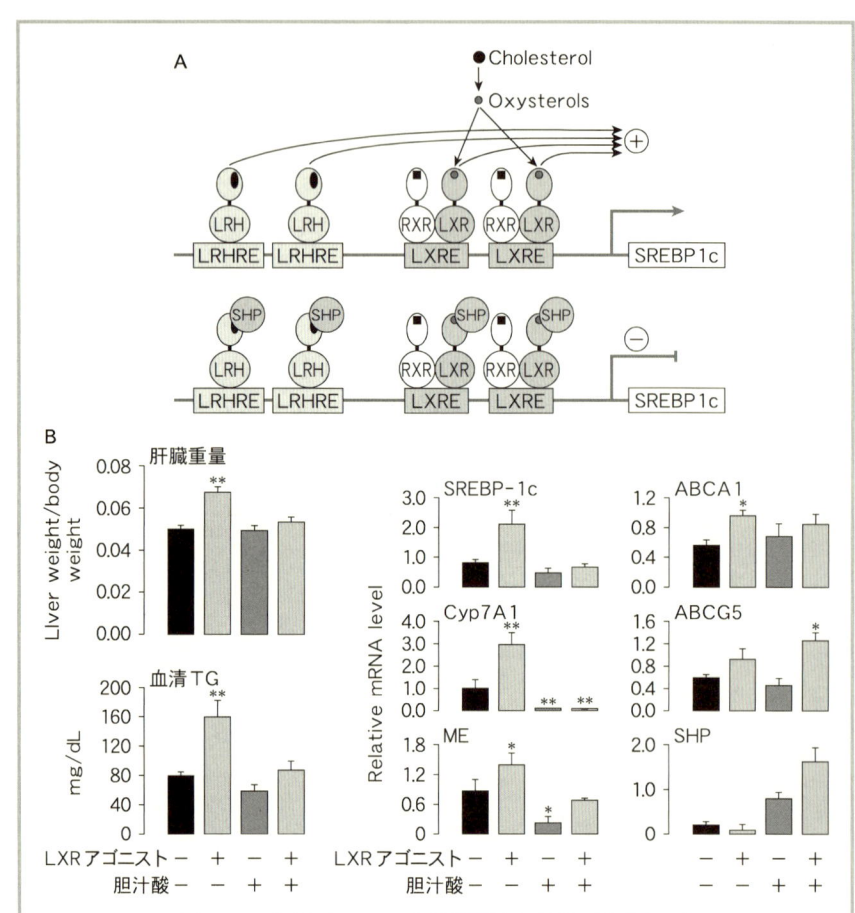

図 8-6　胆汁酸による脂質代謝遺伝子発現制御概略

マウス肝臓において，胆汁酸は FXR を介し発現が亢進した SHP が，$SREBP1c$ のプロモーター領域において LRH, LXR の転写活性を低下させ，脂肪酸合成遺伝子の発現を抑制し，脂質の合成を抑制していることが示唆された（図中 A）。LXR 合成アゴニスト投与により，肝臓の重量，血清 TG 量が増加したが，胆汁酸の混餌によりその増加は抑制され，その時の遺伝子発現は，LXR 合成アゴニスト投与により，$SREBP1c$, ME 等の脂肪酸合成にかかわる遺伝子，ABC 等 LXR のターゲット遺伝子の発現が亢進し，胆汁酸混餌投与により，亢進した $SREBP1c$, ME 等の脂肪酸合成に関わる遺伝子の発現は抑制された。ABC 遺伝子発現等には胆汁酸の影響が観察されず，このメカニズムについては解明されていない（図中 B）。　　　（文献 44 より一部改変して引用）

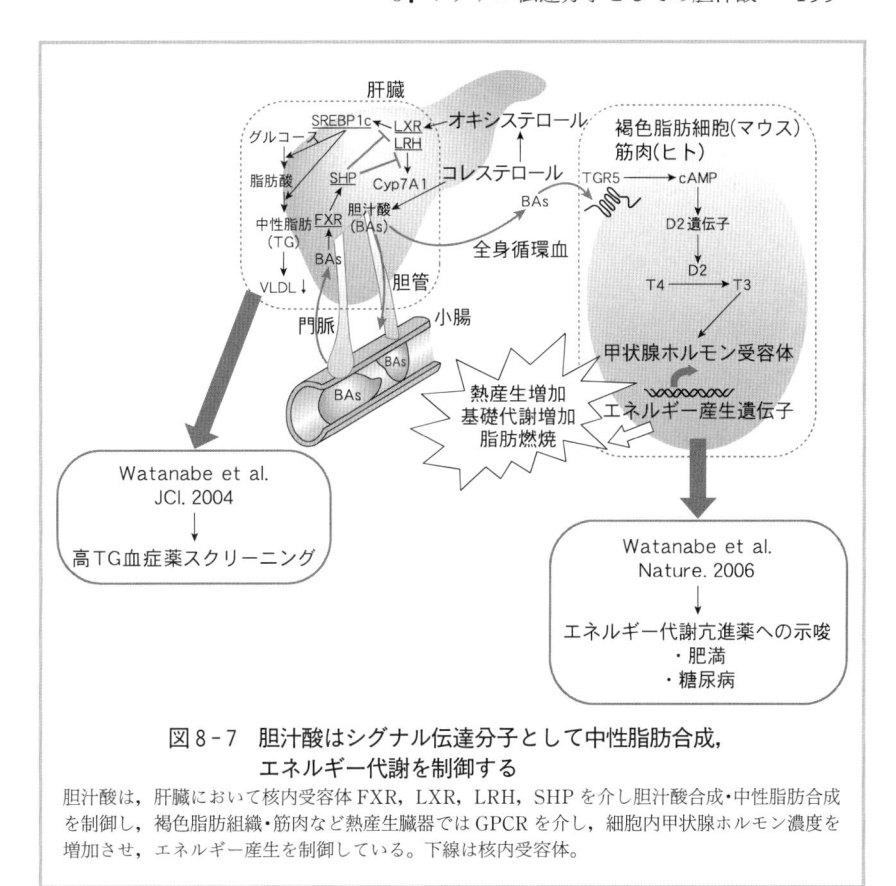

図8-7 胆汁酸はシグナル伝達分子として中性脂肪合成, エネルギー代謝を制御する

胆汁酸は, 肝臓において核内受容体FXR, LXR, LRH, SHPを介し胆汁酸合成・中性脂肪合成を制御し, 褐色脂肪組織・筋肉など熱産生臓器ではGPCRを介し, 細胞内甲状腺ホルモン濃度を増加させ, エネルギー産生を制御している. 下線は核内受容体.

観察され, 胆汁酸混餌によりWTに見られるような, 血清TG, *SREBP1c*, *ME*遺伝子発現低下作用が観察されず, LXRが胆汁酸, SHPを介した血清TG低下作用に重要な働きを担っていることが示唆された.

4) FXR経路によるNAFLD・高TG血症治療薬開発への可能性

以上の検討により, 胆汁酸またはFXR合成アゴニスト・GW4064は, FXRを活性化し, 発現誘導されたSHPがLXRの転写活性を低下させ*SREBP-1c*の発現を抑制し, 脂肪酸合成酵素遺伝子の発現を低下させ, TG合成を抑制し, 血中へのVLDL分泌を低下させるという経路が明らかになった (図8-7).

ほかにもSREBP1c非依存性の胆汁酸とTG代謝に関するFXRを介した論

文は，多く発表されている。① FXR 欠損マウスでは，ApoB を含む脂質(LDL, VLDL)の上昇，HDL クリアランスの低下により，血清 TG, 総コレステロールが上昇する[46]。② FXR は，TG のクリアランスを制御する lipoprotein lipase (LPL)活性を上昇させる *ApoCⅡ* の発現を亢進させ[47]，逆に LPL 活性阻害作用をもつ *ApoCⅢ* の発現を制御する[48]。③ 胆汁酸は FXR を介し，TG 合成や異化に重要な microsomal triglyceride transfer protein (*MTP*), 補体 *C3* の発現を制御し[49,50]，ApoE を有する intermidiate density lipoprotein (*IDL*) やカイロマイクロンレムナントの受容体 *VLDLR* の発現を亢進させ[51]，血清 TG を低下させる。④ FXR による peroxisome proliferator-activated receptor (*PPAR*) α の活性化によりその標的遺伝子である pyruvate dehydrogenase kinase 4 (*PDK4*) の発現を亢進させ，脂肪酸酸化を亢進させる[52,53]。我々の結果も含め，これらの検討により FXR をターゲットにした高 TG 血症治療薬の開発の可能性が示唆され，薬剤の研究開発が行われている。

(3) 胆汁酸によるエネルギー代謝調節

1) 胆汁酸投与による動物モデルの解析

中高年の約 1/4 人は糖尿病が疑われ，糖尿病患者は動脈硬化疾患の発症リスクが約 2 倍になることが知られている。糖尿病を原因から治療するためには，エネルギー代謝を亢進させることが良いと考えられているが，そのような薬剤を見出すことができていない。これまでにないアプローチが必要と考え，我々は食事により影響を受け，成人で 1 日 30ｇと大量に体内を循環する胆汁酸は，食事と深く関わるエネルギー代謝と関係があるのではないかと考え検討を行った[54]（図 8-8）。

HF 負荷により肥満，糖尿病を誘発した C57BL/6J マウス，遺伝的肥満糖尿病モデルマウス KK-A^y に胆汁酸を混餌投与した結果，摂食量に変化を及ぼさず，脂肪蓄積低下に伴う体重増加抑制が観察された（図 8-8-a.b.c.）。これらのマウスに糖付加試験を行うと，血糖，血中インスリンの低下が観察され，HF で惹起した耐糖能異常が胆汁酸混餌により改善していることが確認された。ま

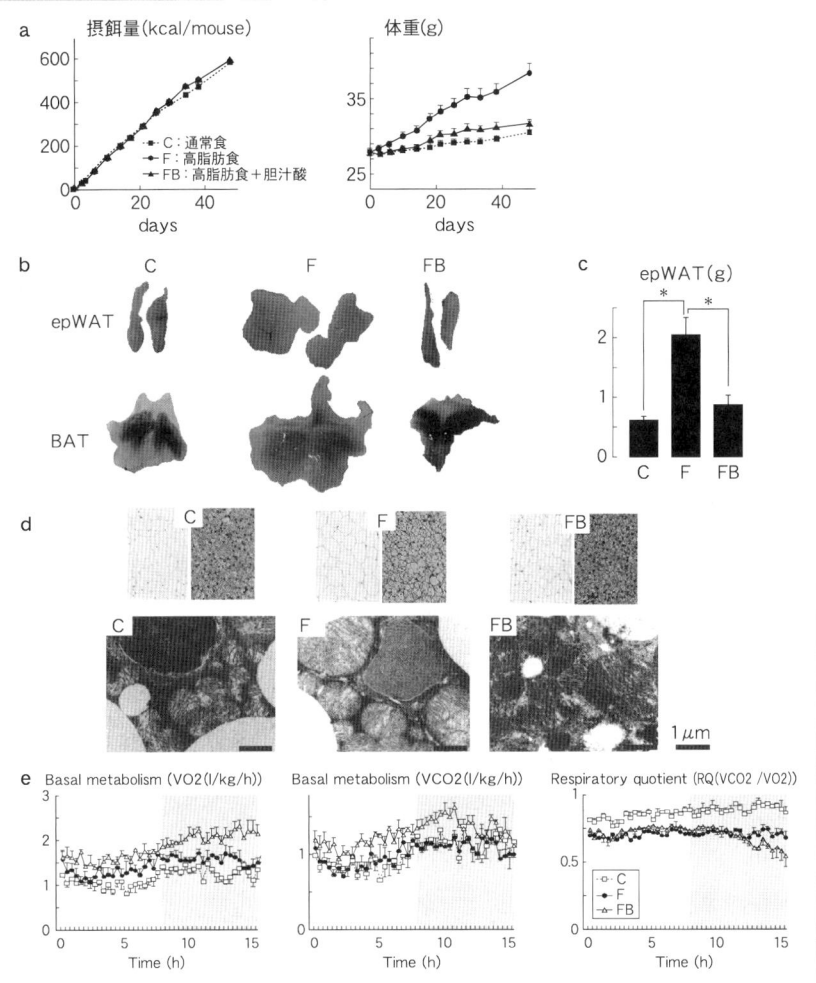

3. シグナル伝達分子としての胆汁酸　157

図 8-8　胆汁酸投与による脂肪組織，エネルギー代謝への影響

摂食量は変化せず，HF 群では体重増加は亢進し，胆汁酸の投与により，その増加は通常食程度にまで抑制された (a)。副睾丸周囲脂肪組織 (epWAT) 重量は体重と同様に HF 群で亢進し，胆汁酸の投与により，その増加は抑制されていた (b・c)。組織切片を解析した結果，HF 群で細胞の肥大化が観察され，胆汁酸の投与により小型の脂肪細胞が多くなった (d 上左)。また，熱産生に重要である褐色脂肪組織 (BAT) は HF により脂肪蓄積が亢進したため (d 上右) 白色化し (b)，薬剤 A の投与により脂肪蓄積が低下したため (d 上右)，褐色が濃くなった (b)。さらに，BAT を電顕で観察すると，HF 群でミトコンドリア-クリステの減少が観察され，胆汁酸の投与により増加した (d 下)。マウスの呼気ガス分析により酸素消費量を測定し，基礎代謝を測定した結果，胆汁酸の投与によりその増加が観察され，エネルギー代謝の亢進が認められた。また，RQ を算出した結果，その低下が観察されることからエネルギー源として糖よりも脂肪を用いていることが推察された。　　　　　　　　　　　　　　　　　　　　　　　　　(文献 54 より一部改変して引用)

た，インスリン付加試験によりインスリン抵抗性の改善も観察された。マウスの酸素消費量を測定した結果，胆汁酸混餌群ではエネルギー消費亢進が確認され（図8-8-e），組織の病理観察により脂肪細胞の小型化が観察された（図8-8-d上左）。特に褐色脂肪組織（BAT）での変化が顕著であり（図8-8-d上右），BATはHFにより白色脂肪組織様になり，胆汁酸混餌では褐色化が観察された（図8-8-b）。この変化はミトコンドリアが増加し，機能が亢進したためと考えられる。組織電顕解析の結果，細胞内の脂肪蓄積低下，ミトコンドリアのクリステの増加等が観察され（図8-8-d下），これらの結果から，胆汁酸は，何らかの作用によりHF負荷により過剰に蓄積したエネルギーをBAT機能の活性化により消費し，脂肪蓄積を低下させ肥満，糖尿病を改善したと考えられた。

2）遺伝子発現による解析

胆汁酸による代謝亢進作用の標的臓器とメカニズムを明らかにする目的で，DNAマイクロアレイ，mRNA解析を行った結果，エネルギー代謝に重要な遺伝子（*PGC-1α*，*PGC-1β*，*UCP-1*，*UCP-3*，*ACO*，*CPT-1*等）の発現は，筋肉，肝臓では変化せず，BATにおいて顕著に増加した。このことは，胆汁酸のターゲット臓器はBATであり，何らかの働きによりBATのエネルギー代謝に重要な遺伝子群の発現を亢進させ，エネルギー産生を亢進させたことを示唆している。

当初，FXRからの経路が重要であると考え，FXR-SHP経路からの種々の検討を行ったが，*FXR*，*SHP*共にBATでの発現量が生理的に影響を与えるには低値であると考えられた。また，*FGF-19*（マウスは*FGF-15*）はFXRの標的遺伝子であり，エネルギー産生に重要な働きを担っているとの報告があるが，成体BATではその受容体*FGFR4*の発現が低くそれ以上の検討を中止した。また，FXR合成アゴニスト・GW4064を投与した結果，胆汁酸混餌で見られた体重増加抑制作用が観察されず，このことは胆汁酸がFXR以外の経路でエネルギー産生作用に関与していることを強く示唆していた。

3）胆汁酸による細胞内甲状腺ホルモン制御

我々は，DNAマイクロアレイやmRNA発現解析の結果から発現増加した

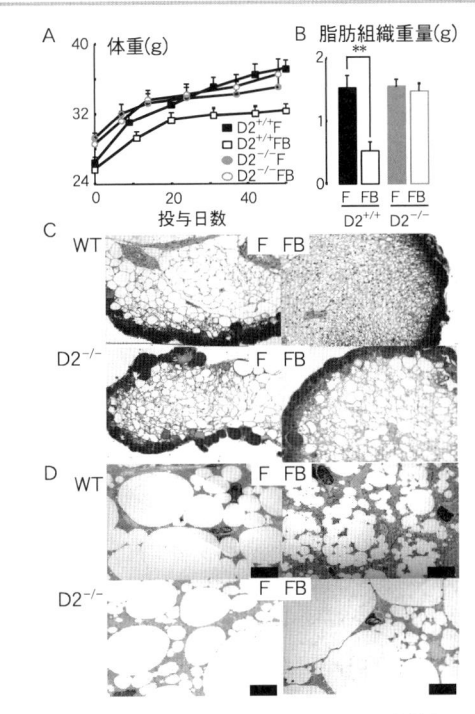

3．シグナル伝達分子としての胆汁酸　159

図8-9　D2欠損マウスへの胆汁酸投与による体重・脂肪組織への影響
D2欠損マウスでは胆汁酸投与による体重増加抑制効果（図中A），副睾丸周囲脂肪組織重量低下が観察されなかった（図中B）。D2欠損マウスでは胆汁酸による褐色脂肪組織の脂肪蓄積低下が観察されなかった（図中C, D）。　　　　　　　　　　　　　　　　　　（文献54より一部改変して引用）

F：高脂肪食
FB：高脂肪食＋胆汁酸（コール酸）
WT：野生型
D2$^{-/-}$：D2遺伝子欠損マウス

遺伝子群の中でも，代謝調節上流に関わる遺伝子 D2[55]（type 2 iodothy-ronine deiodinase：細胞内で甲状腺ホルモンT4を活性化型のT3に変換する酵素）の発現亢進に着目した。T3はエネルギー代謝亢進作用を有することが古くより知られている。D2欠損マウスではHF負荷においても，胆汁酸混餌による体重増加抑制効果，BATの機能亢進が観察されず，胆汁酸とD2が関与している可能性が示唆された（図8-9-A～D）。また，胆汁酸混餌群のBATで D2 発現を制御している cAMP 濃度亢進が認められ，胆汁酸→？→cAMP→D2の経路が示唆された。

我々は胆汁酸混餌群で，血中胆汁酸の中でも CA，タウロコール酸（TCA），

DCA, タウロデオキシコール酸（TDCA）等が顕著に増加し，これらの胆汁酸をリガンドとしBATに高発現している細胞膜表面GPCR（TGR 5/M-Bar）[32,33]への結合により細胞内cAMPを増加させていることを明らかにした。さらに，エネルギー消費に重要な臓器，BAT（マウス），骨格筋（ヒト）に*D2*・*TGR5*が発現していることを確認し，飽食時の生理的血清濃度に相当する胆汁酸（～15 μM）または，TGR 5合成アゴニストが，細胞内cAMPを増加させ*D2*発現・D2活性を亢進させていることをマウス褐色脂肪細胞培養細胞，ヒト骨格筋初代培養細胞にて明らかにした。非常に興味深いことに，通常食よりもHFを与え採取したBATの方が，胆汁酸に対するD2反応性が高く，このことは，通常食マウスでは胆汁酸による体重増加抑制作用が観察されなかった結果と一致している。胆汁酸は生体にエネルギーが過剰に存在する時のみD2を介してエネルギー代謝亢進作用があるものと思われる。

　胆汁酸は食事後，門脈のみならず全身血中に大量に存在する。食事中の脂質をミセル化するという本来の役割から，食事とリンクするシグナル伝達分子という役割を獲得し，生体内エネルギー恒常性に重要な役割を果たしていると考えられる。

4）胆汁酸による肥満・糖尿病治療への可能性

　胆汁酸は，胆汁酸→ TGR 5/M-Bar → cAMP → D 2 経路により，エネルギー消費に重要な臓器の細胞内T3濃度を増加させエネルギー消費に関する遺伝子発現を誘発し，エネルギー消費を高めている。ヒトでは*D2*発現が筋肉で認められ，実際にヒト骨格筋細胞に胆汁酸を添加し，T3と同様な酸素消費量の増加を確認した。T3にはエネルギー代謝亢進作用があることが古くより臨床で知られているが，血中T3の増加は種々の副作用を引き起こすため，肥満治療には用いることができない[56]。しかし，我々の発見は，血中T3には影響を及ぼさず，必要組織の細胞内だけでT3を増加させエネルギー消費を高めることを可能にし，副作用の危険性が少ないと考えている。今回の発見は，全く新しい作用メカニズムを持つ，エネルギー消費亢進による肥満，糖尿病治療を副作用なく行えるアプローチへと発展する可能性がある。

4 胆汁酸代謝調節を介した肥満・糖尿病治療への新規アプローチ

(1) 胆汁酸吸着レジンの血清コレステロール低下作用

　胆汁酸を腸管内で吸着し糞便への排出を促進する胆汁酸吸着レジン製剤として, colestyramine(コレスチラミン), colestimide(コレスチミド), colesevelam (コレセベラム) があり, 高コレステロール血症を対象に用いられている。胆汁酸の腸管循環阻害により, 肝臓での胆汁酸濃度や胆汁酸プール量が低下するため, FXR は活性化されず, *SHP* の発現量は低下し, 胆汁酸合成律速酵素である *Cyp7A1* 遺伝子の発現・活性は亢進し, 胆汁酸プールを維持するために肝臓内でコレステロールから胆汁酸への異化が促進する。その結果, 肝臓内のコレステロールプールが減少し, sterol regulatory element binding protein (SREBPs) の転写活性が亢進し, LDL 受容体の発現を亢進させ, 血中からの LDL-コレステロール取り込みが促進して血中コレステロールが低下する (図 8-10)。

(2) 胆汁酸吸着レジンの胆汁酸代謝・糖代謝への影響

　我々が明らかにした胆汁酸のエネルギー代謝亢進作用メカニズムの臨床応用として, ヒトに CA を投与することはコレステロールの増加を引き起こすなどの問題があり残念ながらできない。しかし, このような新しい胆汁酸の機能を臨床に還元する知見が, 胆汁酸吸着レジンを用いた検討により, 最近, 我々のデータも含め複数のグループより報告されている。我々は, 高コレステロール血症治療薬として使用されている胆汁酸吸着レジンが肝臓での胆汁酸合成を亢進させ, 生体内の胆汁酸組成を変化させることに着目し, 動物での検討を行った。胆汁酸吸着レジン投与群では, 胆汁酸を投与したときと同様にエネルギー代謝が亢進し, 肥満が改善され, 血糖, インスリンを低下させ, 糖尿病の改善が観察された。

　さらに最近, 2 型糖尿病の病態を示す Nagoya-Shibata-Yasuda (NSY) マウ

図8-10 胆汁酸吸着レジンによる血清コレステロール低下作用機序

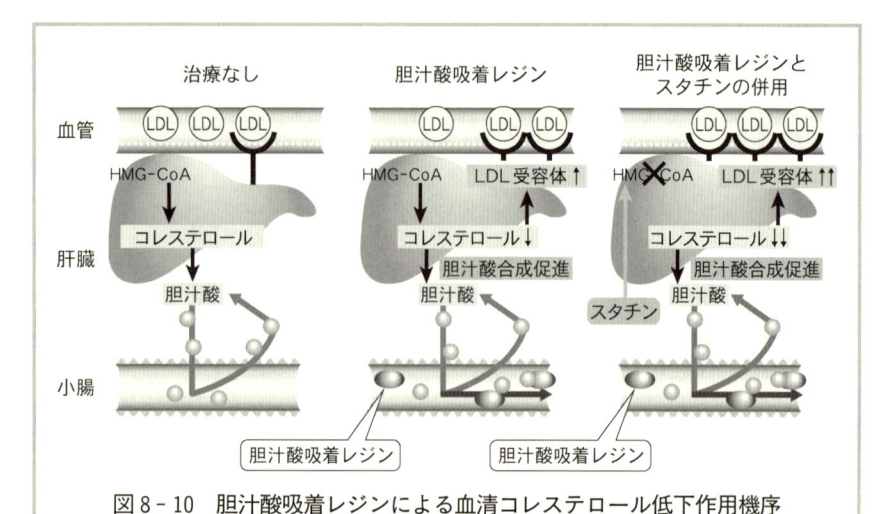

胆汁酸吸着レジンは，腸管において胆汁酸を吸着し，胆汁酸の再吸収を阻害し糞便への排出を促進する。この胆汁酸の腸管循環阻害により，肝臓での胆汁酸濃度や胆汁酸プール量が低下するため，胆汁酸プールを維持するために肝臓内でコレステロールから胆汁酸への異化が促進する。その結果，肝臓内のコレステロールプールが減少し，代償作用としてLDL受容体が増加し，血中からのLDL-コレステロール取り込みが促進して血中コレステロールが低下する。スタチン製剤はHMG-CoA還元酵素を阻害することにより血中コレステロールを低下させる。両者の併用により，より強力なコレステロール低下作用が得られる。 （文献80を一部改変して引用）

スにHFを負荷し，胆汁酸吸着レジンの1つであるコレスチミドを投与することにより，肥満，糖尿病が改善したという報告がされた[57]。また，これまでの臨床データを詳細に解析した結果，本薬剤は糖尿病患者において血糖低下作用を有することが確認され，現在，糖尿病治療薬を目指したPII臨床試験がわが国で進められている。

胆汁酸は胆汁酸吸着レジンに吸着されて排出されるため，体内の胆汁酸量は低下すると考えていたが，血中胆汁酸において顕著な低下は観察されなかった。1次胆汁酸合成が亢進されるため，胆汁酸組成は胆汁酸を投与したときと同様にCA，TCAの比率が増加していた。このことは，ヒト臨床試験でも同様の結果が報告されており，梶山らの報告[58]によれば，コレスチミドを投与した場合の血中総胆汁酸量は，一時的に低下するものの12週間後には回復し，CAの比率が投与前に比べ約2倍に上昇することが報告されている。

（3）臨床検討における胆汁酸吸着レジンの糖尿病への影響

　わが国を中心に，近年，胆汁酸吸着レジンの高コレステロール血症に対する臨床試験のほかに，糖尿病を中心とするエネルギー代謝疾患に対する検討が行われ，報告されている。日本医科大学の鈴木らは，胆汁酸吸着レジンの1つであるコレスチミドの糖尿病に対する効果を学会などで報告している。2型糖尿病合併高コレステロール血症患者にコレスチミドを2週間投与したところ，空腹時血糖値，食後2時間血糖値が有意に低下したと報告した。さらに，肥満合併高コレステロール血症患者に，6か月間コレスチミドを投与したところ，空腹時血糖値，HbA1c（7.3%±2.1%→5.6±0.8%），body mass index（BMI），腹腔内内臓脂肪面積の有意な低下が観察されたと報告している（2005，2006年糖尿病学会，2006年日本老年医学会など）。

　また，高コレステロール血症を有する2型糖尿病患者33人を，経口血糖降下薬のαグルコシダーゼ阻害薬アカルボースとコレスチミド投与群の2グループに分け，それぞれ2週間投与した結果，両群とも同等の血糖降下作用が観察された[59]。

　山川らの検討では，2型糖尿病合併高コレステロール血症患者70人をプラバスタチン投与群とコレスチミド投与群の2グループに分け，それぞれ3週間投与し，経過を観察した。その結果，両群ともに総コレステロール値およびLDL－コレステロール値が有意に低下し，空腹時血糖値およびHbA1c（7.7±0.7%→6.8±0.5%）はコレスチミド投与群のみ有意に低下した[60]。

　さらに，コレスチミドとは異なる胆汁酸吸着レジンであるコレセベラムを用いた，2型糖尿病効果に対するプラセボコントロールを置いた無作為二重盲試験：The Glucose Lowering Effect Of WelChol Study（GLOWS）が米国で行われ，最近その結果が報告された[61]。2型糖尿病患者65人をプラセボ群とコレセベラム投与群の2グループに分け，それぞれ1日3.75gを12週間投与した。プラセボ群と比較し総コレステロールは11.7%，LDLコレステロールは7.3%，ApoBは11.8%の有意な低下が観察された。HbA1cは0.5%の有意な低

下が観察され，注目すべきは，投与開始前の HbA1c が 8％以上であった場合，コレセベラム投与群はプラセボ群に対し 1.0％の有意な低下を示し，8％以下の場合は 0.2％の低下で有意な低下は観察されなかった。本年 1 月にコレセベラムは，メトホルミン，スルフォニルラレア（SU）剤，インスリンとの併用により 2 型糖尿病患者の血糖を改善することに関し，米国 FDA より適応追加の承認を得た。

また，コレスチミドの臨床データを詳細に検討したところ，コレスチミド投与により空腹時血糖値 126 mg/dL 以下の正常血糖者では有意な血糖の低下が観察されず，126 mg/dL 以上の高血糖患者では約 20 mg/dL の有意な低下が観察され，この結果は GLOWS の結果と一致している。また，コレスチミドの市販後調査により，HbA1c が 6.5％以上の患者において有意な HbA1c の低下が観察され，HbA1c が高値であるほどその低下が大きいことが明らかになっている（HbA1c が 8％以上の患者では，投与期間 16 週にわたり経時的に低下し，最大 1.4％の低下が観察された）。

これらの検討から，胆汁酸吸着レジンは血糖が高いときのみ血糖を低下させ，正常時は影響を与えず，低血糖を引き起こす可能性のないこと，体内に吸収されず重篤な副作用が少なく，肥満，糖尿病治療薬として期待が持てるものと考えている。

（4）胆汁酸吸着レジンのメタボリックシンドローム治療薬への可能性

高コレステロール血症に糖尿病を合併すると心血管疾患の発症リスクが非常に高くなることが報告されている。わが国も含め，最近，高 LDL-コレステロール血症と糖尿病を合併する患者が増加し，高コレステロール血症における糖尿病への早期治療介入が重要な課題となっている。胆汁酸吸着レジンは高コレステロール血症治療薬であり，コレステロールを低下させ，さらに最近の臨床試験により血糖改善の可能性が明らかにされ，両者の低下により心血管疾患に有効な薬剤と考えられる。また，鈴木らの報告により，胆汁酸吸着レジンに内臓脂肪を低下させる働きも期待できることから，メタボリックシンドローム治療

薬としても有望である。

5 胆汁酸代謝と糖・エネルギー代謝

このような胆汁酸吸着レジンの機序解明の1つに，我々の明らかにしてきたD2を介した胆汁酸の新たな機能が考えられるが，そのほかにも，最近，（多くの報告はFXRを中心になされているが）胆汁酸とエネルギー代謝・血糖コントロールに関しての注目すべき報告がある（図8-11）。

(1) FXRと糖新生の制御

ヒト肝臓細胞やマウスにおいて，胆汁酸やFXR合成アゴニスト・GW 4064が糖新生に重要な酵素であるPEPCKやglucose-6-phosphatase (G6Pase) の遺伝子発現を低下させることが示されている。しかしながら異なる報告があり，そのメカニズムはFXRを介しているのかは明らかになっていない。多くの報告は，胆汁酸により増加したSHPを介して *PEPCK* の転写調節領域に存在し，転写を正に制御しているHNF-4αやforkhead box class O (FoxO) 1の転写

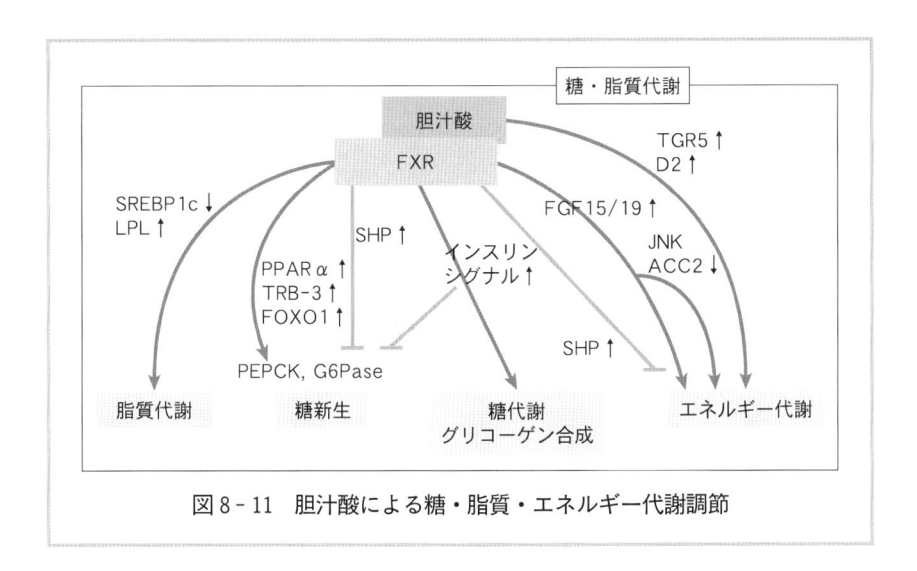

図8-11　胆汁酸による糖・脂質・エネルギー代謝調節

活性を抑制し，PEPCK の転写が抑制される[62]，と報告されている。また，SHPは糖新生を亢進させる PGC-1α と競合的に作用し，glucocorticoid receptor (GR)，HNF-4α の転写活性を低下させ，糖新生を抑制する[63]という報告もある。これらの *in vitro* の結果を支持するように，*FXR* や *SHP* の遺伝子欠損マウスでは，5 日間の CA 投与による PEPCK や G 6 Pase の低下が観察されず，FXR－SHP の経路が糖新生に重要であることを示唆している[64]。さらに，db/db マウスにおいて FXR 合成アゴニスト・GW4064 による PEPCK と G6Pase の発現低下を示した報告もある[65]。

しかし，FXR の活性化により PPARα や serine-threonine kinase Akt/protein kinase B (PKB) の阻害作用をもつ tribbles homolog-3 (TRB-3)，そして，FoxO 1 を介して，*PEPCK* の発現を亢進させ，肝臓初代培養細胞からの糖の放出が亢進するという報告もある[66]。さらに，肝臓で FXR はインスリンシグナル活性化を誘導し，インスリン感受性を高めている[65]。また，*FXR* 遺伝子欠損マウスでは，*PEPCK* 遺伝子発現が低下しているという報告もある。肝臓グリコーゲン濃度は *FXR* 遺伝子欠損マウスで低下しており，血糖低下はそのグリコーゲン分解と関与している可能性がある。

肝臓における糖新生の抑制，末梢におけるインスリン感受性の亢進作用をもち，血糖低下薬として使用されているメトホルミンの作用機序はまだ明確にはされていなかったが，メトホルミンは *SHP* の発現を亢進し，その結果，HNF-4α，FoxO 1，forkhead box class A2 (FoxA2) の活性を抑制し，糖新生を制御していると報告された[67]。

（2）胆汁酸とインスリン感受性・エネルギー代謝の制御

FXR は，絶食，再食などの食事条件により発現制御されており，胆汁酸の糖・エネルギー代謝への関与を示唆する論文が多く報告されている。① 絶食により増加した PGC-1α は *FXR* 発現量を調節し，FXR 標的遺伝子の発現を亢進する[68]。② 糖尿病モデルラットでは，*FXR* 発現が低下しており，糖尿病改善により *FXR* 発現は正常に戻る。また，*FXR* はグルコースにより発現が亢進さ

れ，インスリン添加によりその作用は消失する[69]。③肝臓で FXR はインスリンシグナル活性化を誘導し，インスリン感受性を高めている[65]。④ SHP は，BAT において $PGC-1\alpha$ のプロモーターに存在する estrogen related receptor (ERR) γ の活性を抑制するため，SHP 欠損マウスではエネルギー消費が亢進し，肥満，糖代謝が改善される[70]。⑤ FXR は，脂肪組織など末梢の Akt/PKB の活性化に関与し，糖取り込みを促進し，脂肪細胞の分化を誘導しているため，FXR 欠損マウスは耐糖能，インスリン感受性の悪化を呈している[71]。⑥ FXR 欠損マウスでは，血清遊離脂肪酸の上昇により肝臓，筋肉におけるインスリンシグナルが低下し，インスリン抵抗性を惹起している[64]。

（3）FGF 15/19 による生体機能制御

FGF 19 ファミリーである FGF 15/19，FGF 21，FGF 23 は循環血を介し全身に作用する。FGF15/19 は FXR の標的遺伝子であり，小腸から分泌して胆汁酸代謝に寄与し[18]，FGF 21 は肝臓で産生されて糖代謝や脂質代謝に影響を及ぼし[72-74]，FGF 23 は骨で産生されビタミン D の代謝に関与している。FGF 15/19 は FGF 受容体（FGFR）4 に作用し生理活性を発揮する。FGF 21 に関してもエネルギー代謝における興味深い報告があるが，本稿では胆汁酸に焦点を絞っているので割愛する。

FGF 15/19 は，FXR が最も発現している臓器である小腸（回腸下部）から分泌され，門脈を経て肝臓の細胞表面の FGFR 4 を活性化させ，JNK を介し作用して SHP 非依存的に $Cyp7A1$ 遺伝子発現をコントロールする胆汁酸生合成において重要な分子である[18]。実際に $FGFR4$ 遺伝子欠損マウスでは，胆汁酸プールの増加や胆汁酸放出の増加が観察された[75]。FXR の FGF 15/19 と SHP という胆汁酸合成に対する 2 つの異なる経路の寄与率は現在のところ不明であるが，今後，小腸や肝臓などの組織特異的 FXR 遺伝子欠損マウスなどの作製により明らかにされていくと思われる。

げっ歯類では FGF 15/19 の重要性が示されていたが，最近，胆汁酸吸着レジンまたは CDCA を投与し，胆汁酸合成の間接的血中指標である 7α-hydroxy-

4-cholesten-3-one（C 4）の濃度から推定したヒトでの検討が行われ，その重要性が示された[76]。胆汁酸吸着レジンは血中 FGF 19 を低下させ，CDCA は上昇させた。血中の FGF 19 濃度は，血中の胆汁酸増加とともに食後 90〜120 分で最大値を示し，その増加は血中 C 4 濃度の下降に先行していた。これらの結果から，FGF 19 はヒトにおいても胆汁酸代謝と関連して存在し，胆汁酸合成や胆汁酸と関わる様々な代謝に重要な因子であることが示唆された。

エネルギー代謝においては，非常に興味深いことに，*FGF19* 遺伝子を過剰発現させたマウスではエネルギー産生が亢進し，脂肪組織重量が低下した[77]。その作用機序は，BAT の増加，BAT の *UCP2* 遺伝子の発現亢進，肝臓内 *SCD1* 遺伝子の発現低下，*acetyl-CoA carboxylase*（*ACC*）2 遺伝子発現の低下による肝臓での β 酸化亢進が示唆されている。ACC 2 はミトコンドリア膜に存在し，その活性低下により β 酸化の律速酵素である carnitine palmitoyl transferase（CPT）1 の阻害物質であるマロニル-CoA を低下させ作用している。さらに，肥満モデルマウスに FGF 19 タンパク質を投与することにより高血糖が改善されるという報告もある[78]。このことから，胆汁酸は FXR-FGF 19 の経路を介してエネルギー産生を亢進させる可能性も考えられる。

FGFR4 遺伝子欠損マウスにおける，糖代謝，脂質代謝に関する研究が報告された[79]。*FGFR4* 遺伝子欠損マウスは脂肪組織重量，血中 TG，総コレステロールの上昇が観察された。また，血糖上昇，経口ブドウ糖負荷試験による耐糖能悪化，インスリン負荷試験によるインスリン抵抗性が観察された。そして，これらの現象は，HF よりも通常食下での変化の方が顕著であった。HF によりこれらの変化がマスクされてしまっているためと考えられる。しかし，HF 負荷による肥満の状態では *FGFR4* 遺伝子欠損マウスは肝臓における脂肪の蓄積を逆に減らし，HF で亢進した G 6 Pase を通常食レベルにまで低下させた。

このように胆汁酸の FGF 15/19 を介してのエネルギー代謝に対する興味深い報告がなされているが，胆汁酸吸着レジンの糖・エネルギー代謝における作用メカニズムとしてはどうであろうか。我々のデータも含め，胆汁酸吸着レジン投与により肝臓内の *SHP* 発現量は低下するため，胆汁酸吸着レジンの SHP

を介した糖新生抑制による血糖降下の作用機序は考えにくいと思われる。また，胆汁酸吸着レジン投与により血中FGF 15/19が低下するという報告や，我々は腸管の*FGF15/19*の発現が低下することを確認しており，作用機序にFGF 15/19が関与している可能性は低いと考えている。今後の研究の進展に期待したい。

6 おわりに

　メタボリックシンドロームの発症，早期治療の重要性を示したメタボリックドミノにおいて，胆汁酸の新たな機能が明らかにされることにより，胆汁酸は高脂血症・インスリン抵抗性を改善し，エネルギー代謝を亢進させ，肥満を改善することが示唆され，このドミノのかなり上流に作用していると考えられる（図8-12）。また，胆汁酸吸着レジンは，胆汁酸と同じ作用点に効果があり，メタボリックシンドロームの上流でドミノ倒しを食い止め，様々な疾患を予防できる可能性が示唆された。今後のさらなる研究の発展により，胆汁酸吸着レジンによるメタボリックシンドローム治療への応用に期待したい。

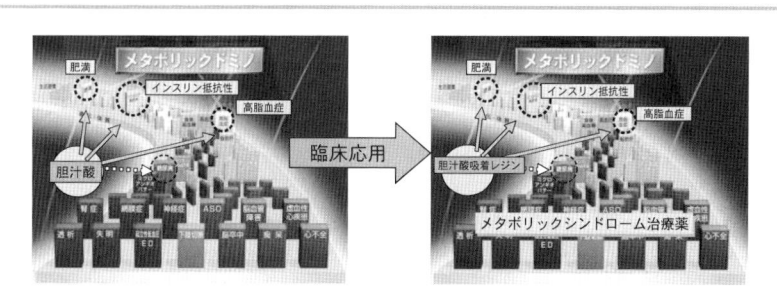

図8-12　メタボリックドミノにおける胆汁酸吸着レジンの臨床応用模式図
胆汁酸の新たな機能解明により，胆汁酸はメタボリックドミノの上流部に作用し，高中性脂肪血症・インスリン抵抗性を改善し，エネルギー代謝を亢進させ，肥満を改善することが示唆された。また，胆汁酸吸着レジンは，胆汁酸をターゲットとしてメタボリックシンドロームの上流でドミノ倒しを食い止め，様々な疾患を予防できる可能性がある。

（伊藤　裕：日本臨床2003；61(10)より引用改変）

文献

1) Stamler J., Vaccaro O., Neaton J.D. et al : Diabetes, other risk factors, and 12-yr cardiovascular mortality for men screened in the Multiple Risk Factor Intervention Trial. Diabetes Care 1993 ; 16 ; 434-44.
2) Sone H., Mizuno S., Fujii H. et al : Is the diagnosis of metabolic syndrome useful for predicting cardiovascular disease in asian diabetic patients? Analysis from the Japan Diabetes Complications Study. Diabetes Care 2005 ; 28 ; 1463-71.
3) Chiang J.Y. : Bile acid regulation of gene expression: roles of nuclear hormone receptors. Endocr Rev 2002 ; 23 ; 443-63.
4) Javitt N.B. : Bile acid synthesis from cholesterol: regulatory and auxiliary pathways. Faseb J 1994 ; 8 ; 1308-11.
5) Axelson M., Sjovall J. : Potential bile acid precursors in plasma--possible indicators of biosynthetic pathways to cholic and chenodeoxycholic acids in man. J Steroid Biochem 1990 ; 36 ; 631-40.
6) Ishibashi S., Schwarz M., Frykman P.K. et al : Disruption of cholesterol 7alpha-hydroxylase gene in mice. I. Postnatal lethality reversed by bile acid and vitamin supplementation. J Biol Chem 1996 ; 271 ; 18017-23.
7) Noshiro M., Usui E., Kawamoto T. et al : Multiple mechanisms regulate circadian expression of the gene for cholesterol 7alpha-hydroxylase (Cyp7a), a key enzyme in hepatic bile acid biosynthesis. J Biol Rhythms 2007 ; 22 ; 299-311.
8) Chiang J.Y., Stroup D. : Identification and characterization of a putative bile acid-responsive element in cholesterol 7 alpha-hydroxylase gene promoter. J Biol Chem 1994 ; 269 ; 17502-7.
9) Stroup D., Crestani M., Chiang J.Y. : Orphan receptors chicken ovalbumin upstream promoter transcription factor II (COUP-TFII) and retinoid X receptor (RXR) activate and bind the rat cholesterol 7alpha-hydroxylase gene (CYP7A). J Biol Chem 1997 ; 272 ; 9833-9.
10) Forman B.M., Goode E., Chen J. et al : Identification of a nuclear receptor that is activated by farnesol metabolites. Cell 1995 ; 81 ; 687-93.
11) Makishima M., Okamoto A.Y., Repa J.J. et al : Identification of a nuclear receptor for bile acids. Science 1999 ; 284 ; 1362-5.
12) Parks D.J., Blanchard S.G., Bledsoe RK. et al : Bile acids: natural ligands for an orphan nuclear receptor. Science 1999 ; 284 ; 1365-8.
13) Wang H., Chen J., Hollister K. et al : Endogenous bile acids are ligands for the nuclear receptor FXR/BAR. Mol Cell 1999 ; 3 ; 543-53.

14) Lu T.T., Makishima M., Repa J.J. et al : Molecular basis for feedback regulation of bile acid synthesis by nuclear receptors. Mol Cell 2000 ; 6 ; 507-15.
15) Brendel C., Schoonjans K., Botrugno O.A. et al : The small heterodimer partner interacts with the liver X receptor alpha and represses its transcriptional activity. Mol Endocrinol 2002 ; 16 ; 2065-76.
16) Wang L., Lee Y.K., Bundman D. et al : Redundant pathways for negative feedback regulation of bile acid production. Dev Cell 2002 ; 2 ; 721-31.
17) Holt J.A., Luo G., Billin A.N. et al : Definition of a novel growth factor-dependent signal cascade for the suppression of bile acid biosynthesis. Genes Dev 2003 ; 17 ; 1581-91.
18) Inagaki T., Choi M., Moschetta A. et al : Fibroblast growth factor 15 functions as an enterohepatic signal to regulate bile acid homeostasis. Cell Metab 2005 ; 2 ; 217-25.
19) Davis R.A., Miyake J.H., Hui T.Y. et al : Regulation of cholesterol-7alpha-hydroxylase: BAREly missing a SHP. J Lipid Res 2002 ; 43 ; 533-43.
20) Miyake J.H., Wang S.L., Davis R.A. : Bile acid induction of cytokine expression by macrophages correlates with repression of hepatic cholesterol 7alpha-hydroxylase. J Biol Chem 2000 ; 275 ; 21805-8.
21) De Fabiani E., Mitro N., Anzulovich A.C. et al : The negative effects of bile acids and tumor necrosis factor-alpha on the transcription of cholesterol 7alpha-hydroxylase gene (CYP7A1) converge to hepatic nuclear factor-4 : a novel mechanism of feedback regulation of bile acid synthesis mediated by nuclear receptors. J Biol Chem 2001 ; 276 ; 30708-16.
22) Gupta S., Stravitz R.T., Dent P. et al : Down-regulation of cholesterol 7alpha-hydroxylase (CYP7A1) gene expression by bile acids in primary rat hepatocytes is mediated by the c-Jun N-terminal kinase pathway. J Biol Chem 2001 ; 276 ; 15816-22.
23) Li T., Chiang J.Y. : Mechanism of rifampicin and pregnane X receptor inhibition of human cholesterol 7 alpha-hydroxylase gene transcription. Am J Physiol Gastrointest Liver Physiol 2005 ; 288 ; G74-84.
24) Kalaany N.Y., Mangelsdorf D.J. : LXRS and FXR: the yin and yang of cholesterol and fat metabolism. Annu Rev Physiol 2006 ; 68 ; 159-91.
25) Lee F.Y., Lee H., Hubbert M.L. et al : FXR, a multipurpose nuclear receptor. Trends Biochem Sci 2006 ; 31 ; 572-80.
26) Houten S.M., Watanabe M., Auwerx J. : Endocrine functions of bile acids. Embo J 2006 ; 25 ; 1419-25.
27) Ananthanarayanan M., Balasubramanian N., Makishima M. et al : Human bile salt export pump promoter is transactivated by the farnesoid X receptor/

bile acid receptor. J Biol Chem 2001 ; 276 ; 28857-65.
28) Chen F., Ma L., Dawson P.A. et al : Liver receptor homologue-1 mediates species-and cell line-specific bile acid-dependent negative feedback regulation of the apical sodium-dependent bile acid transporter. J Biol Chem 2003 ; 278 ; 19909-16.
29) Grober J., Zaghini I., Fujii H. et al : Identification of a bile acid-responsive element in the human ileal bile acid-binding protein gene. Involvement of the farnesoid X receptor/9-cis-retinoic acid receptor heterodimer. J Biol Chem 1999 ; 274 ; 29749-54.
30) Landrier J.F., Eloranta J.J., Vavricka S.R. et al : The nuclear receptor for bile acids, FXR, transactivates human organic solute transporter-alpha and -beta genes. Am J Physiol Gastrointest Liver Physiol 2006 ; 290 ; G476-85.
31) Qiao L., Han S.I., Fang Y. et al : Bile acid regulation of C/EBPbeta, CREB, and c-Jun function, via the extracellular signal-regulated kinase and c-Jun NH2-terminal kinase pathways, modulates the apoptotic response of hepatocytes. Mol Cell Biol 2003 ; 23 ; 3052-66.
32) Kawamata Y., Fujii R., Hosoya M. et al : A G protein-coupled receptor responsive to bile acids. J Biol Chem 2003 ; 278 ; 9435-40.
33) Maruyama T., Miyamoto Y., Nakamura T. et al : Identification of membrane-type receptor for bile acids (M-BAR). Biochem Biophys Res Commun 2002 ; 298 ; 714-9.
34) Ho K.J. : Circadian distribution of bile acid in the enterohepatic circulatory system in hamsters. J Lipid Res 1976 ; 17 ; 600-4.
35) Engelking L.R., Dasher C.A., Hirschowitz B.I. : Within-day fluctuations in serum bile-acid concentrations among normal control subjects and patients with hepatic disease. Am J Clin Pathol 1980 ; 73 ; 196-201.
36) Everson G.T. : Steady-state kinetics of serum bile acids in healthy human subjects: single and dual isotope techniques using stable isotopes and mass spectrometry. J Lipid Res 1987 ; 28 ; 238-52.
37) Zhang Y., Kast-Woelbern H.R., Edwards P.A. : Natural structural variants of the nuclear receptor farnesoid X receptor affect transcriptional activation. J Biol Chem 2003 ; 278 ; 104-10.
38) Pullinger C.R., Eng C., Salen G. et al : Human cholesterol 7alpha-hydroxylase (CYP7A1) deficiency has a hypercholesterolemic phenotype. J Clin Invest 2002 ; 110 ; 109-17.
39) Sinal C.J., Tohkin M., Miyata M. et al : Targeted disruption of the nuclear receptor FXR/BAR impairs bile acid and lipid homeostasis. Cell 2000 ; 102 ; 731-44.

40) Miller N.E., Nestel P.J.: Triglyceride-lowering effect of chenodeoxycholic acid in patients with endogenous hypertriglyceridaemia. Lancet 1974 ; 2 ; 929-31.
41) Angelin B., Einarsson K., Hellstrom K. et al: Effects of cholestyramine and chenodeoxycholic acid on the metabolism of endogenous triglyceride in hyperlipoproteinemia. J Lipid Res 1978 ; 19 ; 1017-24.
42) Bateson M.C., Maclean D., Evans J.R. et al: Chenodeoxycholic acid therapy for hypertriglyceridaemia in men. Br J Clin Pharmacol 1978 ; 5 ; 249-54.
43) Carulli N., Ponz de Leon M., Podda M. et al: Chenodeoxycholic acid and ursodeoxycholic acid effects in endogenous hypertriglyceridemias. A controlled double-blind trial. J Clin Pharmacol 1981 ; 21 ; 436-42.
44) Watanabe M., Houten S.M., Wang L. et al: Bile acids lower triglyceride levels via a pathway involving FXR, SHP, and SREBP-1c. J Clin Invest 2004 ; 113 ; 1408-18.
45) Repa J.J., Liang G., Ou J. et al: Regulation of mouse sterol regulatory element-binding protein-1c gene (SREBP-1c) by oxysterol receptors, LXRalpha and LXRbeta. Genes Dev 2000 ; 14 ; 2819-30.
46) Lambert G., Amar M.J., Guo G. et al: The farnesoid X-receptor is an essential regulator of cholesterol homeostasis. J Biol Chem 2003 ; 278 ; 2563-70.
47) Kast H.R., Nguyen C.M., Sinal C.J. et al: Farnesoid X-activated receptor induces apolipoprotein C-II transcription: a molecular mechanism linking plasma triglyceride levels to bile acids. Mol Endocrinol 2001 ; 15 ; 1720-8.
48) Claudel T., Inoue Y., Barbier O. et al: Farnesoid X receptor agonists suppress hepatic apolipoprotein CIII expression. Gastroenterology 2003 ; 125 ; 544-55.
49) Hirokane H., Nakahara M., Tachibana S. et al: Bile acid reduces the secretion of very low density lipoprotein by repressing microsomal triglyceride transfer protein gene expression mediated by hepatocyte nuclear factor-4. J Biol Chem 2004 ; 279 ; 45685-92.
50) Li J., Pircher P.C., Schulman I.G. et al: Regulation of complement C3 expression by the bile acid receptor FXR. J Biol Chem 2005 ; 280 ; 7427-34.
51) Sirvent A., Claudel T., Martin G. et al: The farnesoid X receptor induces very low density lipoprotein receptor gene expression. FEBS Lett 2004 ; 566 ; 173-7.
52) Pineda Torra I., Claudel T., Duval C. et al: Bile Acids Induce the Expression of the Human Peroxisome Proliferator-Activated Receptor alpha Gene via Activation of the Farnesoid X Receptor. Mol Endocrinol 2003 ; 17 ; 259-72.
53) Savkur R.S., Bramlett K.S., Michael L.F. et al: Regulation of pyruvate dehydrogenase kinase expression by the farnesoid X receptor. Biochem

Biophys Res Commun 2005 ; 329 ; 391-6.
54) Watanabe M., Houten S.M., Mataki C. et al : Bile acids induce energy expenditure by promoting intracellular thyroid hormone activation. Nature 2006.
55) Bianco A.C., Salvatore D., Gereben B. et al : Biochemistry, cellular and molecular biology, and physiological roles of the iodothyronine selenodeiodinases. Endocr Rev 2002 ; 23 ; 38-89.
56) Baxter J.D., Webb P., Grover G. et al : Selective activation of thyroid hormone signaling pathways by GC-1： a new approach to controlling cholesterol and body weight. Trends Endocrinol Metab 2004 ; 15 ; 154-7.
57) Kobayashi M., Ikegami H., Fujisawa T. et al : Prevention and treatment of obesity, insulin resistance, and diabetes by bile acid-binding resin. Diabetes 2007 ; 56 ; 239-47.
58) 梶山梧朗ほか：新規陰イオン交換樹脂 MCI-196 のヒト胆汁脂質に与える影響について．臨床医薬 1996 ; 12 ; 1349-59．
59) Suzuki T., Oba K., Futami S. et al : Blood glucose-lowering activity of colestimide in patients with type 2 diabetes and hypercholesterolemia: a case-control study comparing colestimide with acarbose. J Nippon Med Sch 2006 ; 73 ; 277-84.
60) Yamakawa T., Takano T., Utsunomiya H. et al : Effect of colestimide therapy for glycemic control in type 2 diabetes mellitus with hypercholesterolemia. Endocr J 2007 ; 54 ; 53-8.
61) Zieve F.J., Kalin M.F., Schwartz S.L. et al : Results of the glucose-lowering effect of WelChol study (GLOWS) : a randomized, double-blind, placebo-controlled pilot study evaluating the effect of colesevelam hydrochloride on glycemic control in subjects with type 2 diabetes. Clin Ther 2007 ; 29 ; 74-83.
62) Yamagata K., Daitoku H., Shimamoto Y. et al : Bile acids regulate gluconeogenic gene expression via small heterodimer partner-mediated repression of hepatocyte nuclear factor 4 and Foxo1. J Biol Chem 2004 ; 279 ; 23158-65.
63) Borgius L.J., Steffensen K.R., Gustafsson J.A. et al : Glucocorticoid signaling is perturbed by the atypical orphan receptor and corepressor SHP. J Biol Chem 2002 ; 277 ; 49761-6.
64) Ma K., Saha P.K., Chan L. et al : Farnesoid X receptor is essential for normal glucose homeostasis. J Clin Invest 2006 ; 116 ; 1102-9.
65) Zhang Y., Lee F.Y., Barrera G. et al : Activation of the nuclear receptor FXR improves hyperglycemia and hyperlipidemia in diabetic mice. Proc Natl Acad Sci U S A 2006 ; 103 ; 1006-11.
66) Stayrook K.R., Bramlett K.S., Savkur R.S. et al : Regulation of carbohydrate

metabolism by the farnesoid X receptor. Endocrinology 2005 ; 146 ; 984-91.
67) Kim Y.D., Park K.G., Lee Y.S. et al : Metformin inhibits hepatic gluconeogenesis through AMP-activated protein kinase dependent regulation of the orphan nuclear receptor SHP. Diabetes 2007.
68) Zhang Y., Castellani L.W., Sinal C.J. et al : Peroxisome proliferator-activated receptor-gamma coactivator 1alpha (PGC-1alpha) regulates triglyceride metabolism by activation of the nuclear receptor FXR. Genes Dev 2004 ; 18 ; 157-69.
69) Duran-Sandoval D., Mautino G., Martin G. et al : Glucose regulates the expression of the farnesoid X receptor in liver. Diabetes 2004 ; 53 ; 890-8.
70) Wang L., Liu J., Saha P. et al : The orphan nuclear receptor SHP regulates PGC-1alpha expression and energy production in brown adipocytes. Cell Metab 2005 ; 2 ; 227-38.
71) Cariou B., van Harmelen K., Duran-Sandoval D. et al : The farnesoid X receptor modulates adiposity and peripheral insulin sensitivity in mice. J Biol Chem 2006 ; 281 ; 11039-49.
72) Kharitonenkov A., Shiyanova T.L., Koester A. et al : FGF-21 as a novel metabolic regulator. J Clin Invest 2005 ; 115 ; 1627-35.
73) Badman M.K., Pissios P., Kennedy A.R. et al : Hepatic Fibroblast Growth Factor 21 Is Regulated by PPARalpha and Is a Key Mediator of Hepatic Lipid Metabolism in Ketotic States. Cell Metab 2007 ; 5 ; 426-437.
74) Inagaki T., Dutchak P., Zhao G. et al : Endocrine Regulation of the Fasting Response by PPARalpha-Mediated Induction of Fibroblast Growth Factor 21. Cell Metab 2007 ; 5 ; 415-25.
75) Yu C., Wang F., Kan M. et al : Elevated cholesterol metabolism and bile acid synthesis in mice lacking membrane tyrosine kinase receptor FGFR4. J Biol Chem 2000 ; 275 ; 15482-9.
76) Lundasen T., Galman C., Angelin B. et al : Circulating intestinal fibroblast growth factor 19 has a pronounced diurnal variation and modulates hepatic bile acid synthesis in man. J Intern Med 2006 ; 260 ; 530-6.
77) Tomlinson E., Fu L., John L. et al : Transgenic mice expressing human fibroblast growth factor-19 display increased metabolic rate and decreased adiposity. Endocrinology 2002 ; 143 ; 1741-7.
78) Fu L., John L.M., Adams S.H. et al : Fibroblast growth factor 19 increases metabolic rate and reverses dietary and leptin-deficient diabetes. Endocrinology 2004 ; 145 ; 2594-603.
79) Huang X., Yang C., Luo Y. et al : FGFR4 prevents hyperlipidemia and insulin resistance but underlies high-fat diet induced fatty liver. Diabetes 2007 ; 56 ;

2501-10.
80) Brown M.S., Goldstein J.L. : A receptor-mediated pathway for cholesterol homeostasis. Science 1986 ; 232 ; 34-47.

第Ⅲ編　肥満病態と食品・医薬品による予防・治療

Obesity and Fat Energy Metabolism

第9章 アディポサイトカインと病態

青木 直人*

1 はじめに

　肥満は脂肪，特に内臓脂肪が過剰に蓄積した病態と定義され，糖尿病，脂質異常症，高血圧に代表される「メタボリックシンドローム」発症の最上位に位置する危険因子である。「肥満症」とは，「肥満に起因し健康障害を合併するか，臨床的にその合併症が予測される場合で，医学的に減量を必要とする病態」と定義される（日本肥満学会）。肥満がなぜ悪いのか，なぜ克服しなければならないのか，その鍵は脂肪細胞から分泌され，「アディポサイトカイン」と称される一群のシグナル分子にある。

　従来，脂肪組織は余剰のエネルギーを中性脂肪の形で貯蔵する備蓄タンクと考えられていたが，後述するレプチンが脂肪細胞より盛んに分泌され，食欲調節作用をはじめエネルギー代謝に深く関わることが1994年に発表され[1]，状況が一変した。さらにゲノムプロジェクトの一環として大阪大学の研究グループが行った先駆的な研究により，内臓脂肪で発現している遺伝子のうち約30％がシグナル配列を持つ分泌性タンパク質であることが示された[2]。以来，脂肪組織は「アディポサイトカイン」を盛んに分泌する内分泌器官としての機能が認知され（図9-1），先進各国でメタボリックシンドロームが蔓延する現代社会において，その重要性はますます大きくなってきている。

*三重大学大学院 生物資源学研究科

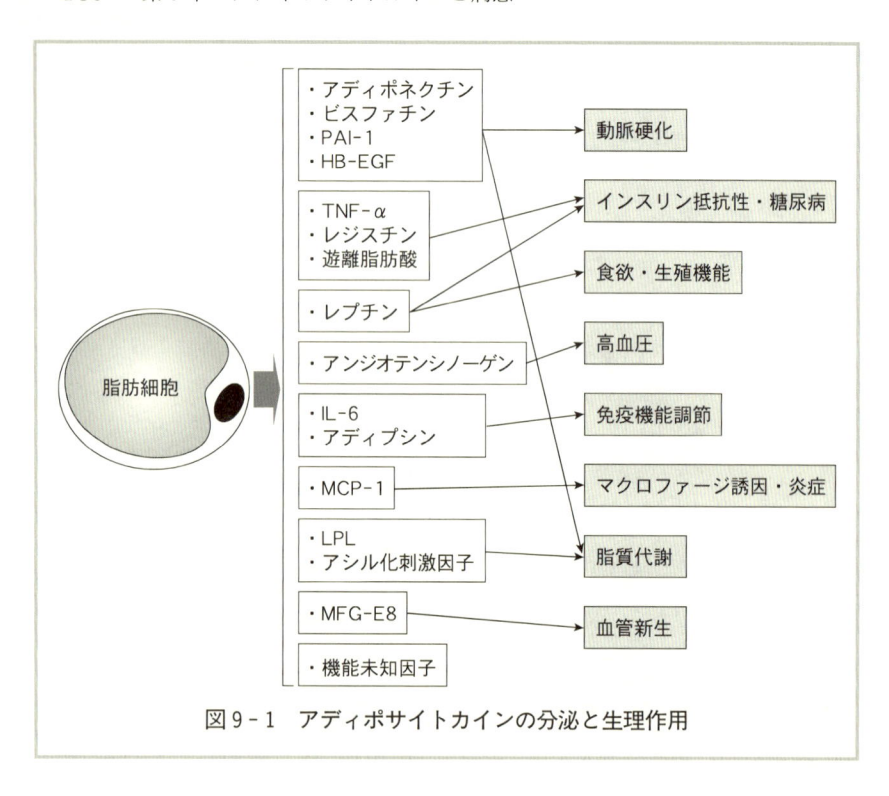

図9-1 アディポサイトカインの分泌と生理作用

本章では，肥満に起因する「アディポサイトカイン」の分泌異常と様々な病態との関わりについて，代表的なアディポサイトカインについて概説する。

2 レプチン

1994年末に遺伝性肥満 *ob/ob* マウスの原因遺伝子産物としてレプチンが発見され，それが脂肪細胞から分泌されることが判明したことが[1]，今日の肥満研究にブレークスルーをもたらしたと言っても過言ではない。アディポサイトカインと認識された記念すべき第1号がレプチンである。レプチンは16 kDのタンパク質であり，当初脂肪細胞でのみ合成・分泌されると考えられていたが，その後，胎盤[3]，胃[4]，乳腺[5,6]でも合成・分泌されることが確認されている。肥

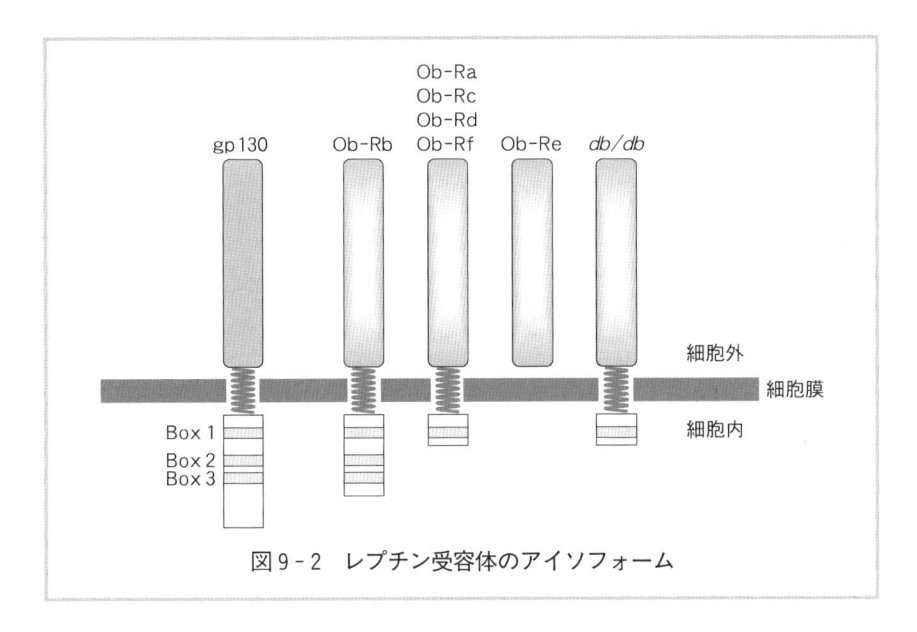

図 9-2 レプチン受容体のアイソフォーム

満動物やヒト肥満患者の脂肪組織では，レプチン遺伝子の発現亢進が認められ，血中レプチン濃度は体格指数(BMI)や体脂肪率と相関関係を示すことが知られている[7]。

レプチン受容体は，IL-6(interleukin-6)，G-CSF(granulocyte-colony stimulating factor)，LIF (leukemia inhibitory factor) などのサイトカイン受容体と会合し下流にシグナルを伝える gp130 と高い相同性を示す膜貫通型タンパク質である。レプチン受容体には，選択的スプライシングの結果生じる少なくとも6つのアイソフォームが報告されている(図 9-2)[8]。このうちアミノ酸 1162 残基からなる Ob-Rb の細胞内領域には，JAK2 (janus activated kinase) や STAT3 (signal transducer and activator of transcriptin 3) の結合およびリン酸化に深く関わるモチーフ (Box 1-3) が存在するため，レプチンの作用を伝える重要なアイソフォームと考えられている。*db/db* マウスの持つ受容体は box-2 および-3 ドメインを欠くために，レプチンシグナルを伝えることができない。従って *db/db* マウスは過食し肥満する。

(1) 摂食抑制作用機構

　レプチンは脂肪細胞から分泌された後，血流にのって血液脳関門を通過し，主に視床下部を介して強力な摂食抑制とエネルギー消費の亢進をもたらす。視床下部弓状核ニューロンに存在するレプチン受容体(Ob-Rb)に結合し，チロシンキナーゼ JAK 2 の活性化，レプチン受容体自身および転写因子 STAT 3 のリン酸化を介してシグナルが下流に伝わる(図9-3)。リン酸化を受けて2量体化した STAT 3 は核内に移行し，標的遺伝子であるプロオピオメラノコルチン(POMC)のプロモータ領域に結合し，POMC の転写を促し，翻訳後プロホルモン変換酵素(PC 1)の作用を受けて α-MSH が産生される。さらに α-MSH が室傍核に存在する4型メラノコルチン(MC 4)受容体に結合することにより，

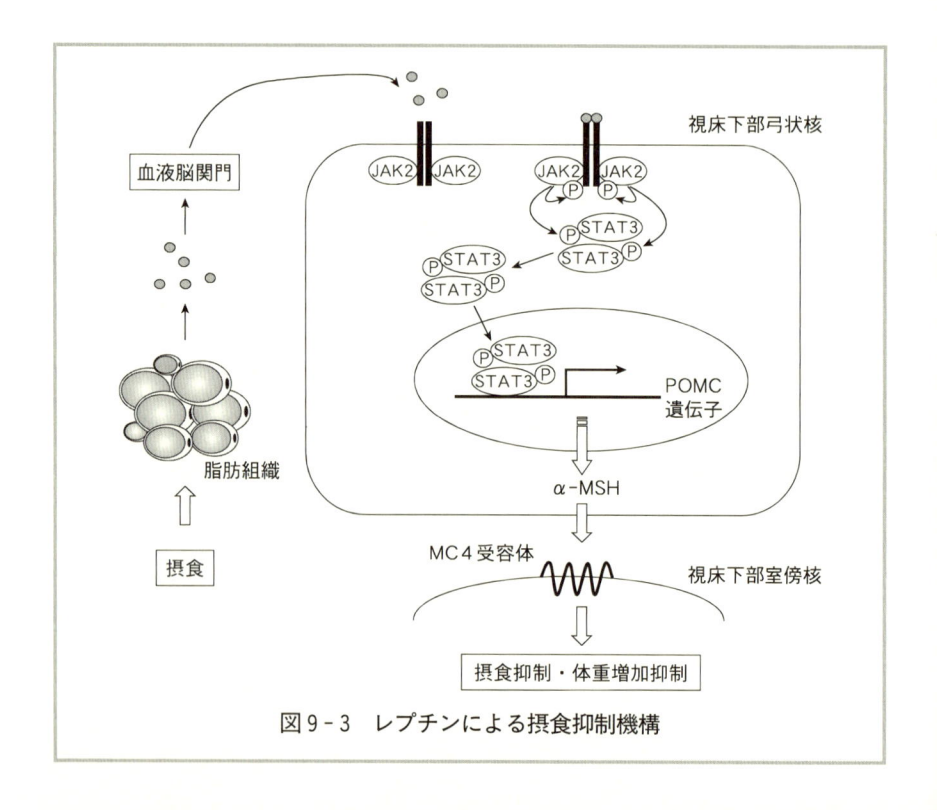

図9-3　レプチンによる摂食抑制機構

強力な食欲抑制作用を示す[9]。

（２）レプチンおよびレプチン受容体遺伝子異常と疾患

 ob/ob マウスおよび *db/db* マウスはそれぞれレプチンおよびレプチン受容体遺伝子の変異により極度の肥満状態を呈する。症例は少ないがヒトでもそのような遺伝子異常の報告例がある。レプチン遺伝子の異常によるレプチン欠損家系がパキスタン[10]およびトルコ[11]で見出され，いずれも近親婚家系であった。双方のケースで生後間もない頃から異常な過食と肥満が認められ，後者の場合は生殖機能の異常も呈した。またレプチン受容体遺伝子の異常が北アフリカ・カビル族のやはり近親婚肥満家系において報告された[12]。レプチン受容体遺伝子に変異が入った結果，レプチン受容体の膜貫通領域，細胞内領域が欠損した可溶性の受容体しか産生されず，その結果レプチンの作用が伝わらず，過食・肥満を呈するようになる。

 レプチンは摂食抑制やエネルギー消費亢進作用の他に，糖質・脂質代謝改善作用[13]，交感神経系の活性化を介した血圧上昇作用[14]，性腺機能などの神経内分泌調節作用[15]など，生体内における様々な生理機能調節作用を持つ。京都大学のグループは，動物実験により脂肪萎縮性糖尿病の病態発症に低レプチン血症が関すること，脂肪萎縮性糖尿病の治療薬としてレプチンが有効であることを報告している[16]。さらに同グループにより，ヒト脂肪萎縮症に対するレプチン長期投与試験の有効性と安全性も報告されている[17]。

3　アディポネクチン

 アディポネクチンは，Acrp 30[18]，AdipoQ[19]，apM 1[2]，あるいは GBP 28[20]とも呼ばれ，4つの独立した研究グループにより見出された。アディポネクチンは脂肪細胞と褐色脂肪細胞に限局して発現する典型的なアディポサイトカインである。アディポネクチンはシグナル配列を持つ分泌タンパク質であり，シグナル配列に続くコラーゲン様ドメインと補体Ｃ１ｑに相同性のある球状（globu-

```
       N末端  〜〜〜〜〜  ●  C末端
              └──────┘└────┘
              コラーゲン様   C1q相同
                ドメイン    球状ドメイン
```

図9-4 アディポネクチンの構造

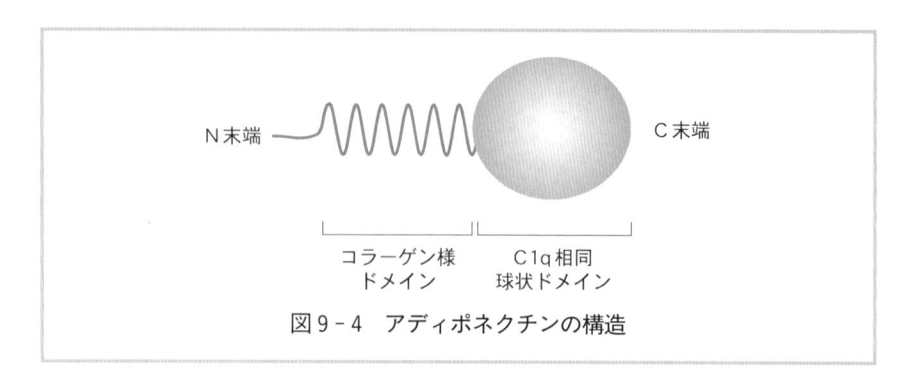

lar) ドメインから成る[21,22] (図9-4)。還元下のポリアクリルアミドゲル電気泳動 (SDS-PAGE) で分画した場合，アディポネクチンは 30 kDa の単一バンドとして検出されるが，血液中ではコラーゲン様ドメインやコラーゲン様ドメインに存在するシステイン残基を介して3量体 (低分子量型)，6量体 (中分子量型)，および12から18量体（高分子量型）で存在することが知られている[23,24]。

(1) 発現調節機構

　他のほとんどのアディポサイトカインが肥満度の進行とともに発現が亢進し，血中レベルが上昇するのに対し，アディポネクチンは逆に減少することが特徴的である。ヒトにおいて，内臓脂肪の増加に伴い血中アディポネクチンレベルは減少し，インスリン抵抗性，2型糖尿病の発症とも逆相関する[25]。その他，メタボリックシンドローム[26]，脂質代謝異常[26]，心臓血管疾患の発症[27]や，酸化ストレス[28]，高炭水化物食の摂取[29]によっても血中アディポネクチンレベルは減少する。逆に，チアゾリジン誘導体[30]，アンジオテンシンⅡ受容体ブロッカー[31]，アンジオテンシン変換酵素阻害剤[32]，および大豆タンパク質[33]，魚油[34]，リノレン酸[35]の摂取により上昇することが知られている。チアゾリジン誘導体によりアディポネクチンの発現誘導が促されることから，PPRE (PPARγ responsive element) を介した発現調節機構が想定されたが，当初明確な PPRE が確認できず，チアゾリジン誘導体によるアディポネクチンの発現上昇は，アディポネクチン遺伝子プロモータに対する直接的作用かどうかは議論が分かれ

た。その後ヒトアディポネクチン遺伝子プロモーターを用いた詳細な解析により，-273から-285の間に非典型的なDR 1（direct repeat 1）typeのPPREが同定され，PPARγ/RXR（retinoid X receptor）の2量体が直接結合することが示された。またPPREに加え，LRH-1（liver receptor homologue-1）と呼ばれる転写因子がLRH-RE（LRH-1 responsive element）を介してPPARγ/RXRと協調的に作用してアディポネクチンの発現を促すことも併せて明らかとなった[36]。

ヒトアディポネクチン遺伝子は，第3染色体q 27に存在する。この領域は2型糖尿病やメタボリックシンドロームに関連するとされる。従って，アディポネクチン遺伝子は2型糖尿病発症につながる感受性遺伝子と予想される[37-40]。事実，肥満や糖尿病発症との関連を示す様々な一塩基多型（SNP ; single nucleotide polymorphism）が見出されている。アディポネクチン遺伝子プロモーター領域の遺伝子多型はアディポネクチンレベルの上昇に，一方エキソン・イントロン領域の多型は減少にリンクしていることが示されている[41]。

(2) アディポネクチン受容体とシグナル伝達

アディポネクチンの発見から遅れること8年，2003年に東京大学のグループによりアディポネクチン受容体が2種同定され，それぞれAdipoR 1, AdipoR 2と名付けられた[42]。アミノ酸配列からAdipoR 1, AdipoR 2ともに7回膜貫通型の構造を有することが予想され，特異抗体を用いた免疫染色実験によりN末端が細胞内，C末端が細胞外に位置することが判明した。このトポロジーは従来報告されているGPCR（G protein coupled receptor）とは全く逆であることから，AdipoR 1, AdipoR 2は別のファミリーを形成している可能性が考えられる。T-cadherinもまた高分子量型アディポネクチンと結合することが報告されているが[43]，アディポネクチンの標的臓器である肝臓での発現が認められないなど，その機能については不明な点が多い。

アディポネクチン―アディポネクチン受容体を介したシグナルトランスダクションの概略を図9-5に示す。アディポネクチンが主として肝臓，骨格筋で発

図9-5 アディポネクチン—アディポネクチン受容体を介したシグナル伝達の概略

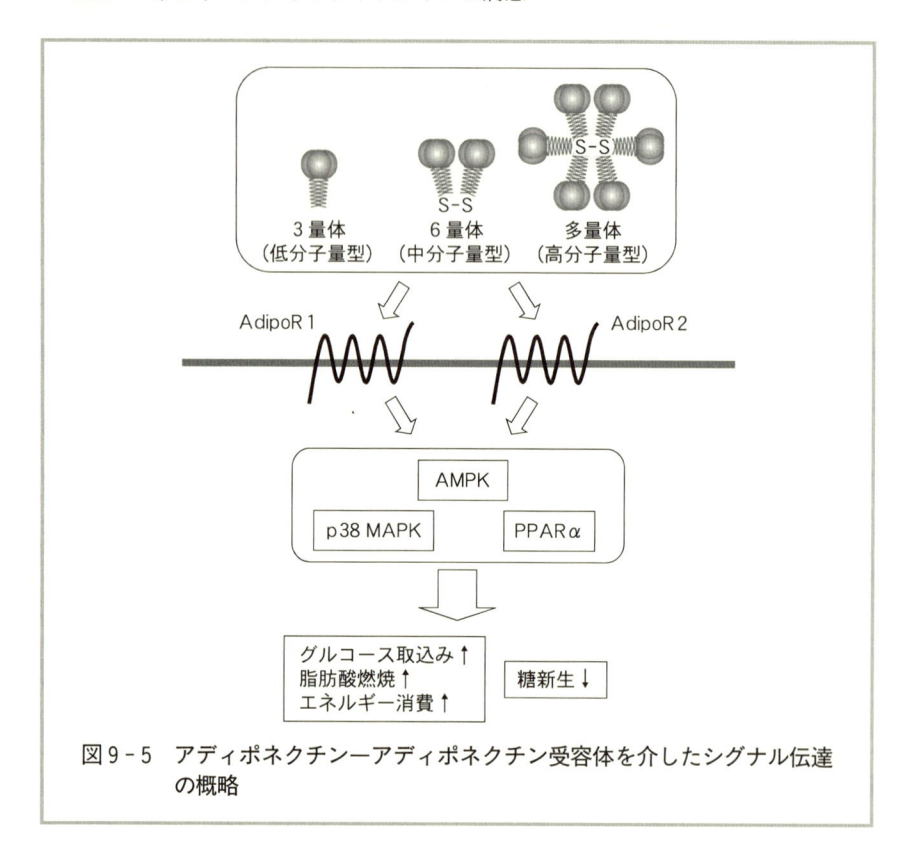

現しているAdipoR 1, AdipoR 2に結合すると, AMPK(AMP activated protein kinase), PPARα, p 38 MAP (mitogen activated protein) kinase を介してグルコースの取り込みや脂肪酸燃焼, エネルギー消費が亢進し, 逆に肝臓における糖新生が抑制される[42,44,45]。

(3) 疾病治療薬としての有用性

肥満状態では, 血中アディポネクチン濃度の低下に加え, AdipoR 1, AdipoR 2の発現量の低下も報告されている[46]。従って, アディポネクチンの補充やアディポネクチンの発現を亢進させる治療薬に加え, アディポネクチン受容体の発現を増強する薬剤の開発も有力と考えられる。

高分子量型アディポネクチンを形成できない変異を有するヒトは糖尿病になることから[24]，高分子量型アディポネクチン量を増加させる薬剤が探索され，PPARγアゴニスト，すなわちチアゾリジン誘導体が見出された[24]。チアゾリジン誘導体は以前から抗糖尿病薬として使用されていたが，その作用の一部は高分子量アディポネクチンの誘導によると考えられる。PPARγアゴニストには脂肪細胞分化誘導効果もあり，小型脂肪細胞の数を増やすことによりレジスチンなどのインスリン抵抗性惹起性アディポサイトカインの発現を低下させ，間接的にインスリン感受性を回復させる機構も存在する[24]。

PPARαアゴニストは脂肪組織におけるAdipoR1，AdipoR2の発現量を回復させることが報告された[47]。AdipoR1，AdipoR2の発現量が回復することにより，脂肪組織におけるMCP-1（monocyte chemoattractant protein-1）の発現量が低下し，脂肪組織へのマクロファージの浸潤が抑制され，炎症作用が軽減されるという図式である。アディポネクチンの発現亢進を促すPPARγアゴニストとの併用やPPARα/γデュアルアゴニストによる治療効果が期待されている。

4 PAI-1

メタボリックシンドロームは心血管疾患発症の危険因子として知られ，その一因として血液凝固系の亢進や血小板の活性化，血液線溶系の活性低下が考えられる。プラスミノーゲンアクチベータインヒビター1（plasminogen activator inhibitor 1；PAI-1）はSERPINファミリーに属する45 kDaの分泌型プロテアーゼインヒビターであり，血液線溶系の強力な阻害因子として機能し，肥満や脂質異常症，糖尿病に起因する血栓形成傾向に深く関与する。

インスリン抵抗性を発症している肥満者や2型糖尿病患者の血中PAI-1濃度が上昇することが複数のグループにより報告されている。血中PAI-1濃度はBMIや脂肪組織重量などと正の相関関係を示し，外科的な脂肪組織の除去やチアゾリジン投与により低下する[48,49]。詳細は明らかでないが，肥満により血中濃

度が上昇するトリグリセライドや遊離脂肪酸,TNF-α (tumor necrosis factor-α), IL-6 (interleukin-6) などの炎症性サイトカインがPAI-1の発現上昇を引き起こす主たる原因と考えられる[50,51]。肥満に伴う血中PAI-1濃度の上昇に脂肪組織・細胞が寄与することは間違いないが,その程度については定かでない。遺伝性肥満 *ob/ob* マウスは非アルコール性脂肪肝を呈するが,肝臓におけるPAI-1遺伝子の発現量の方がむしろ血中PAI-1濃度と正の相関関係を示す[52]。また肥満患者においても,PAI-1濃度と脂肪肝の程度との間に正の相関が報告されている[52,53]。つまり,肥満により肥大化した脂肪組織でPAI-1の発現量が亢進するが,血液線溶系の調節制御というよりは,脂肪組織での局所的な役割が考えられる。

5 ビスファチン

ビスファチンは,differential display 法によりヒトおよびマウス内臓脂肪に高発現している遺伝子として大阪大学・下村らのグループにより単離された491アミノ酸からなる55 kDa のタンパク質である[54]。遺伝子配列を比較した結果,先に報告されていた PBEF (pre-B cell colony-enhancing factor)[55]と同一であることが判明した。ビスファチンは構造上典型的なシグナル配列を持たないが,通常の小胞体・ゴルジ体を経ない未知経路で細胞外へと分泌されることがごく最近報告された[56]。配列中央部には原核生物の NAmPRT (nicotinamide phosphoribosyltranferase) と高い相同性を示す領域が存在し,NAD (nicotinamide adenine dinucleotide) 合成律速酵素として機能する[57]。肥満の進行とともに内臓脂肪組織における発現が亢進し,その主たる産生細胞は脂肪細胞自身とされるが[58],脂肪組織に浸潤したマクロファージが分泌するとの報告もある[59]。

ビスファチンを培養下の脂肪細胞や肝細胞に加えると,インスリン受容体や下流のシグナリング分子のリン酸化を引き起こす。インスリン受容体への結合に際し,インスリンとは競合せず,またインスリンとはアミノ酸配列の相同性

が見られないことから，ビスファチンのインスリン受容体への結合はインスリンとは独立して起こると予想される．事実，ストレプトゾトシン（STZ）投与により1型糖尿病の症状を示すマウスや，2型糖尿病モデルマウスに対してビスファチンを投与すると，血糖値やインスリン濃度が低下する[54]．生理条件下ではビスファチンの血中濃度は1〜10 ng/mLで摂食によりほとんど変化しないことから，インスリンが正常に働く条件下では血中グルコースのクリアランスには関与しないようである．

ビスファチンの発現は，肥満[60,61]，1型糖尿病[62]，2型糖尿病[63]により亢進し，低酸素（虚血）[64,65]，グルコース[66]，コルチゾール[67]が脂肪細胞からのビスファチンの発現・分泌を亢進させると報告されている．

6 TNF-α

TNF-α（tumor necrosis factor-α）は単球マクロファージにより分泌され，腫瘍部位に出血性壊死を誘導する因子として見出された[68]．通常は腫瘍や外界から侵入した病原体に対する宿主の防御機構として作用する炎症性サイトカインの一種である．その後，インスリン抵抗性を発症する様々な遺伝性肥満マウスの脂肪組織で高発現することが見出され，さらにTNF-α中和抗体投与によりインスリン抵抗性が改善されたことから[69]，脂肪組織に端を発するTNF-αの重要性が認識された．この結果を裏付けるように，TNF-αノックアウトマウスでは，高脂肪食負荷により肥満を発症するにもかかわらず，インスリン抵抗性が引き起こされず，骨格筋におけるGLUT 4（glucose transporter 4）の発現亢進や，骨格筋，脂肪細胞におけるインスリン受容体のリン酸化が亢進することが示された[70]．ヒトにおいても，脂肪組織における発現レベルとBMIは正の相関関係を示すが，血中レベルの亢進は特に認められないことから[71]，局所における作用が想定されている．

TNF-αのシグナルは特異受容体（TNF-R1）を介して伝えられる（図9-6）．TNF-αがTNF-R1に結合するとIRS-1（insulin receptor substrate-1）のセリ

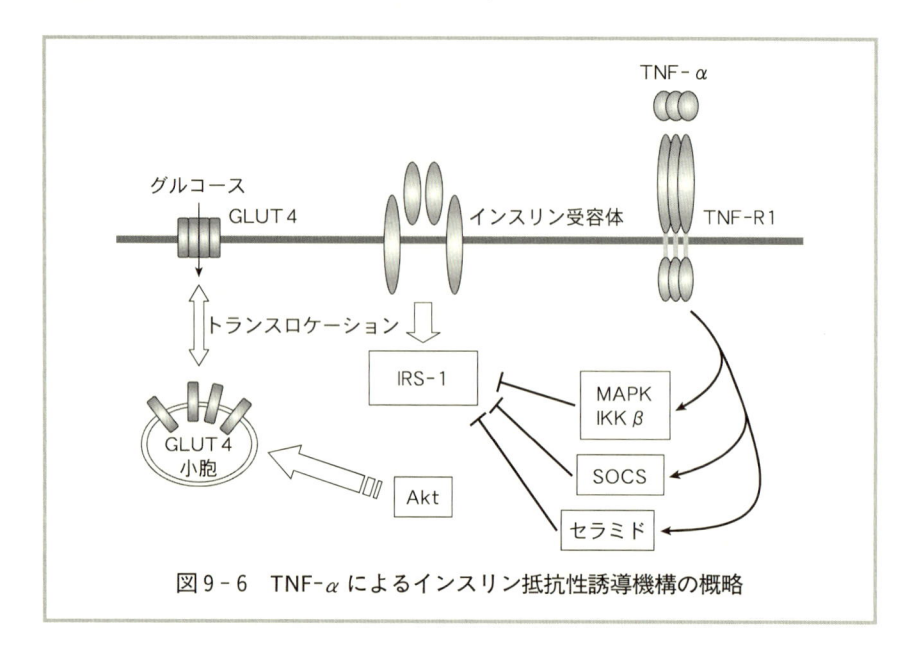

図9-6　TNF-αによるインスリン抵抗性誘導機構の概略

ン残基のリン酸化が生じ，これがインスリン受容体のチロシンリン酸化活性を抑制することによりインスリン抵抗性が発症する。IRS-1のセリンリン酸化はERK（extracellular signal-regulated kinase）をはじめとするMAPキナーゼ，IKKβ（IkappaB kinase β）などが関与する[72]。またSOCS-1（suppressor of cytokine signaling-1）やSOCS-3の発現を誘導することによりインスリンシグナリングを負に制御する機構も知られている[73]。

　TNF-αはアディポサイトカインの1つに数えられているが，肥満により肥大化した脂肪組織における主たる産生細胞は脂肪細胞ではなくマクロファージである。脂肪組織に浸潤したマクロファージはTNF-αを産生分泌し，脂肪細胞の脂肪分解を促すと共にアディポネクチンの発現低下をもたらす。その一方で，PAI-1，レプチン，レジスチンの発現を亢進させる。また東京医科歯科大学・小川らは，脂肪細胞-マクロファージのパラクリンループ作用において，脂肪細胞に由来する脂肪酸とともにマクロファージが分泌するTNF-αが重要な役割を果たし，両細胞に炎症変化を誘導する「悪循環」を助長するモデルを提唱

している。

7 レジスチン

　当初レジスチンは肺気管支炎の炎症反応部位で誘導される FIZZ 1（found in inflammatory zone 1）の相同タンパク質 FIZZ 3 として見出され[74]，その後脂肪細胞から分泌される新規アディポサイトカインの1つに数えられるようになった[75]。レジスチンは 12.5 kDa タンパク質として特異抗体を用いたウエスタンブロットで検出される。レジスチンはファミリーを形成し，ヒトで2種，マウスで3種の相同メンバーが同定されている。レジスチンファミリータンパク質は，シグナル配列に続く領域とC末端側のシステインに富む相同性の高い領域からなる。システイン残基はレジスチンファミリータンパク質のヘテロ2量体形成にあずかり[76]，2量体がさらに重合し6量体を形成する。

　レジスチンの発現や機能に関しては当初様々な報告がなされたが，現時点での理解は，レジスチンは肥満により血中レベルが上昇するようである[75]。マウスや3T3-L1脂肪細胞を用いた実験では，レジスチンの発現は高血糖[77]，デキサメサゾン[78]などにより正の制御を，逆にチアゾリジン誘導体[75]，インスリン[77]，甲状腺ホルモン[79]により負の制御を受けると報告されている。これらの発現調節機構は，プロモータ領域に C/EBPα 結合領域や PPRE が存在することにより裏付けられる[80]。概して発現上昇がインスリン抵抗性に結びつき，逆に発現減少がインスリン抵抗性の改善につながるとされる。

　レジスチンは培養下のL6骨格筋細胞や3T3-L1脂肪細胞において，インスリンにより誘導される GLUT 4 の膜輸送を介したグルコースの取り込みを阻害する[75,81]。レジスチン遺伝子を欠くノックアウトマウスを用いた解析では，野生型マウスに比べ肝臓での AMPK 活性上昇により糖代謝が改善されるとの報告がある[82]。これとは逆に，レジスチンを過剰に発現するトランスジェニックマウスでは肝臓における糖新生が亢進し，インスリン抵抗性を呈する[83]。

　ヒトレジスチンの場合，C/EBPα（CCAAT/enhancer-binding protein α）結

合領域やPPREは遺伝子プロモータ上で見出されておらず,発現制御機構が異なることが予想される。また皮下よりも内臓脂肪において高発現していること[84],チアゾリジン誘導体(ピオグリタゾン)投与により血中レジスチンレベルが低下することから[85],ヒトにおいても肥満に起因するインスリン抵抗性,2型糖尿病の発症との関連性が推察される。

8 MCP-1

MCP-1(monocyte chemoattractant protein-1)は単球走化性因子の1つであり,動脈硬化症の発症・進展に重要な役割を果たす炎症性ケモカインとして知られている。近年,肥満マウスの脂肪組織特異的なMCP-1遺伝子の高発現が報告され[86,87],肥満に起因するインスリン抵抗性発症への関与が重要視されている。肥満モデルマウスの脂肪組織では,マクロファージをはじめとする炎症細胞の浸潤や炎症性サイトカインの発現亢進が認められることから,肥満により肥大化した脂肪組織に由来する炎症が全身性インスリン抵抗性発症に関与することが推察されている[88,89]。高脂肪食負荷により肥満したマウスの脂肪組織におけるMCP-1の発現は体脂肪量に相関する。しかしながらTNF-αと同様にその主たる産生細胞は脂肪細胞でなく,stromal vascular fraction(SVF),とりわけ前駆脂肪細胞と推定されている。前駆脂肪細胞によるMCP-1の発現はTNF-α[90]やアンジオテンシンII(AngII)[91]により上昇する。脂肪細胞はAngIIの前駆体,アンジオテンシノーゲンやアンジオテンシン変換酵素を発現・分泌することから,肥満により肥大化した脂肪細胞やマクロファージに由来する因子が前駆脂肪細胞に作用してMCP-1の分泌を亢進させて単球やマクロファージの浸潤を促す。浸潤したマクロファージと脂肪細胞との間で遊離脂肪酸(FFA)とTNF-αを介した悪循環が生じ,脂肪組織・細胞の機能不全を引き起こしているようである(図9-7)。

MCP-1は肥満により肥大化した脂肪組織にほぼ限局して発現亢進が認められ[86,87],肥満マウスでは血中MCP-1濃度と体重に強い正の相関が認められ

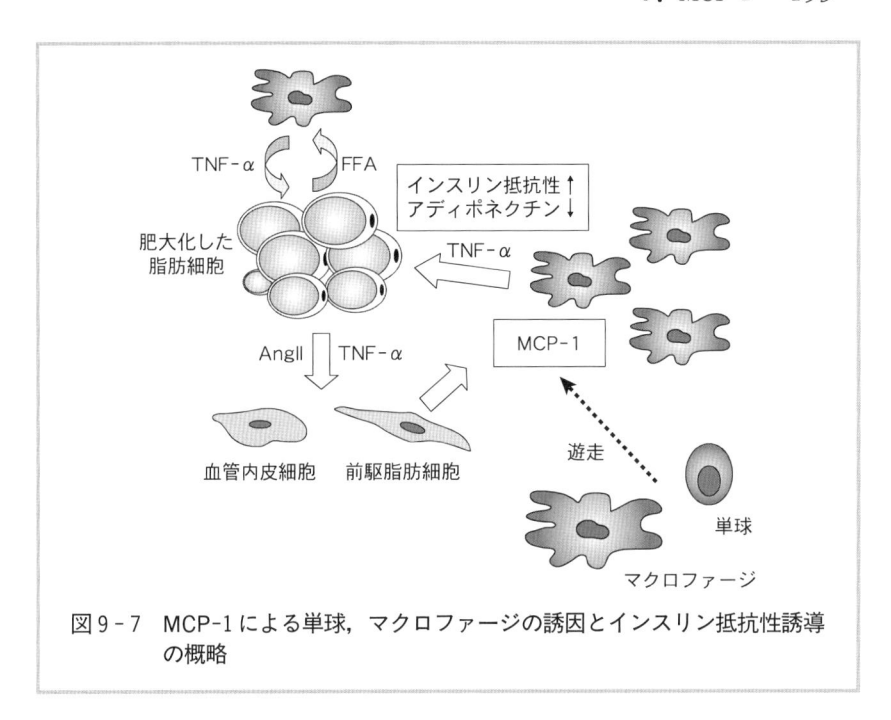

図 9-7 MCP-1 による単球，マクロファージの誘因とインスリン抵抗性誘導の概略

る[92]。従って脂肪組織は MCP-1 の産生に寄与する主要臓器と言える。MCP-1 の脂肪組織における機能解析はトランスジェニックマウスやノックアウトマウスを用いた発生工学的手法を用いて明らかにされている。aP2 遺伝子プロモーターを用いて脂肪細胞特異的に MCP-1 を過剰発現させると，非肥満状態においても脂肪組織へのマクロファージの浸潤やインスリン抵抗性の発症[87,93]，肝臓における脂肪の蓄積が観察された[87]。一方 MCP-1 ノックアウトマウスに高脂肪食を負荷するとマクロファージの浸潤がほとんど観察されず，インスリン感受性および脂肪肝の回復が認められる[87]。さらに，MCP-1 受容体として作用する CCR2 欠損マウスでは，高脂肪食負荷により肥大化した脂肪組織へのマクロファージの浸潤が抑制され，インスリン感受性の亢進も認められるなど[94]，MCP-1/CCR2 を介したシグナリング経路がマクロファージの浸潤に起因するインスリン抵抗性発症に関与することが強く示唆される。

9 おわりに

以上,主要な7つのアディポサイトカインについて概説した。これらのアディポサイトカインが単独で機能する場合はむしろ希で,それぞれが協調的に,あるいは拮抗的にターゲット細胞,組織に作用することにより代謝制御を行うと考えられる。紙面の都合で詳細に取り上げなかった遊離脂肪酸,アンジオテンシノーゲン,IL-6 (interleukin-6),性ホルモン(アンドロゲン,エストロゲン)も重要な機能を果たしていると考えられる。またごく最近筆者らが見出したMFG-E 8 (milk fat globule-epidermal growth factor 8) は膜小胞という新規な形態で分泌されることが明らかになり[95],脂肪組織の肥大化に伴う血管新生に関与することが予想される。アディポサイトカインの種類と機能およびクロストークは今後ますます増えると予想される。

文献

1) Zhang Y., Proenca R., Maffei M. et al : Positional cloning of the mouse obese gene and its human homologue. Nature 1994 ; 372 ; 425-432.
2) Maeda K., Okubo K., Shimomura I. et al : cDNA cloning and expression of a novel adipose specific collagen-like factor, apM1 (AdiPose Most abundant Gene transcript 1). Biochem Biophys Res Commun 1996 ; 221 ; 286-289.
3) Masuzaki H., Ogawa Y., Sagawa N. et al : Nonadipose tissue production of leptin : leptin as a novel placenta-derived hormone in humans. Nat Med 1997 ; 3 ; 1029-1033.
4) Bado A., Levasseur S., Attoub S. et al : The stomach is a source of leptin. Nature 1998 ; 394 ; 790-793.
5) Smith-Kirwin S. M., O'Connor D. M., De Johnston J. et al : Leptin expression in human mammary epithelial cells and breast milk. J Clin Endocrinol Metab 1998 ; 83 ; 1810-1813.
6) Aoki N., Kawamura M., Matsuda T. : Lactation-dependent down regulation of leptin production in mouse mammary gland. Biochim Biophys Acta 1999 ; 1427 ; 298-306.
7) Hosoda K., Masuzaki H., Ogawa Y. et al : Development of radioimmunoassay for human leptin. Biochem Biophys Res Commun 1996 ; 221 ; 234-239.

8) Bjorbaek C., Kahn B. B.: Leptin signaling in the central nervous system and the periphery. Recent Prog Horm Res 2004 ; 59 ; 305-331.
9) Schwartz M. W., Woods S. C., Porte D. Jr. et al : Central nervous system control of food intake. Nature 2000 ; 404 ; 661-671.
10) Montague C. T., Farooqi I. S., Whitehead J. P. et al : Congenital leptin deficiency is associated with severe early-onset obesity in humans. Nature 1997 ; 387 ; 903-908.
11) Strobel A., Issad T., Camoin L. et al : A leptin missense mutation associated with hypogonadism and morbid obesity. Nat Genet 1998 ; 18 ; 213-215.
12) Clement K., Vaisse C., Lahlou N. et al : A mutation in the human leptin receptor gene causes obesity and pituitary dysfunction. Nature 1998 ; 392 ; 398-401.
13) Ogawa Y., Masuzaki H., Hosoda K. et al : Increased glucose metabolism and insulin sensitivity in transgenic skinny mice overexpressing leptin. Diabetes 1999 ; 48 ; 1822-1829.
14) Aizawa-Abe M., Ogawa Y., Masuzaki H. et al : Pathophysiological role of leptin in obesity-related hypertension. J Clin Invest 2000 ; 105 ; 1243-1252.
15) Yura S., Ogawa Y., Sagawa N. et al : Accelerated puberty and late-onset hypothalamic hypogonadism in female transgenic skinny mice overexpressing leptin. J Clin Invest 2000 ; 105 ; 749-755.
16) Ebihara K., Ogawa Y., Masuzaki H. et al : Transgenic overexpression of leptin rescues insulin resistance and diabetes in a mouse model of lipoatrophic diabetes. Diabetes 2001 ; 50 ; 1440-1448.
17) Ebihara K., Masuzaki H., Nakao K. : Long-term leptin-replacement therapy for lipoatrophic diabetes. N Engl J Med 2004 ; 351 ; 615-616.
18) Scherer P. E., Williams S., Fogliano M. et al : A novel serum protein similar to C1q, produced exclusively in adipocytes. J Biol Chem 1995 ; 270 ; 26746-26749.
19) Hu E., Liang P., Spiegelman B. M. : AdipoQ is a novel adipose-specific gene dysregulated in obesity. J Biol Chem 1996 ; 271 ; 10697-10703.
20) Nakano Y., Tobe T., Choi-Miura N. H. et al : Isolation and characterization of GBP28, a novel gelatin-binding protein purified from human plasma. J Biochem (Tokyo) 1996 ; 120 ; 803-812.
21) Shapiro L., Scherer P. E. : The crystal structure of a complement-1q family protein suggests an evolutionary link to tumor necrosis factor. Curr Biol 1998 ; 8 ; 335-338.
22) Yokota T., Oritani K., Takahashi I. et al : Adiponectin, a new member of the family of soluble defense collagens, negatively regulates the growth of

myelomonocytic progenitors and the functions of macrophages. Blood 2000 ; 96 ; 1723-1732.
23) Pajvani U. B., Du X., Combs T. P. et al : Structure-function studies of the adipocyte-secreted hormone Acrp30/adiponectin. Implications fpr metabolic regulation and bioactivity. J Biol Chem 2003 ; 278 ; 9073-9085.
24) Waki H., Yamauchi T., Kamon J. et al : Impaired multimerization of human adiponectin mutants associated with diabetes. Molecular structure and multimer formation of adiponectin. J Biol Chem 2003 ; 278 ; 40352-40363.
25) Ryo M., Nakamura T., Kihara S. et al : Adiponectin as a biomarker of the metabolic syndrome. Circ J 2004 ; 68 ; 975-981.
26) Matsushita K., Yatsuya H., Tamakoshi K. et al : Comparison of circulating adiponectin and proinflammatory markers regarding their association with metabolic syndrome in Japanese men. Arterioscler Thromb Vasc Biol 2006 ; 26 ; 871-876.
27) Pischon T., Girman C. J., Hotamisligil G. S. et al : Plasma adiponectin levels and risk of myocardial infarction in men. Jama 2004 ; 291 ; 1730-1737.
28) Furukawa S., Fujita T., Shimabukuro M. et al : Increased oxidative stress in obesity and its impact on metabolic syndrome. J Clin Invest 2004 ; 114 ; 1752 -1761.
29) Pischon T., Girman C. J., Rifai N. et al : Association between dietary factors and plasma adiponectin concentrations in men. Am J Clin Nutr 2005 ; 81 ; 780 -786.
30) Yamauchi T., Kamon J., Waki H. et al : The fat-derived hormone adiponectin reverses insulin resistance associated with both lipoatrophy and obesity. Nat Med 2001 ; 7 ; 941-946.
31) Furuhashi M., Ura N., Higashiura K. et al : Blockade of the renin-angiotensin system increases adiponectin concentrations in patients with essential hypertension. Hypertension 2003 ; 42 ; 76-81.
32) Koh K. K., Quon M. J., Han S. H. et al : Vascular and metabolic effects of combined therapy with ramipril and simvastatin in patients with type 2 diabetes. Hypertension 2005 ; 45 ; 1088-1093.
33) Nagasawa A., Fukui K., Funahashi T. et al : Effects of soy protein diet on the expression of adipose genes and plasma adiponectin. Horm Metab Res 2002 ; 34 ; 635-639.
34) Flachs P., Mohamed-Ali V., Horakova O. et al : Polyunsaturated fatty acids of marine origin induce adiponectin in mice fed a high-fat diet. Diabetologia 2006 ; 49 ; 394-397.
35) Nagao K., Inoue N., Wang Y. M. et al : Conjugated linoleic acid enhances

plasma adiponectin level and alleviates hyperinsulinemia and hypertension in Zucker diabetic fatty (fa/fa) rats. Biochem Biophys Res Commun 2003 ; 310 ; 562-566.
36) Iwaki M., Matsuda M., Maeda N. et al : Induction of adiponectin, a fat-derived antidiabetic and antiatherogenic factor, by nuclear receptors. Diabetes 2003 ; 52 ; 1655-1663.
37) Hara K., Boutin P., Mori Y. et al : Genetic variation in the gene encoding adiponectin is associated with an increased risk of type 2 diabetes in the Japanese population. Diabetes 2002 ; 51 ; 536-540.
38) Kondo H., Shimomura I., Matsukawa Y. et al : Association of adiponectin mutation with type 2 diabetes : a candidate gene for the insulin resistance syndrome. Diabetes 2002 ; 51 ; 2325-2328.
39) Stumvoll M., Tschritter O., Fritsche A. et al : Association of the T-G polymorphism in adiponectin (exon 2) with obesity and insulin sensitivity : interaction with family history of type 2 diabetes. Diabetes 2002 ; 51 ; 37-41.
40) Menzaghi C., Ercolino T., Di Paola R. et al : A haplotype at the adiponectin locus is associated with obesity and other features of the insulin resistance syndrome. Diabetes 2002 ; 51 ; 2306-2312.
41) Woo J. G., Dolan L. M., Deka R. et al : Interactions between noncontiguous haplotypes in the adiponectin gene ACDC are associated with plasma adiponectin. Diabetes 2006 ; 55 ; 523-529.
42) Yamauchi T., Kamon J., Ito Y. et al : Cloning of adiponectin receptors that mediate antidiabetic metabolic effects. Nature 2003 ; 423 ; 762-769.
43) Hug C., Wang J., Ahmad N. S. et al : T-cadherin is a receptor for hexameric and high-molecular-weight forms of Acrp30/adiponectin. Proc Natl Acad Sci USA 2004 ; 101 ; 10308-10313.
44) Yamauchi T., Kamon J., Minokoshi Y. et al : Adiponectin stimulates glucose utilization and fatty-acid oxidation by activating AMP-activated protein kinase. Nat Med 2002 ; 8 ; 1288-1295.
45) Fruebis J., Tsao T. S., Javorschi S. et al : Proteolytic cleavage product of 30-kDa adipocyte complement-related protein increases fatty acid oxidation in muscle and causes weight loss in mice. Proc Natl Acad Sci USA 2001 ; 98 ; 2005-2010.
46) Tsuchida A., Yamauchi T., Ito Y. et al : Insulin/Foxo1 pathway regulates expression levels of adiponectin receptors and adiponectin sensitivity. J Biol Chem 2004 ; 279 ; 30817-30822.
47) Tsuchida A., Yamauchi T., Takekawa S. et al : Peroxisome proliferator-activated receptor (PPAR) alpha activation increases adiponectin receptors

and reduces obesity-related inflammation in adipose tissue: comparison of activation of PPARalpha, PPARgamma, and their combination. Diabetes 2005 ; 54 ; 3358-3370.
48) Alessi M., C.Juhan-Vague I.: PAI-1 and the metabolic syndrome: links, causes, and consequences. Arterioscler Thromb Vasc Biol 2006 ; 26 ; 2200-2207.
49) Griffiths S. L., Grainger D. J.: Proposal of a novel diabetogenic mechanism involving the serpin PAI-1. Bioessays 2006 ; 28 ; 629-641.
50) Mertens I. Van Gaal L. F.: Visceral fat as a determinant of fibrinolysis and hemostasis. Semin Vasc Med 2005 ; 5 ; 48-55.
51) Skurk T., Hauner H.: Obesity and impaired fibrinolysis: role of adipose production of plasminogen activator inhibitor-1. Int J Obes Relat Metab Disord 2004 ; 28 ; 1357-1364.
52) Alessi M. C., Bastelica D., Mavri A. et al: Plasma PAI-1 levels are more strongly related to liver steatosis than to adipose tissue accumulation. Arterioscler Thromb Vasc Biol 2003 ; 23 ; 1262-1268.
53) Ishii M., Yoshioka Y., Ishida W. et al: Liver fat content measured by magnetic resonance spectroscopy at 3.0 tesla independently correlates with plasminogen activator inhibitor-1 and body mass index in type 2 diabetic subjects. Tohoku J Exp Med 2005 ; 206 ; 23-30.
54) Fukuhara A., Matsuda M., Nishizawa M. et al: Visfatin: a protein secreted by visceral fat that mimics the effects of insulin. Science 2005 ; 307 ; 426-430.
55) Samal B., Sun Y., Stearns G. et al: Cloning and characterization of the cDNA encoding a novel human pre-B-cell colony-enhancing factor. Mol Cell Biol 1994 ; 14 ; 1431-1437.
56) Tanaka M., Nozaki M., Fukuhara A. et al: Visfatin is released from 3T3-L1 adipocytes via a non-classical pathway. Biochem Biophys Res Commun 2007 ; 359 ; 194-201.
57) Revollo J. R., Grimm A. A., Imai S.: The NAD biosynthesis pathway mediated by nicotinamide phosphoribosyltransferase regulates Sir2 activity in mammalian cells. J Biol Chem 2004 ; 279 ; 50754-50763.
58) Hammarstedt A., Pihlajamaki J., Rotter Sopasakis V. et al: Visfatin is an adipokine, but it is not regulated by thiazolidinediones. J Clin Endocrinol Metab 2006 ; 91 ; 1181-1184.
59) Curat C. A., Wegner V., Sengenes C. et al: Macrophages in human visceral adipose tissue: increased accumulation in obesity and a source of resistin and visfatin. Diabetologia 2006 ; 49 ; 744-747.
60) Berndt J., Kloting N., Kralisch S. et al: Plasma visfatin concentrations and fat

depot-specific mRNA expression in humans. Diabetes 2005 ; 54 ; 2911-2916.
61) Haider D. G., Holzer G., Schaller G. et al : The adipokine visfatin is markedly elevated in obese children. J Pediatr Gastroenterol Nutr 2006 ; 43 ; 548-549.
62) Haider D. G., Pleiner J., Francesconi M. et al : Exercise training lowers plasma visfatin concentrations in patients with type 1 diabetes. J Clin Endocrinol Metab 2006 ; 91 ; 4702-4704.
63) Chen M. P., Chung F. M., Chang D. M. et al : Elevated plasma level of visfatin/pre-B cell colony-enhancing factor in patients with type 2 diabetes mellitus. J Clin Endocrinol Metab 2006 ; 91 ; 295-299.
64) Segawa K., Fukuhara A., Hosogai N. et al : Visfatin in adipocytes is upregulated by hypoxia through HIF1alpha-dependent mechanism. Biochem Biophys Res Commun 2006 ; 349 ; 875-882.
65) Bae S. K., Kim S. R., Kim J. G. et al : Hypoxic induction of human visfatin gene is directly mediated by hypoxia-inducible factor-1. FEBS Lett 2006 ; 580 ; 4105-4113.
66) Haider D. G., Schaller G., Kapiotis S. et al : The release of the adipocytokine visfatin is regulated by glucose and insulin. Diabetologia 2006 ; 49 ; 1909-1914.
67) Kralisch S., Klein J., Lossner U. et al : Hormonal regulation of the novel adipocytokine visfatin in 3T3-L1 adipocytes. J Endocrinol 2005 ; 185 ; R1-8.
68) Carswell E. A., Old L. J., Kassel R. L. et al : An endotoxin-induced serum factor that causes necrosis of tumors. Proc Natl Acad Sci USA 1975 ; 72 ; 3666-3670.
69) Hotamisligil G. S., Shargill N. S.Spiegelman B. M. : Adipose expression of tumor necrosis factor-alpha : direct role in obesity-linked insulin resistance. Science 1993 ; 259 ; 87-91.
70) Uysal K. T., Wiesbrock S. M., Marino M. W. et al : Protection from obesity-induced insulin resistance in mice lacking TNF-alpha function. Nature 1997 ; 389 ; 610-614.
71) Kern P. A., Saghizadeh M., Ong J. M. et al : The expression of tumor necrosis factor in human adipose tissue. Regulation by obesity, weight loss, and relationship to lipoprotein lipase. J Clin Invest 1995 ; 95 ; 2111-2119.
72) Qi C., Pekala P. H. : Tumor necrosis factor-alpha-induced insulin resistance in adipocytes. Proc Soc Exp Biol Med 2000 ; 223 ; 128-135.
73) Ueki K., Kondo T., Kahn C. R. : Suppressor of cytokine signaling 1 (SOCS-1) and SOCS-3 cause insulin resistance through inhibition of tyrosine phosphorylation of insulin receptor substrate proteins by discrete mechanisms. Mol Cell Biol 2004 ; 24 ; 5434-5446.
74) Holcomb I. N., Kabakoff R. C., Chan B. et al : FIZZ1, a novel cysteine-rich

secreted protein associated with pulmonary inflammation, defines a new gene family. Embo J 2000 ; 19 ; 4046-4055.
75) Steppan C. M., Bailey S. T., Bhat S. et al : The hormone resistin links obesity to diabetes. Nature 2001 ; 409 ; 307-312.
76) Banerjee R. R., Lazar M. A. : Dimerization of resistin and resistin-like molecules is determined by a single cysteine. J Biol Chem 2001 ; 276 ; 25970-25973.
77) Haugen F., Jorgensen A., Drevon C. A. et al : Inhibition by insulin of resistin gene expression in 3T3-L1 adipocytes. FEBS Lett 2001 ; 507 ; 105-108.
78) Shojima N., Sakoda H., Ogihara T. et al : Humoral regulation of resistin expression in 3T3-L1 and mouse adipose cells. Diabetes 2002 ; 51 ; 1737-1744.
79) Nogueiras R., Gualillo O., Caminos J. E. et al : Regulation of resistin by gonadal, thyroid hormone, and nutritional status. Obes Res 2003 ; 11 ; 408-414.
80) Ghosh S., Singh A. K., Aruna B. et al : The genomic organization of mouse resistin reveals major differences from the human resistin : functional implications. Gene 2003 ; 305 ; 27-34.
81) Moon B., Kwan J. J., Duddy N. et al : Resistin inhibits glucose uptake in L6 cells independently of changes in insulin signaling and GLUT4 translocation. Am J Physiol Endocrinol Metab 2003 ; 285 ; E106-115.
82) Banerjee R. R., Rangwala S. M., Shapiro J. S. et al : Regulation of fasted blood glucose by resistin. Science 2004 ; 303 ; 1195-1198.
83) Rangwala S. M., Rich A. S., Rhoades B. et al : Abnormal glucose homeostasis due to chronic hyperresistinemia. Diabetes 2004 ; 53 ; 1937-1941.
84) McTernan C. L., McTernan P. G., Harte A. L. et al : Resistin, central obesity, and type 2 diabetes. Lancet 2002 ; 359 ; 46-47.
85) Otto C., Otto B., Goke B. et al : Increase in adiponectin levels during pioglitazone therapy in relation to glucose control, insulin resistance as well as ghrelin and resistin levels. J Endocrinol Invest 2006 ; 29 ; 231-236.
86) Sartipy P., Loskutoff D. J. : Monocyte chemoattractant protein 1 in obesity and insulin resistance. Proc Natl Acad Sci USA 2003 ; 100 ; 7265-7270.
87) Kanda H., Tateya S., Tamori Y. et al : MCP-1 contributes to macrophage infiltration into adipose tissue, insulin resistance, and hepatic steatosis in obesity. J Clin Invest 2006 ; 116 ; 1494-1505.
88) Berg A. H., Scherer P. E. : Adipose tissue, inflammation, and cardiovascular disease. Circ Res 2005 ; 96 ; 939-949.
89) Wellen K. E., Hotamisligil G. S. : Inflammation, stress, and diabetes. J Clin Invest 2005 ; 115 ; 1111-1119.
90) Xu H., Barnes G. T., Yang Q. et al : Chronic inflammation in fat plays a crucial role in the development of obesity-related insulin resistance. J Clin

Invest 2003 ; 112 ; 1821-1830.
91) Tsuchiya K., Yoshimoto T., Hirono Y. et al : Angiotensin II induces monocyte chemoattractant protein-1 expression via a nuclear factor-kappaB-dependent pathway in rat preadipocytes. Am J Physiol Endocrinol Metab 2006 ; 291 ; E771-778.
92) Takahashi K., Mizuarai S., Araki H. et al : Adiposity elevates plasma MCP-1 levels leading to the increased CD11b-positive monocytes in mice. J Biol Chem 2003 ; 278 ; 46654-46660.
93) Kamei N., Tobe K., Suzuki R. et al : Overexpression of monocyte chemoattractant protein-1 in adipose tissues causes macrophage recruitment and insulin resistance. J Biol Chem 2006 ; 281 ; 26602-26614.
94) Weisberg S. P., Hunter D., Huber R. et al : CCR2 modulates inflammatory and metabolic effects of high-fat feeding. J Clin Invest 2006 ; 116 ; 115-124.
95) Aoki N., Jin-no S., Nakagawa Y. et al : Identification and characterization of microvesicles secreted by 3T3-L1 adipocytes : redox- and hormone-dependent induction of milk fat globule-epidermal growth factor 8-associated microvesicles. Endocrinology 2007 ; 148 ; 3850-3862.

第10章 脂肪組織リモデリングの分子機構と医学応用

小川 佳宏[*,**]　菅波 孝祥[*]　伊藤 綾香[*,**]
田中　都[*,**]　伊藤 美智子[*]　亀井 康富[*]

1 はじめに

　内臓脂肪型肥満を背景として発症するメタボリックシンドロームの基盤病態として全身の軽度の慢性炎症反応が注目されており[1,2)]，多くの基礎研究あるいは臨床研究によりメタボリックシンドロームの上流に位置する肥満の脂肪組織そのものが炎症性変化を呈することが明らかになってきた。肥満の脂肪組織では，成熟脂肪細胞の増殖・肥大化，血管新生の増加，マクロファージ浸潤，アディポサイトカインの産生調節の破綻に特徴づけられる炎症性変化を呈していることが明らかになってきており，「脂肪組織リモデリング」とも言うべきダイナミックな変化をきたしていると考えられる（図10-1）。本稿では，脂肪組織リモデリングの主要な病態であるマクロファージ浸潤に焦点を当てて，脂肪組織リモデリングの分子機構と医学応用の可能性について概説する。

2 脂肪組織におけるマクロファージ浸潤の分子機構

　体脂肪量の増加に伴って肥大化した脂肪細胞ではTNFα（tumor necrosis factor-α）やIL-6（interleukin-6）などの炎症性サイトカインの増加とともに

---

[*] 東京医科歯科大学難治疾患研究所分子代謝医学分野
[**] 東京医科歯科大学21世紀COEプログラム

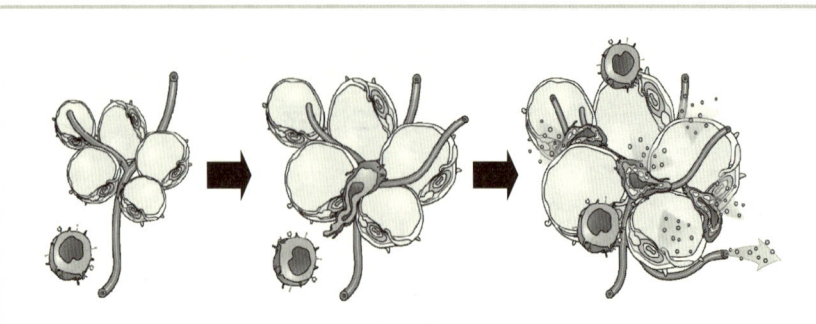

図 10-1　脂肪組織リモデリング
肥満の脂肪組織は，動脈硬化の血管壁と同様に成熟脂肪細胞の肥大化，血管新生，マクロファージの浸潤，アディポサイトカイン産生調節の破綻に特徴付けられる「脂肪組織リモデリング」とも言うべきダイナミックな変化をきたしている。

　MCP-1（monocyte chemoattractant protein-1）を中心とする多くのケモカインが過剰に産生され，これが脂肪組織にマクロファージ浸潤を誘導すると考えられている[3-5]。例えば，MCP-1あるいはMCP-1の主要な受容体であるCCR 2（C-C chemokine receptor 2）のノックアウトマウスでは，高脂肪食負荷により誘導される肥満において脂肪組織に浸潤するマクロファージが有意に減少し，TNFα産生の低下やアディポネクチンの増加，全身のインスリン抵抗性の改善が認められる[6,7]。逆に，脂肪組織特異的にMCP-1を過剰発現するトランスジェニックマウスでは，脂肪組織におけるマクロファージ浸潤とTNFα産生の増加が認められ，全身のインスリン抵抗性が悪化することが報告されている[6,8]。さらに，野生型マウスにおいて高脂肪食負荷と同時にCCR 2アンタゴニストを投与すると脂肪組織におけるマクロファージ浸潤は抑制されるという[7]。
　一方，遺伝性肥満 *ob/ob* マウスとMCP-1ノックアウトマウスの交配により得られるマウスでは，*ob/ob* マウスと同程度のマクロファージ浸潤とインスリン抵抗性を示すこと，MCP-1ノックアウトマウスでは野生型マウスと比較して高脂肪食負荷により誘導されるマクロファージ浸潤とインスリン抵抗性が増悪することが報告されており，MCP-1以外のケモカインが関与する可能性がある[9,10]。実際に，単球走化性を有するオステオポンチンのノックアウトマウス

では高脂肪食誘導性肥満において脂肪組織へのマクロファージ浸潤の抑制，インスリン抵抗性の改善，炎症性変化の減弱が認められることが報告されている[11]。以上のように，MCP-1/CCR 2系は肥満の脂肪組織へのマクロファージ浸潤において重要な役割を果たすと考えられるが，MCP-1以外の単球走化性を有するケモカインの関与が示唆される。

3 肥大化脂肪細胞におけるケモカイン産生増加の分子機構

脂肪細胞の肥大化によるケモカイン産生亢進の分子機構には不明の点も多いが，最近，肥満の脂肪組織が低酸素状態であること，肥満では活性酸素の産生あるいはNADPHオキシダーゼが脂肪組織特異的に亢進されていることが報告されており，これが肥大化脂肪細胞におけるアディポサイトカインの産生調節の破綻をもたらすとされている[12,13]。一方，肥大化した脂肪細胞では小胞体ストレスが増大し，これによりJNK (c-Jun N-terminal kinase) の活性化を介してインスリン抵抗性が誘導されると考えられており[14,15]，小胞体ストレスより活性化される転写因子XBP-1のノックアウトマウスでは対照マウスと比較して肥満に伴う耐糖能障害が有意に改善されること[14]，小胞体ストレスを軽減するケミカルシャペロンにより肥満モデルマウスの耐糖能障害が改善されることが証明されている[15]。以上のように脂肪細胞の肥大化の過程では多くの細胞内シグナル伝達系が活性化されており，これらの複雑なクロストークによりケモカイン産生亢進ひいてはマクロファージ浸潤がもたらされる可能性がある。

4 肥大化脂肪細胞におけるMAPKの変化

我々は既に，3T3-L1マウス前駆脂肪細胞の分化誘導21日目の肥大化脂肪細胞では8日目の非肥大化脂肪細胞と比較して炎症性サイトカインであるMCP-1やIL-6の産生が著しく増加すること，抗炎症作用を有するアディポネクチンの産生が低下することを確認した[16]。この時，MAPK (mitrogen-

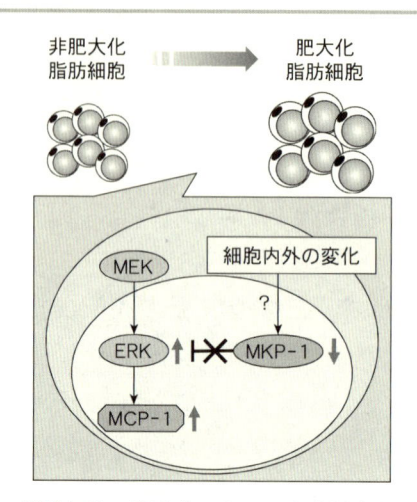

図 10 - 2 脂肪細胞の肥大化における炎症性変化の分子機構
肥大化脂肪細胞では,種々の細胞内外の変化によりもたらされる MKP-1 の発現低下により ERK が活性化され,MCP-1 産生が亢進される。これが肥満の脂肪組織におけるマクロファージ浸潤を誘導する。

activated protein kinase) ファミリー分子である ERK (extracellular-signal regulated kinase) のリン酸化は有意に亢進しており,MAPK の負の制御因子である MKP-1 (MAPK phosphatase-1) は有意に減少していた。MEK 阻害剤により肥大化脂肪細胞における MCP-1 産生の増加は抑制されるため,MKP-1 の発現低下に伴う ERK の活性化が関与する可能性が示唆された。一方,高脂肪食誘導性肥満マウスでは,マクロファージ浸潤に先行して脂肪細胞の肥大化とともに MCP-1 遺伝子発現が増加し,高脂肪食負荷の比較的早期に MKP-1 遺伝子発現の低下に引き続いて ERK リン酸化の亢進が認められる[16]。以上より,肥満の初期段階では脂肪細胞の肥大化に伴う MKP-1 の発現低下により ERK が活性化され,MCP-1 産生亢進がもたらされると考えられる(図 10 - 2)。

5 肥大化脂肪細胞における MKP-1 遺伝子導入の効果

　脂肪細胞ではアデノウイルス受容体(CAR)の発現が極めて少ないため，アデノウイルスベクターによる遺伝子導入効率が低いことが知られている．このため，我々はレトロウイルスベクターを用いて CAR を安定発現する CAR-3T3-L1 脂肪細胞を作製し，肥大化させた後にアデノウイルスベクターにより MKP-1 遺伝子を導入して肥大化脂肪細胞において MKP-1 を回復させた効果を検討した．MKP-1 タンパク量を非肥大化脂肪細胞の約 80% まで回復させた肥大化脂肪細胞では，ERK のリン酸化と MCP-1 遺伝子発現は非肥大化脂肪細胞と同程度に低下した．興味深いことに，MKP-1 遺伝子を導入した肥大化脂肪細胞では，中性脂肪含量やインスリンによる糖取り込みには有意な変化は認められないが，脂肪細胞の炎症性変化が明らかに改善していた[16]．以上より，肥大化脂肪細胞では MKP-1 の発現低下が ERK の活性化をもたらし，MCP-1 産生を増加することが明らかになり，これが脂肪細胞におけるマクロファージ浸潤や全身の糖代謝障害に関与する可能性が示唆された．最近，MKP-1 ノックアウトマウスの脂肪組織では MAPK の活性化により脂肪細胞の小型化が認められ，高脂肪食負荷による肝臓脂肪蓄積の抑制や骨格筋におけるエネルギー消費亢進により肥満抵抗性を呈することが報告されている[17]．このマウスは全身において MKP-1 が欠損しているため，脂肪組織における MKP-1 の機能的意義は明らかではなく，今後の検討が必要である．

6 脂肪細胞とマクロファージの相互作用

　一旦，脂肪組織に浸潤したマクロファージは脂肪細胞と相互作用することにより，脂肪細胞あるいは脂肪組織そのものの機能的変化をもたらす可能性がある．例えば，肥満の脂肪組織に浸潤したマクロファージは，肥大化して壊死に陥った脂肪細胞の周囲に集積し (crown-like structure)，それらを貪食して多核

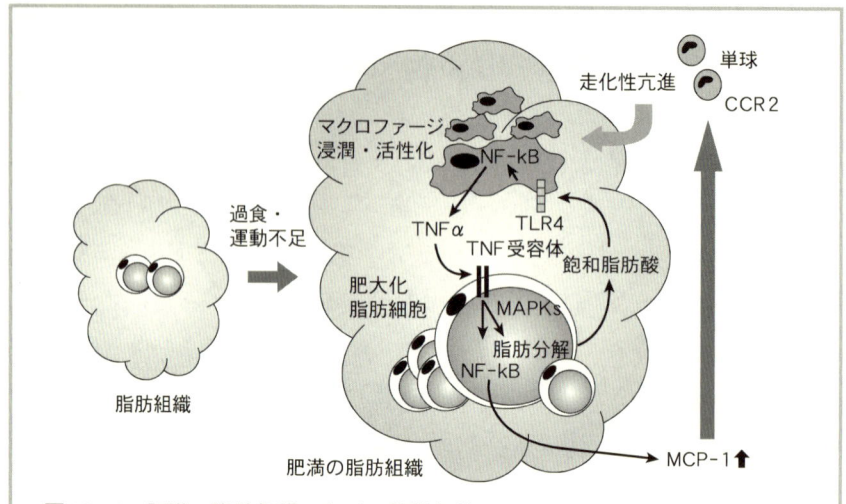

図10-3 肥満の脂肪組織における脂肪細胞とマクロファージのパラクリン調節系

肥満の脂肪組織では脂肪細胞とマクロファージに由来する飽和脂肪酸とTNFαをメディエータとするパラクリン調節系の破綻が脂肪組織の炎症性変化を増悪する悪循環をきたすと考えられる。

化することが指摘されている[18]。我々は既に，3T3-L1脂肪細胞とRAW 264マクロファージの共培養系を確立し，脂肪分解により脂肪細胞に由来する遊離脂肪酸，特に，飽和脂肪酸がマクロファージにおける炎症性変化を増大すること，これによりマクロファージにおけるTNFαの産生が増加して脂肪細胞における炎症性変化と脂肪分解を促進することを証明し，脂肪細胞とマクロファージが相互に炎症性変化を促進する「悪循環」をきたすことを明らかにした（図10-3）[19]。この時，脂肪細胞とマクロファージのいずれにおいても転写因子NF-κB (nuclear factor-κB) が活性化されており，両細胞の相互作用により誘導される炎症性変化に関与することが明らかになった[20]。一方，脂肪細胞とマクロファージの共培養により脂肪分解が誘導されるが，これにはNF-κBではなくERKやJNKのようなMAPKの活性化が関与することが証明されている（図10-3）[20]。

7 炎症性アディポサイトカインとしての飽和脂肪酸

　従来，脂肪酸は飢餓時に脂肪分解により産生され，全身臓器にエネルギーを分配するキャリアーと考えられている。しかしながら，最近では細胞内に取り込まれて代謝された中間代謝産物あるいは細胞表面に存在するGタンパク質共役型受容体ファミリーやPPAR（peroxisome proliferator-activated receptor）ファミリー等の核内受容体を介して多彩なシグナルを伝達することが報告されており，遊離脂肪酸は脂肪組織に最も高濃度存在するユニークなアディポサイトカインである。興味深いことに，マクロファージにおける炎症性変化はパルミチン酸やステアリン酸のような飽和脂肪酸を用いた場合にのみ認められるが，TLR 4（toll-like receptor 4）ノックアウトマウスやTLR 4の細胞内領域に点突然変異を有するC3H/HeJマウスより採取される腹腔内マクロファージを用いた検討により，飽和脂肪酸の炎症誘導作用は主にTLR 4を介することが明らかにされている（図10-4）[20,21]。さらに，C3H/HeJマウスより得られる腹腔内マクロファージを3T3-L1脂肪細胞と共培養するとC3H/HeNマウスを用いた場合と比較して，共培養により増加するMCP-1やTNFαの産生は明らかに抑制され，アディポネクチンの増加が認められる。以上より，脂肪細胞とマクロファージの相互作用により誘導される炎症性変化におけるTLR 4の機能的意義が示唆される[20,21]。実際に高脂肪食負荷によりTLR 4ノックアウトマウスあるいはC3H/HeJマウスに肥満を誘導すると，野生型マウスと比較して脂肪組織や肝臓における炎症性変化が軽減し，肥満により誘導されるインスリン抵抗性は改善する[21,22]。脂肪組織に浸潤したマクロファージは，脂肪分解を促進してTLR 4の内因性リガンドである飽和脂肪酸の産生を増加し，これが脂肪組織局所のみならず全身臓器において軽度の炎症性変化をもたらし，肥満やメタボリックシンドロームの病態を進展させるのかもしれない。以上より，肥満の脂肪組織の炎症性変化における飽和脂肪酸/TLR 4/NF-κB経路の病態生理的意義とメタボリックシンドロームの新しい創薬ター

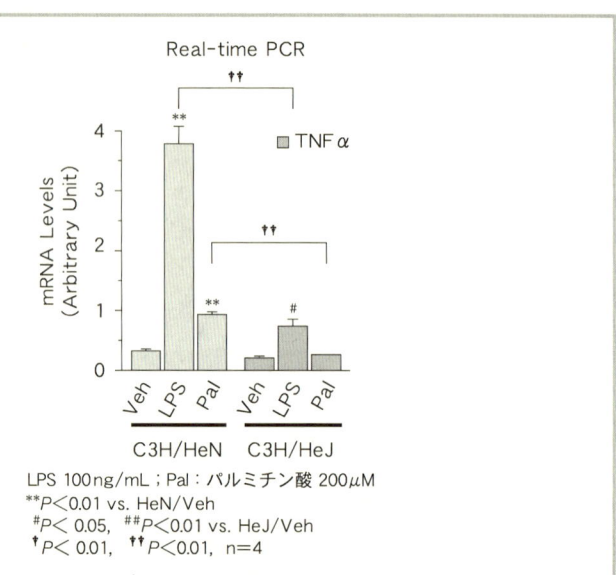

図10-4 TLR4を介する飽和脂肪酸の炎症誘導作用
TLR4遺伝子変異を有するC3H/HeJマウスより得られる腹腔内マクロファージでは，対照野生型C3H/HeNマウスの場合と比較して，LPSと同様にパルミチン酸（Pal）よるTNFα産生亢進が抑制される。

ゲットとしての可能性が示唆される。

8 n-3多価不飽和脂肪酸の抗炎症作用

　脂肪酸は二重結合の有無により飽和脂肪酸と不飽和脂肪酸に分類されているが，n-3多価不飽和脂肪酸（n-3 PUFAs：polyunsaturated fatty acids）はマクロファージに炎症性変化を誘導するどころかむしろ飽和脂肪酸やリポポリサッカライド（LPS）により誘導される炎症性変化に強力に拮抗する[23,24]。1970年代にアザラシ魚油の摂取量が多いイヌイットは都市部のデンマーク人と比較して心筋梗塞が極めて少ないことが報告されて以来，複数の介入試験あるいは疫学調査により，エイコサペンタエン酸（EPA：eicosapentaenoic acid）のようなn-3 PUFAsを多く含む魚油の摂取は心血管イベントを減少することが示唆されて

いる[25-27]。最近，わが国の EPA 製剤の大規模臨床試験 JELIS（Japan EPA Lipid Intervention Study）においても，スタチンを服用している高コレステロール血症患者に EPA を追加投与すると主要な心血管イベントの発症が有意に抑制されることが報告されている[28]。わが国の第 7 次改定「日本人の栄養所要量」において策定された「日本人の食事摂取基準（2005 年版）」でも具体的に各種脂肪酸の摂取量の範囲が示されるようになり，n-3 PUFAs の摂取を推奨している。

我々は最近，メタボリックシンドローム患者に EPA を投与すると動脈硬化惹起性リポタンパクと高感度 C-reactive protein が有意に減少することを証明し，EPA は血清脂質の量的変化のみならず質的変化をもたらすとともに全身性に抗炎症効果をもたらすことを明らかにした[29]。さらに，EPA 投与により肥満やメタボリックシンドロームにおいて減少した血中アディポネクチン濃度の増加が認められ，多重回帰分析により EPA 投与が血中アディポネクチンの増加に独立して相関することが明らかとなった[30]。以上より，EPA は脂肪組織に直接作用してアディポネクチン産生を増加する可能性が示唆された。実際に，脂肪細胞とマクロファージの共培養により減少するアディポネクチン分泌についても EPA がマクロファージにおける炎症性変化を改善することにより増加することが明らかになった（図 10-5）[30]。

肥満モデルマウスに EPA を摂取させると，体重差は認められないものの体脂肪量と脂肪細胞の小型化，血中アディポネクチン濃度の増加が認められる。この時，脂肪組織において増加する炎症性アディポサイトカイン遺伝子発現は有意に抑制されているため，アディポネクチン分泌の増加は脂肪組織の炎症性変化の改善によると考えられる。興味深いことに，EPA 摂取マウスでは対照マウスと比較して脂肪組織における F 4/80 陽性マクロファージの数は増加していた。

マクロファージは"活性型"と"非活性型"の 2 種類に分類される[31,32]。非肥満の脂肪組織では，非活性型マクロファージ（M 2）が抗炎症性サイトカインである IL-10 や NO 生合成を抑制するアルギナーゼを産生することにより炎

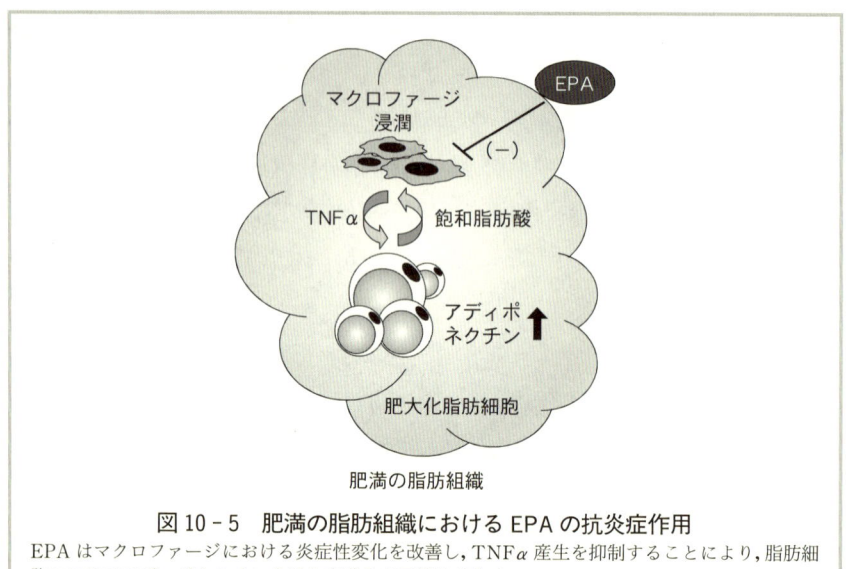

図 10-5　肥満の脂肪組織における EPA の抗炎症作用
EPA はマクロファージにおける炎症性変化を改善し，TNFα 産生を抑制することにより，脂肪細胞におけるアディポネクチン分泌を亢進する可能性がある．

症性変化を抑制するが，肥満の脂肪組織ではむしろ活性型マクロファージ（M1）の浸潤が増加し，多くの炎症性サイトカインを分泌して脂肪組織の炎症性変化を促進すると考えられている[33-35]．EPA 摂取マウスの脂肪組織では，マクロファージ浸潤が増加しているにもかかわらず，IL-10 やアルギナーゼの増加傾向が認められ，脂肪組織におけるマクロファージの質的変化が示唆された[30]．以上のような，抗炎症作用を中心とする n-3 PUFAs の多彩な生物作用が魚油や EPA による心血管イベントの発症抑制作用に関与する可能性がある．

9　おわりに

　従来，脂肪組織は単に余剰エネルギーを貯蔵する静的な組織とみなされていたが，全身の代謝変化に応じて形態的にも機能的にもダイナミックな変化を来す動的な組織としてとらえられるべきである．肥満の脂肪組織におけるマクロファージ浸潤は脂肪組織リモデリングの主要な病態の 1 つであり，脂肪組織局

所の炎症性変化とこれによりもたらされる全身の臓器間クロストークの破綻により発症するメタボリックシンドロームの分子機構の理解のための重要な手掛かりとなる。脂肪組織の驚くべき多面性の全貌が解明されることにより，メタボリックシンドロームの分子機構の解明と動脈硬化性疾患を中心とした生活習慣病の克服が期待される。

文 献

1) Xu H., Barnes G. T., Yang Q. et al : Chronic inflammation in fat plays a crucial role in the development of obesity-related insulin resistance. J Clin Invest 2003 ; 112 ; 1821-1830.
2) Hotamisligil G. S. : Inflammation and metabolic disorders. Nature 2006 ; 444 ; 860-867.
3) Weisberg S. P., McCann D., Desai M. et al : Obesity is associated with macrophage accumulation in adipose tissue. J Clin Invest 2003 ; 112 ; 1796-1808.
4) Wellen K. E., Hotamisligil G. S. : Inflammation, stress, and diabetes. J Clin Invest 2005 ; 115 ; 1111-1119.
5) Skurk T., Alberti-Huber C., Herder C. et al : Relationship between adipocyte size and adipokine expression and secretion. J Clin Endocrinol Metab 2007 ; 92 ; 1023-1033.
6) Kanda H., Tateya S., Tamori Y. et al : MCP-1 contributes to macrophage infiltration into adipose tissue, insulin resistance, and hepatic steatosis in obesity. J Clin Invest 2006 ; 116 ; 1494-1505.
7) Weisberg S. P., McCann D., Desai M. et al : CCR2 modulates inflammatory and metabolic effects of high-fat feeding. J Clin Invest 2006 ; 116 ; 115-124.
8) Kamei N., Tobe K., Suzuki R. et al : Overexpression of monocyte chemoattractant protein-1 in adipose tissues causes macrophage recruitment and insulin resistance. J Biol Chem 2006 ; 281 ; 26602-26614.
9) Chow F.Y., Nikolic-Paterson D.J., Ma F. Y. et al : Monocyte chemoattractant protein-1-induced tissue inflammation is critical for the development of renal injury but not type 2 diabetes in obese db/db mice. Diabetologia 2007 ; 50 ; 471-480.
10) Inouye K. E., Shi H., Howard J. K. et al : Absence of CC chemokine ligand 2 does not limit obesity-associated infiltration of macrophages into adipose tissue. Diabetes 2007 ; 56 ; 2242-2250.
11) Nomiyama T., Perez-Tilve D., Ogawa D. et al : Osteopontin mediates obesity

-induced adipose tissue macrophage infiltration and insulin resistance in mice. J Clin Invest 2007 ; 117 ; 2877-2888.
12) Hosogai N., Fukuhara A., Oshima K. et al : Adipose tissue hypoxia in obesity and its impact on adipocytokine dysregulation. Diabetes 2007 ; 56 ; 901-911.
13) Furukawa S., Fujita T., Shimabukuro M. et al : Increased oxidative stress in obesity and its impact on metabolic syndrome. J Clin Invest 2004 ; 114 ; 1752-1761.
14) Ozcan U., Cao Q., Yilmaz E. et al : Endoplasmic reticulum stress links obesity, insulin action, and type 2 diabetes. Science 2004 ; 306 ; 457-461.
15) Ozcan U., Yilmaz E., Ozcan L. et al : Chemical chaperones reduce ER stress and restore glucose homeostasis in a mouse model of type 2 diabetes. Science 2006 ; 313 ; 1137-1140.
16) Ito A., Suganami T., Miyamoto Y. et al : Role of MAPK phosphatase-1 in the induction of monocyte chemoattractant protein-1 during the course of adipocyte hypertrophy. J Biol Chem 2007 ; 282 ; 25445-25452.
17) Wu J. J., Roth R. J., Anderson E. J. et al : Mice lacking MAP kinase phosphatase-1 have enhanced MAP kinase activity and resistance to diet-induced obesity. Cell Metab 2006 ; 4 ; 61-73.
18) Cinti S., Mitchell G., Barbatelli G. et al : Adipocyte death defines macrophage localization and function in adipose tissue of obese mice and humans. J Lipid Res 2005 ; 46 ; 2347-2355.
19) Suganami T., Nishida J., Ogawa Y. : A paracrine loop between adipocytes and macrophages aggravates inflammatory changes: role of free fatty acids and tumor necrosis factor α. Arterioscler Thromb Vasc Biol 2005 ; 25 ; 2062-2068.
20) Suganami T., Tanimoto-Koyama K., Nishida J. et al : Role of the Toll-like receptor 4/NF-κB pathway in saturated fatty acid-induced inflammatory changes in the interaction between adipocytes and macrophages. Arterioscler Thromb Vasc Biol 2007 ; 27 ; 84-91.
21) Suganami T., Mieda T., Itoh M. et al : Attenuation of obesity-induced adipose tissue inflammation in C3H/HeJ mice carrying a Toll-like receptor 4 mutation. Biochem Biophys Res Commun 2007 ; 354 ; 45-49.
22) Shi H., Kokoeva M. V., Inouye K. et al : TLR4 links innate immunity and fatty acid-induced insulin resistance. J Clin Invest 2006 ; 116 ; 3015-3025.
23) Lee J. Y., Sohn K. H., Rhee S. H. et al : Saturated fatty acids, but not unsaturated fatty acids, induce the expression of cyclooxygenase-2 mediated through Toll-like receptor 4. J Biol Chem 2001 ; 276 ; 16683-16689.
24) Lee J. Y., Plakidas A., Lee W. H. et al : Differential modulation of Toll-like receptors by fatty acids: preferential inhibition by n-3 polyunsaturated fatty

acids. J Lipid Res 2003 ; 44 ; 479-486.
25) Kromhout D., Bosschieter E. B., de Lezenne Coulander C. : The inverse relation between fish consumption and 20-year mortality from coronary heart disease. N Engl J Med 1985 ; 312 ; 1205-1209.
26) Siscovik D. S., Raghunathan T. E., King I. et al : Dietary intake and cell membrane levels of long-chain n-3 polyunsaturated fatty acids and the risk of primary cardiac arrest. JAMA 1995 ; 274 ; 1363-1367.
27) Burr M. L., Fehily A. M., Gilbert J. F. et al : Effects of changes in fat, fish, and fibre intakes on death and myocardial reinfarction: diet and reinfarction trial (DART). Lancet 1989 ; 2 ; 757-761.
28) Yokoyama M., Origasa H., Matsuzaki M. et al : Effects of eicosapentaenoic acid on major coronary events in hypercholesterolaemic patients (JELIS) : a randomised open-label, blinded endpoint analysis. Lancet 2007 ; 369 ; 1090-1098.
29) Satoh N., Shimatsu A., Kotani K. et al : Purified eicosapentaenoic acid reduces small dense LDL, remnant lipoprotein particles, and C-reactive protein in metabolic syndrome. Diabetes Care 2007 ; 30 ; 144-146.
30) Itoh M., Suganami T., Satoh N. et al : Increased adiponectin secretion by highly purified eicosapentaenoic acid in rodent models of obesity and human obese subjects. Arterioscler Thromb Vasc Biol 2007 ; 27 ; 1918-1925.
31) Gordon S. : Alternative activation of macrophages. Nat Rev Immunol 2003 ; 3 ; 23-35.
32) Mantovani A., Sica A., Sozzani S. et al : The chemokine system in diverse forms of macrophage activation and polarization. Trends Immunol 2004 ; 25 ; 677-686.
33) Odegaard J. I., Ricardo-Gonzalez R. R., Goforth M. H. et al : Macrophage-specific PPARg controls alternative activation and improves insulin resistance. Nature 2007 ; 447 ; 1116-1120.
34) Lumeng C. N., Bodzin J. L., and Saltiel A. R. : Obesity induces a phenotypic switch in adipose tissue macrophage polarization. J Clin Invest 2007 ; 117 ; 175-184.
35) Bouhlel M. A., Derudas B., Rigamonti E. et al : PPARg activation primes human monocytes into alternative M2 macrophages with anti-inflammatory properties. Cell Metab 2007 ; 6 ; 137-143.

第11章 肥満・メタボリックシンドロームと食品機能

平井　静*　　後藤　剛*　　柳　梨娜**
高橋信之*　　河田照雄*

1　メタボリックシンドローム

（1）背　　景

　わが国の厚生労働省発表の死因統計でも脳血管障害，心血管病が全死亡原因の約30％を占め，癌と匹敵するものとなっている。動脈硬化性疾患の予防対策を強化するために，従来最も大きなリスクファクターとして取り上げられてきたのは，高コレステロール血症である。コレステロール高値，つまり高LDLコレステロール血症が動脈硬化症の強いリスクファクターになることは，世界的なコンセンサスである。LDL，酸化LDLをめぐる動脈硬化症の成因は分子レベルで解明されており，さらにその治療法もスタチンをはじめとするコレステロール低下薬剤の開発によって確立されてきた。そこで次のターゲットとされたのが現在，世界的に公衆衛生上の重要な課題となっているメタボリックシンドロームである。

（2）メタボリックシンドロームの定義と診断基準

　メタボリックシンドロームは「飽食と機械文明，車社会の中で必然的に起こ

---

*京都大学大学院　農学研究科　食品生物科学専攻
**韓国蔚山大学　食品栄養学科

る内臓脂肪の蓄積と,それを基盤にしたインスリン抵抗性および糖代謝異常,脂質代謝異常,高血圧を複数合併するマルチプルリスクファクター症候群で,動脈硬化になりやすい病態」と定義され,動脈硬化発症のリスクを30倍以上増加させている。この場合の動脈硬化症の発症機序として,上記のリスクファクターの集積だけでなく,内臓脂肪蓄積がアディポサイトカインの分泌を介して,直接血管病変を発症させるメカニズムも存在すると考えられている。

　高血糖,高脂血症,高血圧といったリスクファクターの一個人への集積が,心血管疾患の発症リスクを高めることが認識され,これを1つの病態としてとらえるようになったのは,1980年代後半からである。この病態は,「シンドロームX」,「死の四重奏」,「インスリン抵抗性症候群」,「内臓脂肪症候群」などと呼ばれてきたが,内臓脂肪蓄積,インスリン抵抗性に起因して,糖質代謝異常,脂質代謝異常,高血圧などを合併するメタボリックシンドロームとして,日本でも2005年にメタボリックシンドローム診断基準検討委員会により,診断基準が作成された。現在の日本における診断基準では,メタボリックシンドロームは,その発症基盤である内臓脂肪蓄積(ウエスト周囲径で評価)を必須項目とし,高血糖,脂質代謝異常,高血圧の中から2項目以上のco-morbidityの集積によって診断される(表11-1)[1]。

(3) メタボリックシンドロームの疾患概念を確立する意義

　マルチプルリスクファクター症候群は,最も目立った異常の改善を目的として他の併存する病態が放置されているか,またはそれぞれの病態に対して複数の薬剤を使った治療がなされている場合が多い。メタボリックシンドロームというきわめて動脈硬化リスクの高い疾病概念を確立することによって,そのキープレーヤーである「内臓脂肪蓄積」を減少させるライフスタイルの改善(特に運動の奨励)を積極的に行う意義が明確になり,これによりその下流に存在するマルチプルリスクの改善さらには効率的な動脈硬化性疾患の予防医学が推進される。また将来には現状のように個々の糖尿病治療薬,高脂血症治療薬,降圧剤などの治療ではなく,総合的にマルチプルリスクを軽減させ,動脈硬化を

表11-1　日本のメタボリックシンドローム診断基準

内臓脂肪（腹腔内脂肪）蓄積必須項目	
ウエスト周囲径	男性≧85 cm 女性≧90 cm
（内臓脂肪面積　男女とも≧100 cm²に相当）	
上記に加え以下のうち2項目以上	
高TG血症	≧150 mg/dL
かつ/または	
低HDL.C血症	＜40 mg/dL
高血圧　収縮期血圧	≧130 mmHg
かつ/または	
拡張期血圧	≧85 mmHg
空腹時高血糖	≧110 mg/dL

- CTスキャンなどの内臓脂肪量測定を行うことが望ましい。
- ウエスト周囲径は立位，軽呼気時，臍レベルで測定する。脂肪蓄積が著明で臍が下方に偏位している場合は肋骨下縁と前上腸骨棘の中点で測定する。
- メタボリックシンドロームと診断された場合，糖負荷試験が勧められるが診断には必須ではない。
- 高TG血症，低HDL.C血症，高血圧，糖尿病に対する薬剤治療を受けている場合は，それぞれの項目に含める。
- 糖尿病，高コレステロール血症の存在はメタボリックシンドロームの診断から除外されない。

防ぐ薬剤の開発が期待される。このような考え方は，薬剤と同時に食品レベルでも成り立ち，ここに食品側からの新しい戦略が生まれる可能性がある。メタボリックシンドロームの疾患としてのポイント，即ち内臓脂肪型肥満を理解することがきわめて重要である。

2　メタボリックシンドロームに対する有効食品

(1) 食品の有する機能

　古くは「薬食同源」といわれた「医食同源」でも表されているように，食こそ良薬，百薬の長であり，健康の維持や疾病の予防に「食」がきわめて大きな役割を担っていることは広く知られている。重要な点は，その概念の中には食が単なるタンパク質や糖質，脂質といった栄養素の供給源だけではなく「体の働きを整える」作用が含まれていることである。

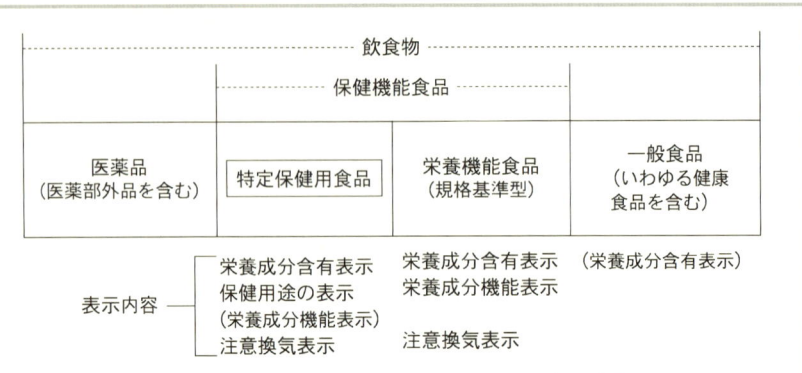

図11-1 特定保健用食品の位置づけと表示内容

	飲食物		
	保健機能食品		
医薬品 (医薬部外品を含む)	特定保健用食品	栄養機能食品 (規格基準型)	一般食品 (いわゆる健康食品を含む)
表示内容	栄養成分含有表示 保健用途の表示 (栄養成分機能表示) 注意換気表示	栄養成分含有表示 栄養成分機能表示 注意換気表示	(栄養成分含有表示)

特定保健用食品は分類上,保健機能食品に属し,身体の生理学的機能や生物学的機能に関与する特定の保健機能を有する成分を含み,健康の維持増進や特定保健の用途に資する食品である。さらに2005年に「条件付き特定保健用食品制度」および「特定保健用食品(規格基準型)」が創設され,その間口が拡大されつつある。

食品の機能は,① 身体構成素材およびエネルギー源(1次機能),② 感覚や嗜好性(2次機能),および③ 生体調節(3次機能)の諸機能に大別することができる。3次機能が科学的に裏付けられその機能を十分に発現できるように設計・加工された食品を「機能性食品」と呼んでおり,1980年代半ばに文部省科研費特定研究の成果に基づきわが国の食品科学研究者らにより世界に向けて発信された概念である。いわゆる科学的根拠に乏しい「健康食品」とは一線を画している。

しかし,法制度の中で機能性食品を直接定義したものはなく,関連する制度として1991年に栄養改善法に基づく制度として,「特定保健用食品」(特保,トクホ)が創設された(図11-1)。トクホは,「特定の保健の用途に資することを目的とし,健康の維持,増進に役立つまたは適する旨を表示することについて,厚生労働大臣により許可または承認された食品」と定義されている。動物実験のみならずヒトを対象とした科学的エビデンスに基づいた有効性の検証が不可欠である。2005年2月には制度の見直しが行われ,「条件付き特定保健用食品制度」,および「特定保健用食品(規格基準型)」が創設され,その間口が拡大され

つつある。トクホとして認可された製品は2006年12月現在で643件もの品目に上り，2005年度の市場規模では6,299億円，過去8年間で約4.8倍に拡大している。2010年には関連製品を含めると3兆円を超え，医薬品のおよそ半分の市場規模に迫ると予測されている。これは，まさに高齢社会を迎えた日本国民の健康志向の現れであると解することができる。

（2）肥満症に対する有効食品

肥満は個々人におけるエネルギー摂取と消費の量的なアンバランスの帰結としてとらえることができる。肥満を引き起こす要因は，主に以下に示す5つであると考えられている。① 過食，② 摂食パターンの異常，③ 遺伝，④ 運動不足，⑤ 熱産生障害である。しかしながら多くの肥満はこれら5つの原因が単独ではなく，複雑に絡み合って起こると考えられている。とりわけ今日のような先進諸国の環境下では，摂食パターン異常を含む過食と運動不足が最大の原因となっている。

このように肥満症発症においては食事バランスの乱れが主要な原因となっており，食生活の改善によって，肥満症の予防・改善が期待できるものと思われる。先に述べたように，食品中には単なる栄養素の供給源のみならず，様々な生体調節機能を有するものが存在する。このことは食事量の制限を介した摂取カロリーのコントロールによる肥満症対策だけではなく，肥満症に対して有用成分を有する食品を積極的に摂取することにより，肥満症の予防・改善をもたらす可能性の存在を示唆している。実際に肥満症に対して科学的エビデンスに基づいた有用性をもつ食品素材についても探索が行われ，いくつかの有効成分が見出されている。

肥満症に対して有効な食品素材の機能としては，以下のような項目があげられる。① エネルギー基質となる糖・脂質等の吸収抑制作用，② 熱産生亢進作用，③ 摂食抑制作用，④ 肥満状態の質的改善作用，等である。

① について，二糖類分解酵素阻害作用や膵リパーゼ阻害作用を有する食品成分が特定保健用食品として認可され，実用化されている。② に関しては，茶カ

テキンが抗肥満作用を有する食品成分として特定保健用食品として認可されている。茶カテキンのようにエネルギー消費亢進作用を有し，抗肥満作用を示す食品成分として，ほかに赤ワインに含まれるレスベラトロール[2]や魚介類に含まれるタウリン[3]等があげられる。また③の作用を有する食品成分としては，食品由来のサプリメントとして既に市販されている alpha lipoic acid（α-LA）や赤身魚に多く含まれるヒスチジンがあげられる。α-LA は視床下部の AMP activated protein kinase（AMPK）活性を抑制することにより[4]，ヒスチジンは，視床下部ヒスタミンニューロンを活性化することにより[5]，摂食抑制作用を発揮するとされている。

①〜③とは異なり，④は体重の減少をきたすものではないが，内臓脂肪蓄積抑制作用等を介して，肥満状態の質的改善を計るものである。食品成分中には，ビタミン C，E，各種ポリフェノールをはじめ，抗酸化作用を有する物質が多く見出されている。最近，酸化ストレスがインスリン抵抗性の成立に重要な役割を果たしていることが明らかにされ，抗酸化剤 MnTBAP の投与が糖代謝異常を顕著に改善することが示された[6]。実際に糖尿病患者で血中ビタミン C 量の低下が報告されており，メタボリックシンドローム患者においてもビタミン C，β-カロテン，ビタミン E（脂質濃度での補正値）の血中濃度の低下が報告されている[7]。心血管病やインスリン抵抗性に対する抗酸化剤の効果を検討した臨床試験も行われているが，その有効性は証明されるには至っていない。

以上のことから，食品中の抗酸化成分についてもインスリン抵抗性に対して有効に作用する可能性があるが，その有効性については科学的エビデンスに基づいた検証が不可欠である。また近年，メタボリックシンドロームの分子基盤として全身の軽度の炎症反応が注目されている。肥満状態の脂肪組織ではマクロファージの浸潤増加に伴って，炎症性サイトカインの産生亢進と抗炎症性サイトカインの産生低下が認められ，肥満状態の脂肪組織における炎症性変化がメタボリックシンドロームの病態に大きく関与すると考えられている[8,9]。後述するように，抗炎症作用を有する食品成分も多く存在することが知られており，これらの食品成分もメタボリックシンドロームに対して有効に作用する可能性

がある。

(3) 核内受容体リガンド機能を有する食品成分の探索とその有用性

　核内受容体は脂溶性の低分子化合物をリガンドとし活性化される転写因子群であり，その性質上生体の糖・脂質代謝を直接，間接的に制御している。そのため，肥満に伴う糖・脂質代謝異常においてもその活性調節が重要な役割を担っていることが明らかとなりつつある。また食事成分や天然物中には核内受容体の活性を制御するものが存在することが知られているため[10]，肥満に伴う生活習慣病に対する有用な食品素材を探索する上で，核内受容体は有用なターゲットとなりうるものと考えられる。実際に，糖・脂質代謝異常をはじめとする疾患に対して伝統的な薬草療法として用いられてきた天然物中に，核内受容体の活性調節因子が見出されており，薬草療法の薬理学的な作用点として明らかになってきている（表11-2)[11]。このように天然物中に核内受容体の活性調節因子が多く存在することから，食経験のある食品中にも核内受容体の活性を制御

表11-2　核内受容体活性制御因子としての天然物質と適応疾患

化合物名と由来	適応疾患	作用点
Lindeleyin（大黄）	前立腺癌	ER
Ginseniside-Rg1（朝鮮人参）	ストレス症	ER
Resveratrol（赤ワイン）	循環器系疾患	ER, PPARα, γ
Baicalein（ハーブ）	前立腺癌	AR
Diosgenin（山芋）	更年期障害	PR
Guggulsterone（Guggul tree 樹脂）	脂質代謝異常	FXR
Hyperforin（弟切草）	うつ病	PXR
Dimethylesculetin（ヨモギ）	黄疸	CAR
genistein（大豆）	更年期障害	ER, AR, PR
Isoprenols（ハーブ）	糖・脂質代謝異常	PPARα, γ
Auraptene（柑橘類）	糖・脂質代謝異常	PPARα, γ
Abietic acid（松ロジン）	糖質代謝異常	PPARγ
Capsaicin（トウガラシ）	糖質代謝異常	PPARγ
Phytol（葉緑体）	脂質代謝異常	PPARα
Isohumurone（ホップ）	糖・脂質代謝異常	PPARα, γ

ER；estrogen receptor, PPAR；peroxisome proliferator-activated receptor,
AR；androgen receptor, PR；progesterone receptor, FXR；farnesyl X receptor
PXR；pregnane X reseptor, CAR；constitutive androgen receptor　　　（文献11より改変引用）

し，糖・脂質代謝異常などの疾患の予防・改善に対して有効な成分の存在が示唆される．

我々の研究グループでも上記のような核内受容体の特徴に注目し，脂肪細胞の機能制御を介した肥満状態の質的改善作用を有する成分について，食品成分を含む天然物を対象として探索を行ってきた．核内受容体である peroxisome proliferator-activated receptor（PPAR）は脂肪酸に対する受容体として見出され，糖，脂質代謝において重要な役割を果たしている．PPAR には3種の α，γ，δ の3種のサブタイプが存在しており，それぞれの活性化因子が代謝異常改善作用を有することが知られている．特に PPARγ，PPARα に対する活性化剤は臨床で使用され，ヒトでの有用性も示されている．近年，脂肪組織を構成する脂肪細胞がアディポサイトカインと呼ばれる種々の生理活性物質の分泌を介して，生体の糖・脂質代謝に積極的に関与していることが明らかにされてきている．我々は脂肪細胞のこのような性質に着目し，脂肪細胞で多く発現する PPARγ に対する食品成分由来の活性制御因子の探索を行うこととした．PPARγ は脂肪細胞分化のマスターレギュレーターであることが知られており，その合成リガンドであるチアゾリジン誘導体は2型糖尿病におけるインスリン抵抗性改善薬として用いられている．そのため，PPARγ の活性制御因子は特に生体の糖質代謝改善作用が期待された．PPARγ に対する高感度リガンドアッセイ系を構築し，食品成分由来の活性化因子について検索を試みた．その結果，いくつかのイソプレノイドが PPARγ を活性化させることを明らかにしてきた（図11-2）[12-16]．これらの物質はレポーター遺伝子を用いたリガンドアッセイ系に加え，培養脂肪細胞においても活性を示し，PPARγ のリガンドとして機能することが示唆された．中でも，柑橘類に含まれるイソプレノイドであるオーラプテンは培養脂肪細胞において，インスリン感受性亢進因子であるアディポネクチンの分泌を促進し，逆にインスリン抵抗性関連因子である monocyte chemoattractant protein-1（MCP-1）の発現抑制作用を有することが示された[16]．

さらに，これらの物質のいくつかは，肥満・糖尿病モデル動物においても血

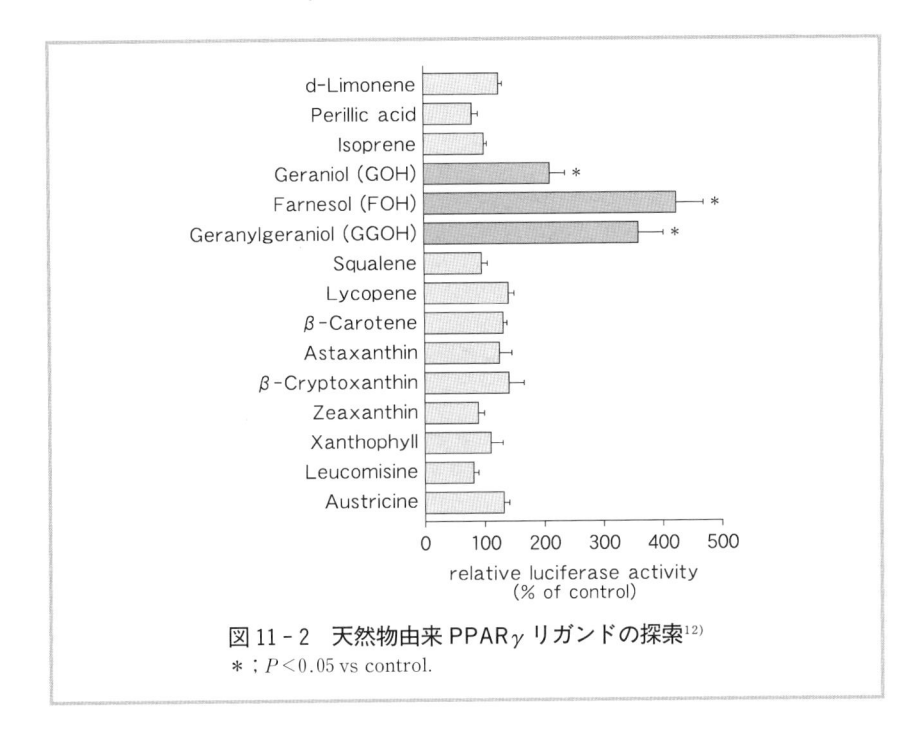

図11-2 天然物由来PPARγリガンドの探索[12]
＊；$P<0.05$ vs control.

糖値の低下, 尿糖陽性率の低下, インスリン感受性の亢進作用等を示しており, 肥満に伴う生活習慣病に対する有用成分となることが明らかとなった。PPARsのリガンド結合部位は他の核内受容体に比べ親水性アミノ酸に富み高いリガンド多様性を示すことが知られており, イソプレノイドのほかにもリガンドとなる食品成分が見出されている。ホップの苦味成分であるイソフムロンはPPARα, γ活性化作用を有し, 2型糖尿病患者を対象としたヒト試験においても, その有用性が明らかにされている[17]。PPARs以外の核内受容体に対するリガンドについても生活習慣病, さらにはメタボリックシンドロームをターゲットとした探索研究が進展しつつあり, 胆汁酸受容体であるfarnesoid X receptor (FXR) や酸化コレステロールの受容体であるliver X receptors (LXRs) についても, メタボリックシンドロームとの関連性が示唆されている[18,19]。これらの核内受容体は医薬品のみならず, 機能性食品にとっても有用な標的分子となる可能性があり, 実用化が期待される。

（4）肥満と炎症：食品成分による炎症性因子の分泌抑制作用

インスリン抵抗性や動脈硬化などの肥満症と脂肪組織における tumor necrosis factor-α（TNF-α）発現の上昇に相関があることは以前から知られていたが，近年，肥満動物の脂肪組織に多数のマクロファージが浸潤していることが明らかとなり[8,9]，脂肪組織における炎症関連遺伝子の発現とそれに伴う病態発症がこのような炎症細胞に由来するという可能性が注目されている。また，肥満時には，脂肪組織に浸潤するマクロファージが増加するとともに，血中および脂肪組織における MCP-1 レベルが上昇するという現象が報告されており[8,9]，我々の研究グループでも，肥満時の MCP-1 レベルの上昇が特に内臓脂肪組織において顕著であることを明らかにした[20]。すなわち，脂肪組織の肥大化に伴う MCP-1 発現の亢進が脂肪組織へのマクロファージの浸潤を促し，肥満症を誘発すると考えられる（図11-3）。これらの詳細は，前章において解説されているので参照されたい。

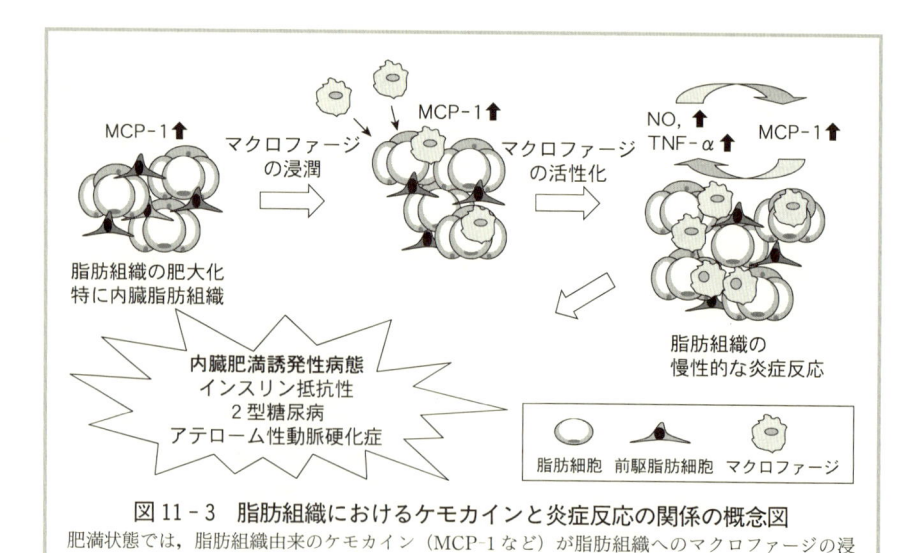

図 11-3 脂肪組織におけるケモカインと炎症反応の関係の概念図
肥満状態では，脂肪組織由来のケモカイン（MCP-1 など）が脂肪組織へのマクロファージの浸潤と活性化を誘導することで，脂肪組織での炎症反応において重要な役割を果たしている。

我々の研究グループでは，このような脂肪組織における炎症反応の初期段階に注目し，特にマクロファージと脂肪細胞の相互作用によって誘導されるMCP-1の発現・分泌抑制作用を有する食品成分の探索を行った。ここでは，脂肪細胞またはマクロファージにおけるMCP-1発現抑制作用が見出されたいくつかの食品成分について紹介する。

1）香辛料

世界各国に存在し使用されている香辛料は，主に熱帯〜温帯地方の植物に由来し，その多くが賦香作用，呈味作用，着色作用，矯臭作用，抗酸化作用，抗菌作用，薬理作用を，2次作用としては食欲増進作用，保存作用などを示す。香辛料の中には芳香以外にも辛味を呈するものが多く存在し，その構造で大別するとアミド類，バニリルケトン類，サルファイド類，イソチオシアネート類，の4つに分類される。辛味成分が異なるとその感じ方も異なり，アミド類およびバニリルケトン類は口の中で「熱い，痛い」と感じるタイプ，サルファイド類，イソチオシアネート類は鼻の粘膜を「ツン」と刺激するタイプの辛味成分である。

a．カプサイシン　トウガラシの辛味成分の本体であるカプサイシン（図11-4）は，トウガラシのみが生合成するアルカロイドの一種で構造上はアミド類に属する。これまでに，カプサイシンには，エネルギー代謝促進，アドレナリン分泌亢進などによる抗肥満作用があること，関節や粘膜などの炎症部位に対して抗炎症作用を有することが報告されていたが，近年，我々の研究グループでは，カプサイシンが肥満に伴う慢性炎症に対しても有効性を発揮することを見出した。

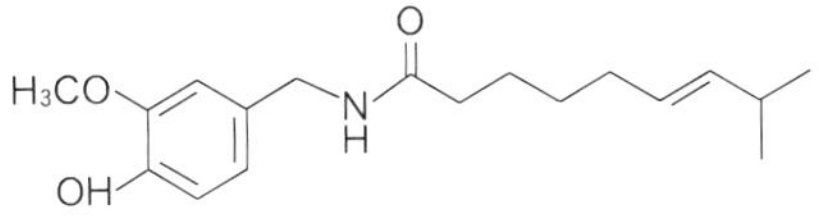

図11-4　カプサイシンの構造式

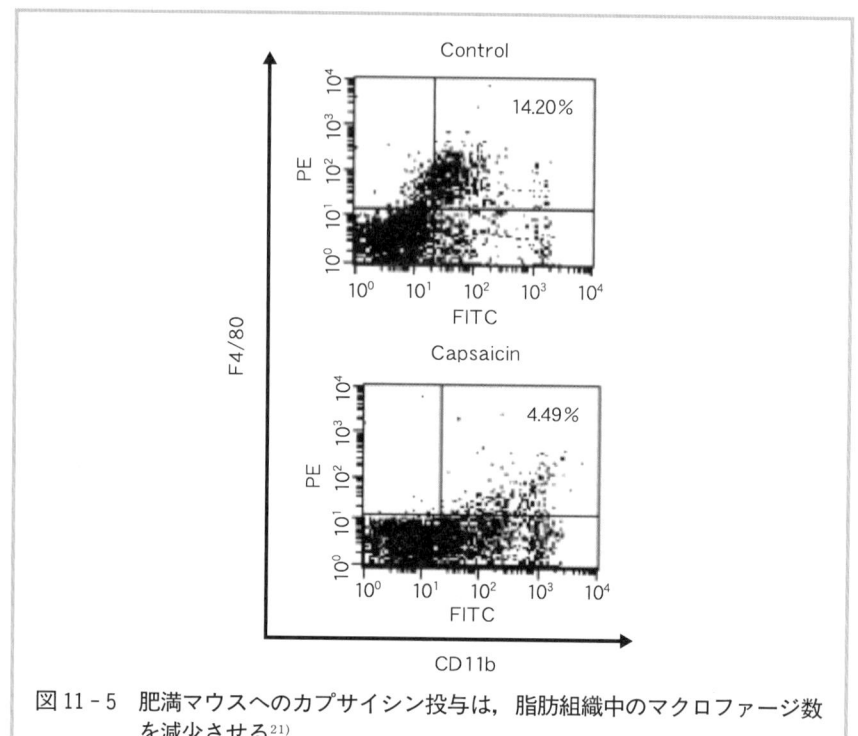

図 11-5 肥満マウスへのカプサイシン投与は，脂肪組織中のマクロファージ数を減少させる[21]

　高脂肪食摂取により肥満を呈したマウスの脂肪組織を採取し，$in\ vitro$ において カプサイシンとともに 24 h 培養したところ，MCP-1 や interleukin-6 などの炎症性因子の発現・分泌が亢進した[21]。また，脂肪組織の培養培地によって誘導されたマクロファージの遊走活性もカプサイシンによって抑制された[21]。実際，高脂肪食摂取のマウスに 10 日間カプサイシンを投与すると，脂肪組織中へのマクロファージの浸潤の抑制（図 11-5）および炎症性因子の発現低下が認められており[21]，カプサイシンが肥大化脂肪組織に浸潤したマクロファージによる慢性炎症を抑制するだけでなく，炎症惹起の引き金となる脂肪組織へのマクロファージの浸潤自体をも制御する可能性が示唆された。
　PPARγ のリガンドであるチアゾリジン誘導体は，PPARγ の活性化を介して抗糖尿病作用を示すことが知られており，このメカニズムとしては，脂肪細

胞のPPARγの活性化による小型脂肪細胞の増大がインスリン抵抗性を改善する作用機作が考えられている。一方，マクロファージにおいてもPPARγのリガンドは炎症性サイトカイン発現を誘導する転写因子であるNFκBの作用に干渉することで炎症反応を抑制することが示されており，我々の研究グループにおいても，カプサイシンがマクロファージのPPARγの活性化を介して抗炎症作用を示すことも見出している[14]。従って，マクロファージが浸潤した肥満動物の脂肪組織において，カプサイシンは，PPARγの活性化を介して脂肪細胞の小型化を誘導するとともに，マクロファージにも作用して炎症性サイトカイン発現を抑制することで，脂肪組織のインスリン抵抗性を抑制している可能性が考えられる。

このように，カプサイシンは，エネルギー代謝亢進による抗肥満作用だけでなく，肥満に伴うインスリン抵抗性などのメタボリックシンドロームの発症をも抑制する，非常に有効な食品成分であると考えられる。

b．その他の辛味成分　カプサイシン以外でも多くの辛味成分は抗炎症反応を有することが知られている。そこで我々の研究グループでは，香辛料中の様々な辛味成分が肥満に伴う炎症反応に対しても効果を発揮するかどうかについて検討を行った[22]。

用いた辛味成分は，コショウの成分でカプサイシンとともにアミド類に分類されるピペリン，ジンジャーやターメリックに含まれるバニリルケトン類のジンゲロンおよびクルクミン，ガーリックやオニオンに含まれるサルファイド類であるジアリルジスルフィド，ワサビやマスタードに含まれるイソチオシアネート類であるアリルイソチオシアネートで，高脂肪食により肥満を呈したマウスから採取した腸間膜脂肪組織を組織培養し，その培養上清を辛味成分とともにマクロファージに添加した。その結果，いずれの辛味成分も肥大化した脂肪組織の培養上清の添加によるMCP-1およびTNF-α分泌の上昇を有意に抑制し，さらには培養上清によるマクロファージの遊走活性も低下させた[22]。また，これらの成分が脂肪細胞に対しても単独でMCP-1分泌を抑制していた[22]ことから，脂肪組織中の脂肪細胞がMCP-1を分泌しマクロファージを呼び寄

せる，といった炎症の初期段階をも抑制する可能性が示された。

2）フラボノイド

フラボノイドは，ベンゼン環（C6）2個を3つの炭素（C）で結合したC6-C3-C6単位からなる，植物の代謝産物の総称である。最初に生成するフラボノイドはカルコンと呼ばれる1,3－ジフェニルプロパノイドであり，カルコンイソメラーゼの作用で閉環してナリンゲニンを代表とするフラバノンを生成する。その後，大部分のフラボノイドは，酸化・還元反応を経て，フラボン（flavone），ジヒドロフラボノール（dihydroflavonol），フラボノール（flavonol），ロイコアントシアニジン（leucoanthocyanidin），カテキン（catechin），アントシアニジン（anthocyanidin）へと代謝される。フラボノイドを生合成する植物の種や科は多岐にわたっており，特に緑黄・白色野菜の葉や柑橘類の皮に多く存在している。生理作用としては，一般に，抗酸化作用，抗癌性，血圧上昇抑制作用，抗菌・抗ウイルス作用，抗アレルギー作用などが知られており，近年，肥満や生活習慣病の予防にも有効であるという研究報告もなされてきた。

a．ナリンゲニン類　　ナリンゲニン（図11-6）は主に柑橘類に含まれるフラボノイドであり，その代謝産物であるケルセチンやケンペロールと同様に，これまで抗酸化作用や癌細胞増殖抑制作用，抗炎症作用などの機能性が報告されている。一方，フラボノール合成の中間体で，カルコンイソメラーゼの作用

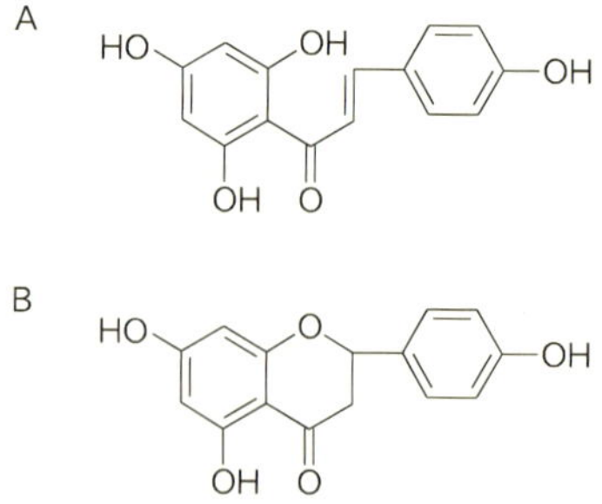

図11-6　ナリンゲニンカルコン(A)とナリンゲニン(B)の構造式

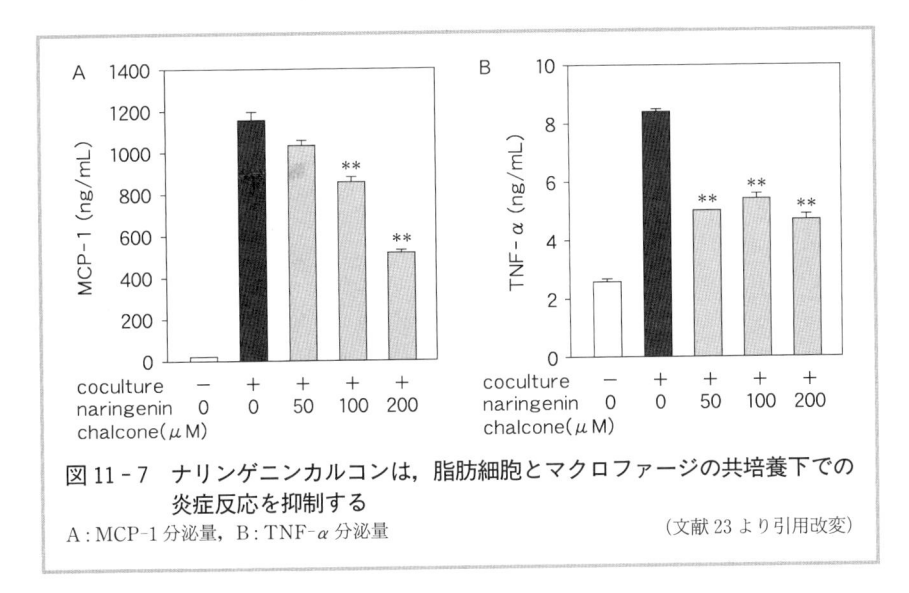

図11-7 ナリンゲニンカルコンは，脂肪細胞とマクロファージの共培養下での炎症反応を抑制する
A：MCP-1分泌量，B：TNF-α分泌量　　　　　　　　　　　　（文献23より引用改変）

でナリンゲニンへと代謝されるナリンゲニンカルコン（図11-6）については，抗アレルギー作用が報告されているだけで，その他の機能に関しては未解明であった。そこで我々の研究グループでは，主にトマトの果皮に含まれているナリンゲニンカルコンがマクロファージによる炎症反応，および脂肪細胞とマクロファージの相互作用による炎症反応にどのような影響を及ぼすかということについて検討した[23]。

ナリンゲニンカルコンは，マクロファージにおける炎症反応および脂肪細胞とマクロファージの共培養によって亢進したMCP-1やTNF-αなどの炎症性サイトカインの分泌を有意に抑制した（図11-7）[23]。またナリンゲニンにも同様の抗炎症性作用は認められたが，その効果はナリンゲニンカルコンにおいてやや顕著であった。炎症性サイトカインの発現に関わる転写因子であるNF-κBは，炎症性刺激のない状態ではIκBと結合し細胞質に存在するが，刺激を受けるとIκBがユビキチン−プロテアソーム系に従って分解されるため遊離型となり，核内に移行し転写因子としての機能を発揮する。ナリンゲニンカルコンおよびナリンゲニンによる抗炎症性作用のメカニズムを調べるため，炎症

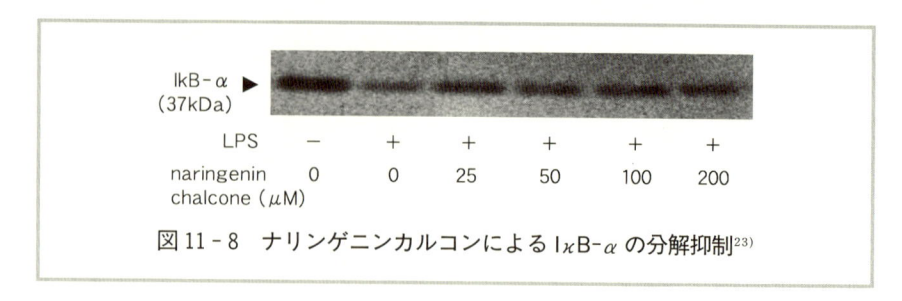

```
IkB-α  ▶ ━━━  ━━━  ━━━  ━━━  ━━━  ━━━
(37kDa)
LPS         −     +     +     +     +     +
naringenin  0     0    25    50   100   200
chalcone (μM)
```

図11-8　ナリンゲニンカルコンによる IκB-α の分解抑制[23]

性刺激後の IκBα の分解を調べた結果，ナリンゲニン類は炎症性刺激による IκBα の分解を部分的に回復させた（図11-8）[23]。ナリンゲニン類はカプサイシンのような PPARγ リガンドとしての作用を持たないため，おそらくナリンゲニン類は IκB の分解および炎症性サイトカイン発現に関わる NFκB 以外の転写因子に影響を及ぼすことで炎症反応を抑制した可能性が考えられる。

b．アントシアニン　　フラボノイド系の植物色素の1つであるアントシアニンは，ブドウやリンゴ，ブルーベリー，ナス，マメ等の赤色や紫色の色素成分であり，通常植物中では配糖体として存在し，色素本体であるアグリコンは，アントシアニジン（図11-9）と呼ばれている。一般にアントシアニンは一部の種類を除き中性領域では不安定で速やかに分解・退色するため，他のフラボノイド類のような機能を有するとは考えられてこなかったが，最近では，抗酸化作用をはじめとして多くの研究がなされている。

R=OH ; cyanidin
R=-o-β-D-glucose ; cyanidin 3-glucoside

図11-9　アントシアニンの構造

津田ら[24]はアントシアニンの中でも研究実績のあるシアニジン3-グルコシド（C3G）（図11-9）について，メタボリックシンドローム改善という観点から，体脂肪蓄積やインスリン感受性に及ぼす影響を詳しく検討している。マウスにC3Gを多量に含む紫とうもろこしの色素を添加した高脂肪食を摂取させたところ，高脂肪食のみ摂取のコントロール群に対して各種脂肪組織重量および体重増加が顕著に抑制され，さらに高脂肪食摂取の脂肪組織の肥大化も抑制されていた[24]。また2型糖尿病モデルマウスを用いて同様の試験を行ったところ，コントロール群で認められたインスリン感受性の低下が改善し，腸間膜脂肪組織の脂肪細胞膜上におけるGLUT4の発現が上昇していた[25]。またこの際，脂肪組織におけるMCP-1やTNF-αの発現が低下し，さらには，近年新たなアディポサイトカインとして2型糖尿病の発症に関与していることが報告されたretinol binding protein 4（RBP4）の発現も脂肪組織で低下しており，血清濃度も同様に低下していた[25]。RBP4は，脂肪細胞特異的なGLUT4欠損マウスの解析からインスリン抵抗性の原因分子として同定されたものである[26]。従って，C3Gの摂取が脂肪組織におけるGLUT4の発現上昇をもたらし，その結果，RBP4の発現が低下し，インスリン感受性が亢進したと考えられる。C3GによるGLUT4の発現上昇のメカニズムとしては，C3GによるMCP-1発現の低下やAMPK活性の上昇が関与していると考えられている。このようにC3Gは，抗肥満作用だけでなく，脂肪組織における炎症性サイトカインの発現低下およびGLUT4の発現上昇，RBP4の発現低下を介して，非常に多方面からインスリン感受性を亢進させる有効な食品成分であることが示されている。

（5）食品成分による抗炎症性因子の分泌促進作用

これまで述べてきた炎症性因子以外にも，脂肪組織から分泌される抗炎症性因子もまた，食品成分によって肥満に伴う脂肪組織の炎症反応を抑制し，糖尿病や動脈硬化などのメタボリックシンドロームの発症を予防・改善するターゲットとなりうる。抗炎症性因子として最も研究の進んでいるのは，アディポ

ネクチンであり，実際，肥満の脂肪組織にはマクロファージの浸潤が多く認められ，MCP-1やTNF-αなどの炎症性サイトカインの発現が亢進している一方で，アディポネクチンの分泌は低下していることが知られている。

成熟脂肪細胞からのアディポネクチン分泌を促進させる食品成分としては，先述のカプサイシン[21]，アントシアニン[27]，クルクミン[28]，ジンゲロール[29]や，柑橘由来成分であるオーラプテン[16]，魚油として知られるエイコサペンタエン酸[30]，ドコサヘキサエン酸[30]や，リノール酸[31]などの多価不飽和脂肪酸が見出されている。これらの成分の多くは，肥満時の慢性炎症反応の生じた脂肪細胞モデル系や動物実験においてもアディポネクチン分泌を促進させることが示されている。

アディポネクチンの抗炎症作用は，主にその抗動脈硬化作用のメカニズムとして研究されてきた経緯があり，アディポネクチンがNFκBの機能抑制を介してマクロファージからのTNF-αの発現・分泌を抑制すること[32]，またマクロファージからの抗炎症性因子IL-10の分泌増加を介してマトリックス分解抑制因子TIMP-1（tissue inhibitor of metalloproteinase-1）の発現を増加させること[33]が示されている。一方，内臓脂肪組織領域に蓄積した脂肪細胞からはTNF-α以外にもマトリックスプロテアーゼなどの様々なプロテアーゼが発現誘導されることが近年報告され[34]，肥満進行時において脂肪組織はプロテアーゼなどの分泌により周辺環境との相互作用を活発にすることで急速に脂肪を蓄積させる仕組みを形成することが示唆されている。従って，上記のような食品成分によるアディポネクチン分泌の亢進は，従来から知られている骨格筋や肝臓のAMPK活性の亢進に加えて，脂肪組織に浸潤したマクロファージからのTNF-αの分泌阻害や，プロテアーゼ分解の促進を介して，インスリン抵抗性の改善や脂肪蓄積の抑制効果を発揮すると考えられる。今後は，各食品成分がアディポネクチン分泌を促進する詳細なメカニズムなど，さらなる検討が望まれる。

3 おわりに

　本稿では，肥満・メタボリックシンドロームについて，新たな疾患概念の定義の背景や診断基準，有効食品の可能性とそれらの科学的エビデンスの実例などについて述べてきた。日々の食事において摂取カロリーの制限に加え，食品中に存在する有用成分を積極的に摂取することは，個々人の食生活と密接に関与するメタボリックシンドロームの予防・改善において重要な意義をもちうるものと思われる。今後，糖・脂質代謝に関する分子レベルでの更なる知見の集積，およびそれを基にした信頼性のある有用食品成分の探索が進展することにより，肥満・メタボリックシンドロームに対してより効果的な食事療法の創出が期待される。

文　献

1) メタボリックシンドローム診断基準検討委員会：メタボリックシンドロームの疾患概念の確立と診断基準の設定．2005．
2) Lagouge M., Argmann C., Gerhart-Hines Z. et al : Resveratrol improves mitochondrial function and protects against metabolic disease by activating SIRT1 and PGC-1α. Cell 2006 ; 127 ; 1-14.
3) Tsuboyama-Kasaoka N., Shozawa C., Sano K. et al : Taurine (2-aminoethanesulfonic Acid) deficiency creates a vicious circle promoting obesity. Endocrinology 2006 ; 147 ; 3276-3284.
4) Kim M.S., Park J.Y., Namkoong C. et al : Anti-obesity effects of alpha-lipoic acid mediated by suppression of hypothalamic AMP-activated protein kinase. Nat Med 2004 ; 10 ; 727-733.
5) Goto K., Kasaoka S., Takizawa M. et al : Bitter taste and blood glucose are not involved in the suppressive effect of dietary histidine on food intake. Neurosci Lett 2007 ; 420 ; 106-109.
6) Houstis N., Rosen E.D., Lander E.S. : Reactive oxygen species have a causal role in multiple forms of insulin resistance. Nature 2006 ; 440 ; 944-948.
7) Ford E.S., Mokdad A.H., Giles W.H. et al : The metabolic syndrome and antioxidant concentrations: findings from the Third National Health and Nutrition Examination Survey. Diabetes 2003 ; 52 ; 2346-2352.

8) Weisberg S.P., McCann D., Desai M. et al : Obesity is associated with macrophage accumulation in adipose tissue. J Clin Invest 2003 ; 112 ; 1796-1808.
9) Xu H., Barnes G.T., Yang Q. et al : Chronic inflammation in fat plays a crucial role in the development of obesity-related insulin resistance. J Clin Invest 2003 ; 112 ; 1821-1830.
10) Chawla A., Repa J.J., Evans R.M. et al : Nuclear Receptors and Lipid Physiology : Opening the X-Files. Science 2001 ; 294 ; 1866-1870.
11) Lazar M.A. : East meets West : an herbal tea finds a receptor. J Clin Invest 2004 ; 113 ; 23-25.
12) Takahashi N., Kawada T., Goto T. et al : Dual action of isoprenols from herbal medicines on both PPARγ and PPARα in 3T3-L1 adipocytes and HepG2 hepatocytes. FEBS Lett 2002 ; 514 ; 315-322.
13) Takahashi N., Kawada T., Goto T. et al : Abietic acid activates peroxisome proliferator-activated receptor-gamma (PPARγ) in RAW264.7 macrophages and 3T3-L1 adipocytes to regulate gene expression involved in inflammation and lipid metabolism. FEBS Lett 2003 ; 550 ; 190-194.
14) Park J.Y., Kawada T., Han I.S. et al : Capsaicin inhibits the production of tumor necrosis factor alpha by LPS-stimulated murine macrophages, RAW 264.7 : a PPARγ ligand-like action as a novel mechanism. FEBS Lett 2004 ; 572 ; 266-270.
15) Goto T., Takahashi N., Kato S. et al : Phytol directly activates peroxisome proliferator-activated receptor alpha (PPARα) and regulates gene expression involved in lipid metabolism in PPARα-expressing HepG2 hepatocytes. Biochem Biophys Res Commun 2005 ; 337 ; 440-445.
16) Kuroyanagi K., Kang M.S., Goto T. et al : Citrus auraptene acts as an agonist for PPARs and enhances adiponectin production and MCP-1 reduction in 3T3-L1 adipocytes. Biochem Biophys Res Commun ; 2007 ; in press.
17) Yajima H., Ikeshima E., Shiraki M. et al : Isohumulones, bitter acids derived from hops, activate both peroxisome proliferator-activated receptor α and γ and reduce insulin resistance. J Biol Chem 2004 ; 279 ; 33456-33462.
18) Claudel T., Staels B., Kuipers F. : The Farnesoid X receptor : a molecular link between bile acid and lipid and glucose metabolism. Arterioscler Thromb Vasc Biol 2005 ; 10 ; 2020-2030.
19) Zelcer N., Tontonoz P. : Liver X receptors as integrators of metabolic and inflammatory signaling. J Clin Invest 2006 ; 116 ; 607-614.
20) Yu R., Kim C.S., Kwon B.S. et al : Mesenteric adipose tissue-derived monocyte chemoattractant protein-1 plays a crucial role in adipose tissue macrophage migration and activation in obese mice. Obesity 2006 ; 14 ; 1353

-1362.
21) Kang J.H., Kim C.S., Han I.S. et al : Capsaicin, a spicy component of hot peppers, modulates adipokine gene expression and protein release from obese-mouse adipose tissues and isolated adipocytes, and suppresses the inflammatory responses of adipose tissue macrophages. FEBS Lett 2007 ; 581 ; 4389-4396.
22) Woo H.M., Kang J.H., Kawada T. et al : Active spice-derived components can inhibit inflammatory responses of adipose tissue in obesity by suppressing inflammatory actions of macrophages and release of monocyte chemoattractant protein-1 from adipocytes. Life Sci 2007 ; 80 ; 926-931.
23) Hirai S., Kim Y.I., Goto T. et al : Inhibitory effect of naringenin chalcone on inflammatory changes in the interaction between adipocytes and macrophages. Life Sci 2007 ; 81 ; 1272-1279.
24) Tsuda T., Horio F., Uchida K et al : Dietary cyanidin 3-O-beta-D-glucoside-rich purple corn color prevents obesity and ameliorates hyperglycemia in mice. J Nutr 2003 ; 133 ; 125-130.
25) Sasaki R., Nishimura N., Hoshino H. et al : Cyanidin 3-glucoside ameliorates hyperglycemia and insulin sensitivity due to downregulation of retinol binding protein 4 expression in diabetic mice. Biochem Pharmacol 2007 ; 74 ; 1619-1627.
26) Yang Q., Graham T.E., Mody N. et al : Serum retinol binding protein 4 contributes to insulin resistance in obesity and type 2 diabetes. Nature 2005 ; 436 ; 356-362.
27) Tsuda T., Ueno Y., Yoshikawa T. et al : Microarray profiling of gene expression in human adipocytes in response to anthocyanins. Biochem Pharmacol 2006 ; 71 ; 1184-1197.
28) 上野有紀：クルクミノイド類．抗肥満食品・素材の開発と応用展開；抗肥満のメカニズム-メタボリックシンドロームにおけるバイオマーカーの確立と応用-(大澤俊彦 監修) シーエムシー出版, 2007, p 157-164.
29) 津田孝範：食品因子による脂肪細胞機能の制御の可能性．ジャパンフードサイエンス 2005 ; 44 ; 29-36.
30) Itoh M., Suganami T., Satoh N. et al : Increased adiponectin secretion by highly purified eicosapentaenoic acid in rodent models of obesity and human obese subjects. Arterioscler Thromb Vasc Biol 2007 ; 27 ; 1918-1925.
31) Perez-Matute P., Martinez J.A., Marti A. et al : Linoleic Acid decreases leptin and adiponectin secretion from primary rat adipocytes in the presence of insulin. Lipids 2007 ; 42 ; 913-920.
32) Park P.H., McMullen M.R., Huang H. et al : Short-term treatment of

RAW264.7 macrophages with adiponectin increases tumor necrosis factor-α (TNF-α) expression via ERK1/2 activation and Egr-1 expression : role of TNF-α in adiponectin-stimulated interleukin-10 production. J Biol Chem 2007 ; 282 ; 21695-21703.
33) Kumada M., Kihara S., Ouchi N. et al : Adiponectin specifically increased tissue inhibitor of metalloproteinase-1 through interleukin-10 expression in human macrophages. Circulation 2004 ; 109 ; 2046-2049.
34) Unoki H., Bujo H., Shibasaki M. et al : Increased matrix metalloproteinase-3 mRNA expression in visceral fat in mice implanted with cultured preadipocytes. Biochem Biophys Res Commun 2006 ; 350 ; 392-398.

第12章 脂肪細胞制御による肥満・糖尿病治療の可能性とその展望

阪上　浩*

1　背景：脂肪細胞制御の必要性

　日本の肥満者数は増加の一途をたどっている。肥満人口(15歳以上)は経年齢的に増加を示し，現在約2,300万人と推定され，男性では，その割合は実に3割までに及んでいる（平成14年国民栄養調査）。肥満は，糖尿病や高脂血症，高血圧，虚血性心疾患，脳血管障害などの生活習慣病や睡眠時無呼吸症候群，腰椎症，変形性関節症などの様々な肥満に起因または関連する疾患の原因となる。さらに，肥満は癌による死亡率を高めるという大規模な疫学調査の結果が米国対癌協会より発表されている。また米国疾病管理センターCDCによると，米国では肥満を基盤とした疾患に対する2004年度の医療費は，750億ドル（対GDP比で約15％）にも及んでいると報告されている[1]。現代社会において，我々はこの肥満の予防と治療に早急に取り組むべきであり，わが国でも生活習慣病の1次予防の観点から第3次国民健康づくり対策「21世紀における国民健康づくり運動（健康日本21）」が平成12年度よりスタート（平成15，19年改正）したが，この中でも肥満およびその合併症の予防は重要な課題の1つとなっている[2]。さらに近年，内臓脂肪蓄積を伴う肥満（内臓肥満）とともに糖尿病，高血圧，高脂血症といった生活習慣病が集積することで，動脈硬化性疾患の発症基盤となることが明らかにされ，このような一連の病態が集積した状態をメタボリック

---

*近畿大学医学部 薬理学教室

シンドローム(内臓脂肪症候群)として広く知られるようになった。平成17年国民健康・栄養調査結果（概要）によると，40歳〜74歳の男性の2人に1人，女性の5人に1人が，メタボリックシンドロームが強く疑われるか，またはその予備軍であることがわかった。また内臓肥満はメタボリックシンドロームを形成する病態の1つであるだけでなく，糖尿病などの生活習慣病の原因でもあることから，肥満発症のメカニズムを解明することはメタボリックシンドロームの病態を把握し，新たなメタボリックシンドロームの治療法を考える上でも最も重要な研究課題であるといえる。

肥満とは体脂肪が過剰に蓄積された状態であるが，この体脂肪の量は脂肪細胞の大きさと数により規定される。生体が余剰なエネルギーを蓄積していく過程において，脂肪細胞はサイズの増大によって肥大化し，新たな脂肪細胞の出現によって脂肪細胞数が増加する。すなわち肥満は，個々の脂肪細胞の肥大化（hypertrophy）と脂肪細胞数の増加（hyperplasia）の両方に起因する[3]。最新の研究成果は，肥満形成時の脂肪細胞の肥大化の調節機構の一端を，大きさを制御する転写因子の役割や脂肪の蓄積調節機構によって明らかとしているが[4]，脂肪細胞の数を調節する機構はいまだ十分に明らかにされていないのが現状である。脂肪細胞の増殖や分化，脂肪蓄積，脂肪細胞の死と生体からの排除といった脂肪細胞のライフサイクル（生活史）を理解し，ライフスタイルを制御する分子機構を解明することによって，新たな肥満症治療の分子標的が見出される可能性がある。本稿では，まず肥満形成時の脂肪細胞数の意義とそのライフサイクルをまとめ，次に肥満病態形成機構における細胞増殖制御因子の意義を考察することで，脂肪細胞制御による肥満・糖尿病治療の可能性を探る。

2 肥満における脂肪細胞数の意義

肥満とは，前述のごとく体脂肪が過剰に蓄積された状態である。エネルギー過剰状態において個々の脂肪細胞は，エネルギーを中性脂肪として貯蔵し，細胞は肥大化する。また脂肪細胞は単なるエネルギーの貯蔵庫だけではなく，様々

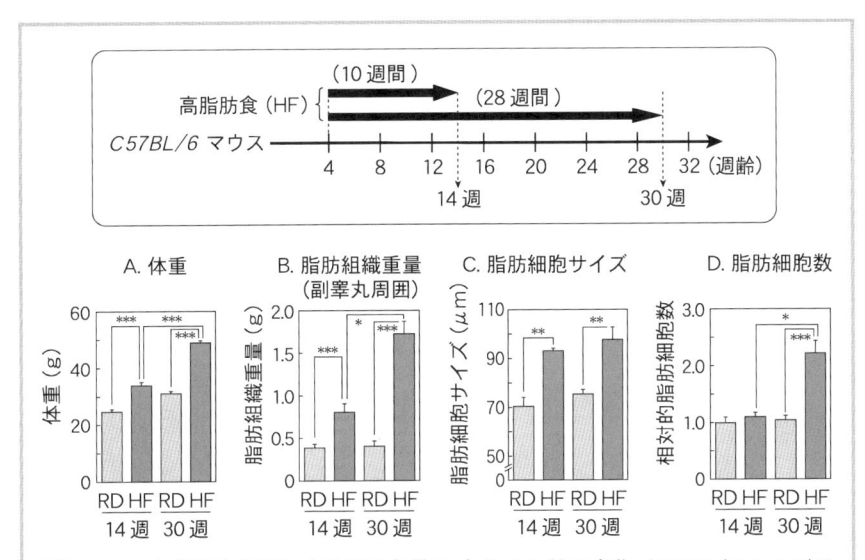

図12-1 高脂肪食負荷による脂肪細胞の大きさと数の変化（C57BL/6 マウス）[7]
C57BL/6 マウスに4週齢から高脂肪食（HF）給餌を行い，週齢（14週齢と30週齢）と共に変化する体重（A），副睾丸周囲脂肪組織重量（B），脂肪細胞の大きさ（C），細胞数（D）を通常食（RD）給餌マウスと比較検討した[6]。上段囲みにはプロトコールを示す。高脂肪食（HF）給餌マウスの14週齢と30週齢では，脂肪細胞の大きさには優位差はないが，約2.3倍の細胞数の増加が30週齢で確認された（$p<0.05$）。RD；通常食，HF；高脂肪食，$*p<0.05$, $**p<0.01$, $***p<0.005$.

な生理活性物質（アディポサイトカイン）を分泌する内分泌細胞でもあり，脂肪細胞はその大きさ（肥大化）によってアディポサイトカインの分泌を変化させることで，生活習慣病や動脈硬化性疾患の発症に寄与している[5]。

しかし，ヒトを含め哺乳動物においては，その大きさには限界があることが報告されている．具体的には，ヒトにおいてはBMI（Boby Mass Index）が20から23の正常例では脂肪細胞の大きさは直径70～90 μm である．肥満例においては，脂肪細胞の大きさが徐々に増大し，直径140 μm 程度にまで肥大化する．しかし，さらにBMIが増大し高度な肥満となっても，脂肪細胞の直径は140 μm 以上になることはない[6]．すなわち高度の肥満例においては脂肪細胞数が増加しないと説明がつかないことになる．肥満形成時の脂肪細胞サイズと数の変化，すなわちcellularityの変化は，既に1970年代にPer Bjorntorp（スウェー

図12-2 高脂肪食負荷による脂肪細胞の大きさと数の変化（模式図）

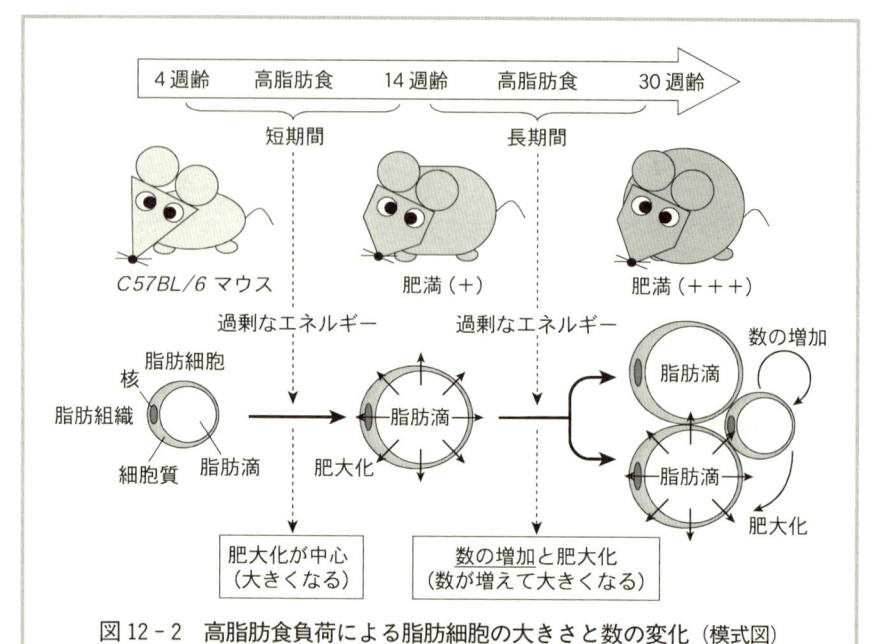

図12-1の結果を模式図で示したもの。短期間の高脂肪食では、脂肪細胞は高脂肪食による余剰のエネルギーを蓄積することで肥大化する。しかし脂肪細胞の肥大化には限界（140～150ミクロン程度）があり、長期間の高脂肪食など肥大化の限界を超えて脂肪組織重量の増加を認める場合には、脂肪細胞の数が増加する。

デン）やJules Hirsch（米国）らによって精力的に研究されている。我々はcellularityが生活習慣でいかに変化するのか、高脂肪食を給餌したマウスの脂肪組織を経時的に観察することで詳細に検討した[7]。すなわちC57BL/6マウスに4週齢から高脂肪食給餌を行い、脂肪組織を経時的に検討した（図12-1）。高脂肪食負荷により体重（A）、脂肪組織重量（B）は劇的に増加したが、短期間（4週齢から14週齢までの10週間）の高脂肪食負荷時には脂肪細胞の肥大化（C）のみ観察され、脂肪細胞数（D）の増加は認めなかった。しかし長期間（4週齢から30週齢までの26週間）の高脂肪食負荷時には、さらなる脂肪細胞の肥大化は認めず、脂肪細胞数が約2倍に増加していた。すなわち高脂肪食給餌による肥満誘導では、まず脂肪細胞の肥大化が生じ、その肥大化が限界となった後に脂肪細胞数が増加することが明らかとなった（図12-2）。また脂肪細胞数の

増加を伴う肥満例は，肥満治療に抵抗すると報告されており[8]，血中のアディポサイトカインの総量を規定する意味からも細胞数を考慮した病態把握は重要であると思われる。

3 脂肪細胞のライフサイクル（生活史）

　脂肪細胞数を考察する場合，脂肪細胞がどのように発生し，またどのように生体から排除されるかを明らかにしなければならない。つまり脂肪細胞のライフサイクル（生活史）を明らかにする必要がある。脂肪細胞は，① 間葉系（幹）細胞から脂肪前駆細胞が形成される過程，② 脂肪前駆細胞が増殖の後，成熟脂肪細胞へと分化する過程，③ 成熟脂肪細胞が機能を終えてアポトーシスなどにより生体より排除される過程に分けて考えることができる（図12-3）。

　① の間葉系（幹）細胞から脂肪前駆細胞が決定されていく際に，いかなる分子が関与し，どのような過程を経るのかについては，ほとんど知られていないのが現状である。しかも生体において，間葉系（幹）細胞が存在する証拠もいまだ明らかでなく，また肥満誘導時に新たに出現する脂肪細胞が，この存在が推定されている間葉系（幹）細胞に由来するのかも定かでない。しかし，生体における脂肪前駆細胞数は，分化の最終段階である脂肪細胞の数を規定する重要な因子の１つである。ES 細胞（embryonic stem cell；胚性幹細胞）や骨髄中に存在する間葉系幹細胞が脂肪細胞に分化誘導しうることが報告されている[9]。MAP キナーゼである Erk 1 のノックアウトマウスでは脂肪前駆細胞の数が減少しており，MAP キナーゼの間葉系（幹）細胞から脂肪前駆細胞への関与が推定される[10]。確かに MAP キナーゼは，ES 細胞の脂肪細胞への誘導に必須の分子と考えられており[11]，今後このような初期分化決定因子や間葉系（幹）細胞の実態が明らかとされることが期待されている。③ の脂肪細胞が生体から排除される過程に関しては，マウスでインスリンの機能を急激に抑制すると脂肪細胞がアポトーシスを認めたとの報告[12]や，レプチン欠損マウスへのレプチン投与にて脂肪組織でアポトーシスを認めたとの報告[13]がある。また，脂肪細胞の急激

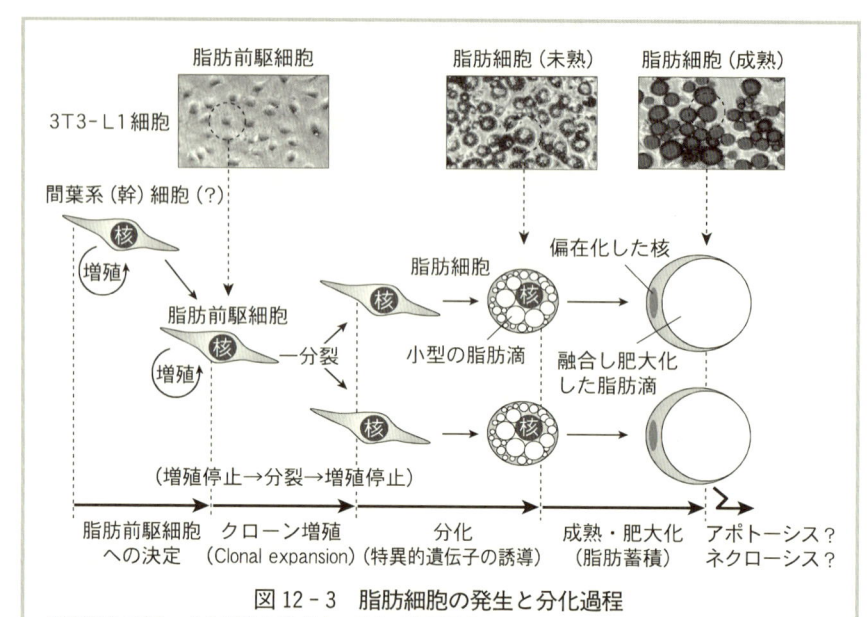

図12-3 脂肪細胞の発生と分化過程

脂肪細胞の発生・分化過程を模式的に示す（上段写真は3T3-L1細胞）。筋芽細胞や軟骨芽細胞などと同じ間葉系（幹）細胞を起源とする脂肪前駆細胞は適切な分化誘導刺激により、一過性のクローン増殖の後、脂肪細胞特異的遺伝子の発現により脂肪蓄積が起こり、終末分化へと進行する。分化した脂肪細胞は更なる脂肪蓄積により成熟・肥大化後、アポトーシスなどにより生体より排除されると考えられている。

な肥大化によって生ずる虚血のためネクローシス様の細胞死が肥満モデルマウスやヒト脂肪生検にて確認されている[14]。しかし、生体内での脂肪細胞の生存期間や細胞死のメカニズムに関してはいまだ不明な点が多い。

一方、脂肪前駆細胞から成熟脂肪細胞へと分化する過程②は、3T3-L1細胞などの培養脂肪前駆細胞株を用いた検討やノックアウトマウスの解析によって、多くの知見が集積してきている。培養脂肪前駆細胞は適切な分化誘導剤の添加により成熟脂肪細胞に分化するが、分化過程の早期にclonal expansion（クローン増殖）と呼ばれる1〜2回の細胞分裂を起こすことが知られている[15]。その後、細胞において脂肪細胞特異的遺伝子が誘導され、脂肪細胞としての機能を獲得することで成熟脂肪細胞となる。特にこれらの脂肪細胞特異的遺伝子を誘導するのに、転写因子PPARγ（peroxisome proliferators-activated receptor γ）

やC/EBP（CCAAT/enhancer binding protein）ファミリーが重要な役割を果たす。特にPPARγは脂肪細胞分化のマスターレギュレーターであると考えられており[16]，実際ノックアウトマウスでは，脂肪組織の形成不全が観察される[17]。以上のような脂肪細胞のライフサイクルにおいて，細胞周期を制御する因子は，間葉系（幹）細胞から脂肪前駆細胞への決定や脂肪前駆細胞の増殖，前駆細胞の成熟脂肪細胞への分化過程早期に認められる clonal expansion に関与することは容易に想像できるが，最近脂肪細胞の分化過程そのもの（つまりマスターレギュレーター PPARγ の活性化）や細胞の肥大化に重要な役割を果たしていることが報告されている（後述）。

4 脂肪細胞の増殖制御機構

　脂肪細胞の増殖に関わる因子として細胞周期制御因子があげられる。E2F（E2 promoter binding factor）ファミリーは細胞周期の G_1 期から S 期への進行に必須の転写因子である。*E2F1* 欠損マウスから得られた胎仔線維芽細胞（MEF）では確かに細胞増殖は抑制されるが，脂肪細胞への分化も低下していた[18]。*E2F4* 欠損マウスから得られた MEF は E2F1 とは逆に脂肪細胞への分化が亢進していた。分化過程での E2F の機能を調べると，E2F1 はクローン増殖期に PPARγ の転写活性を誘導し，E2F4 は分化後期の PPARγ の転写活性を抑制する。つまり E2F は脂肪細胞形成過程において増殖のみならず分化過程の PPARγ の活性化に関与することが示された。Cdk 4（cyclin-dependent kinase 4）はサイクリン D と複合体を形成し，増殖シグナルにより G_1 期に活性化される。Cdk 4 阻害剤をクローン増殖期に投与したところ，細胞増殖と共に脂肪細胞への分化も抑制された[19]。驚いたことにクローン増殖期を経た後の細胞に Cdk 4 阻害剤を投与しても脂肪細胞への分化が抑制された。逆に 3T3-L1 脂肪前駆細胞に Cdk 4 を過剰発現させると，Cdk 4 は PPARγ と結合してその転写活性能を直接誘導し，脂肪細胞分化を促進させることが示された[19]。サイクリン *D3* 欠損マウスは，高脂肪食飼育による脂肪細胞の肥大

化が抑制され,肥満誘導に抵抗する[20]。サイクリンD3はPPARγの転写活性を誘導することから,このマウスではPPARγ活性の低下がその表現型に影響していると考えられた。Cdk2はサイクリンAと複合体を形成し,細胞周期のG_1/S期の移行やS期の進行に重要とされる。Cdk2阻害剤やRNA干渉でCDK2の機能を阻害すると分化早期のC/EBPβの活性化が抑制され,クローン増殖期の細胞増殖と共に脂肪細胞への分化も抑制された[21]。つまりCdk2は分化早期のC/EBPβの活性化状態を維持し,脂肪細胞分化に寄与することが示された。$p21^{Cip1}$とp27^{Kip1}はCDKの阻害分子として機能するが,*p21^{Cip1}*と*p27^{Kip1}*のダブル欠損マウスは約6倍の脂肪細胞数の増加を示し,体脂肪率の著明な増加がみられた[22]。このp27^{Kip1}タンパクを分解して細胞周期をS/G_2期からM期へと進行させるSCF^{Skp2}ユビキチンリガーゼ複合体の基質認識分子であるSkp2が,肥満発症における脂肪細胞増殖を制御する重要な分子であることを我々は見出した[7]。*C57BL/6*マウスに長期間の高脂肪食給餌を行い,脂肪細胞数が増加する時期の白色脂肪組織においては,同週齢の通常食給餌のマウスと比較してp27^{Kip1}タンパクの発現が減少していたが,Skp2のmRNAレベルの発現は逆に増加していた。そこで*Skp2*欠損マウスに高脂肪食給餌により肥満誘導したところ,野生型マウスに比べて体重増加が抑制された(図12-4のA)。特に長期に高脂肪食を給餌した20週齢以降の体重増加の抑制が顕著であり(B),30週齢において有意に白色脂肪組織重量の増加が抑制されていた。このとき,高脂肪食給餌野生型マウスと比較すると,ともに高脂肪食給餌により脂肪細胞は肥大化するものの(C),*Skp2*欠損マウスでは脂肪細胞数の増加が著明に抑制されていた(D)。また長期高脂肪食給餌により認められた白色脂肪組織におけるp27^{Kip1}タンパクの発現減少が認められなかった。以上より,*Skp2*欠損によるp27^{Kip1}タンパク発現の持続が,脂肪細胞数の増加を抑制し,*Skp2*欠損マウスの肥満抵抗性に寄与していると考えられた。すなわち細胞周期制御因子は,脂肪細胞の大きさに変化を与えることなく,脂肪細胞数を変化させ,脂肪組織量を規定していることが明らかとなった。

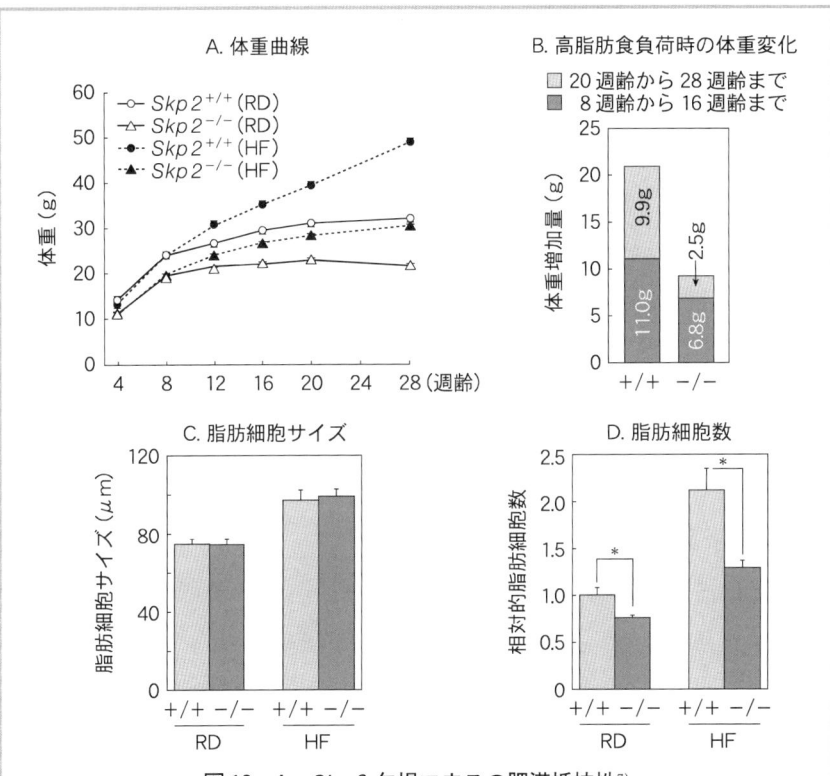

図12-4　Skp2欠損マウスの肥満抵抗性[7]

Skp2欠損マウスに4週齢から高脂肪食（HF）給餌を行い，4週齢から28週齢までの体重（A），8週齢から16週齢または20週齢から28週齢の体重の変化量（B，図中に体重変化量の平均値を示す），30週齢の脂肪細胞の大きさ（C），30週齢の細胞数（D）を通常食（RD）給餌マウスと比較検討した．Skp2欠損マウスは，脂肪細胞数の増加が認められる長期間の高脂肪食による体重増加の抑制が著しい．詳細は本文または文献7を参照のこと．RD；通常食，HF；高脂肪食，$* p<0.05$。

5　脂肪細胞の肥大と増殖のクロストーク

　肥満形成時には，個々の細胞の肥大化と数の増加の両者に依存する．前述の如く，細胞増殖機構を制御する細胞周期制御因子は，脂肪細胞分化のマスターレギュレーターであるPPARγの活性化を介して脂肪細胞の分化・肥大化に重

要な役割を果たしている（図12-5）。脂肪細胞の増殖と分化・肥大化の機構は互いに独立したものではなく，少なくとも一部はPPARγを介するクロストークにより制御されている可能性が高い。また肥大化した脂肪組織から増殖因子が分泌され，脂肪前駆細胞の増殖を亢進させるとの報告もあり，肥大と増殖は互いにクロストークしている可能性が高い。肥満が誘導されたときに肥大と増殖のどちらが主体になって生じるか，また脂肪組織の存在部位，すなわち脂肪分布により，生体に与える影響が異なることが考えられる。それぞれの場所で

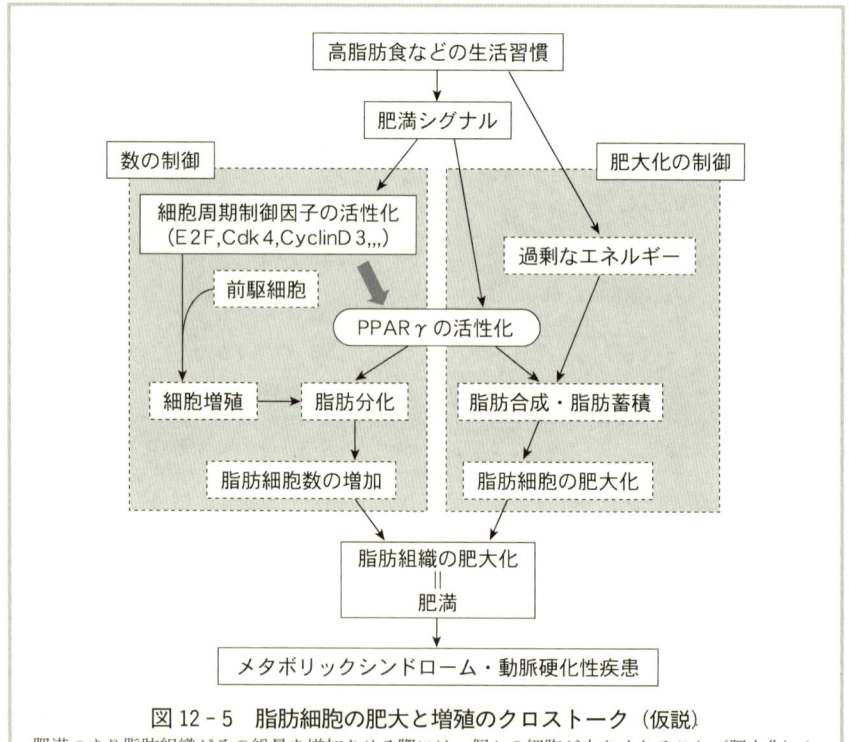

図12-5　脂肪細胞の肥大と増殖のクロストーク（仮説）

肥満つまり脂肪組織がその総量を増加させる際には，個々の細胞が大きくなること（肥大化）と数が増加すること（増殖）の両者に依存する。細胞増殖機構を制御する細胞周期制御因子は，脂肪細胞分化のマスターレギュレーターであるPPARγの活性化を介して脂肪細胞の分化・肥大化に重要な役割を果たしている。脂肪細胞の増殖と分化・肥大化の調節機構はお互いに独立したものではなく，少なくとも一部はPPARγを介するクロストークにより制御されている可能性が高い。

の脂肪細胞の増殖能が異なることが一部影響している可能性もあり興味深い。

6 脂肪細胞数とインスリン抵抗性

　脂肪細胞の多寡が全身のインスリン感受性に与える影響についてはほとんど検討されていなかったが，我々はSkp2の肥満誘導時の脂肪細胞数の変化や糖代謝に与える影響を明らかにするために，過食肥満糖尿病モデルマウスである$KKAy$マウスとの交配によりSkp2を欠損させた$Skp2$欠損Ayマウスを作製した[7]。$Skp2$欠損Ayマウスは同腹子の野生型Ayマウスと比べて4週齢より有意に小さく，4週齢から18週齢までの体重増加が著明に抑制されていた。18週齢において白色脂肪組織重量も有意に少なく，このことが体重増加抑制に大きく寄与していると考えられた。また，このときの脂肪細胞の大きさは両群で変わらないものの脂肪細胞の数は$Skp2$欠損Ayマウスで有意に少なかった。同腹子の野生型Ayマウスは加齢に伴い，膵β細胞の過形成と著明な血中インスリン濃度の増加を認めたが，$Skp2$欠損Ayマウスではこれらが抑制されていた。このため，経口糖負荷試験において$Skp2$欠損Ayマウスでは同腹子の野生型Ayマウスと比べて負荷後高血糖を呈した。しかしインスリン負荷試験では，$Skp2$欠損Ayマウスは良好なインスリン感受性を呈した。つまり脂肪細胞の大きさに差がなくても脂肪細胞数の増加により肥満をきたすマウスにおいてはインスリン抵抗性を呈し，逆に脂肪細胞の大きさに変化がなくても脂肪細胞の増加を抑制し肥満抑制することによりインスリン感受性は良好に維持されたと考えられた。すなわち脂肪組織のインスリン感受性に与える影響は脂肪細胞の大きさのみに依存しているわけではなく，脂肪細胞数の変化もインスリン感受性に影響を与える因子であると考えられた。

7 おわりに

　肥満病態には脂肪細胞の肥大化と脂肪細胞の数の増加が関与し，重度の肥満

形成時には脂肪細胞数の増加を認めること，脂肪細胞数の変化もインスリン感受性に影響を与える因子であることを概説した．最近，脂肪組織における低グレードの慢性炎症が全身のインスリン感受性に影響を与えるとの報告がなされた[23,24]．脂肪細胞数の増加が抑制された $Skp2$ 欠損 Ay マウスでは，脂肪組織におけるマクロファージの浸潤が抑制されていることを我々は見出しているが（未発表データ），脂肪細胞数と脂肪組織の慢性炎症がどのように関係するのかは今後の検討課題である．また脂肪細胞の肥大化によってもたらされる高インスリン血症が，脂肪細胞の増殖に重要であると考えられるが，脂肪細胞の増殖がインスリン以外のいかなるスイッチ（シグナル）によってONとなるかも明らかでない．この脂肪細胞増殖活性化機構や脂肪細胞数と全身のインスリン感受性との関連性を明らかにすることは，肥満および肥満によって発症するメタボリックシンドローム，動脈硬化性疾患の病態解明や新たな治療の開発につながると考えられ，さらなる解明が期待される．

謝辞

　$Skp2$ 欠損マウスの共同研究に関して，九州大学 中山敬一博士と東北大学 中山啓子博士に感謝します．

■ 文　献 ■

1) http://www.cdc.gov/diabetes/pubs/estimates05.html
2) http://www.kenkounippon21.gr.jp/index.html
3) Hausman D.B., DiGirolamo M., Bartness T.J. et al : The biology of white adipocyte proliferation. Obes Rev 2 ; 239 ; 2001.
4) Rosen E.D., MacDougald O.A. : Adipocyte differentiation from the inside out. Nat Rev Mol Cell Biol 7 ; 885-896 ; 2006.
5) Matsuzawa Y. : Therapy Insight : adipocytokines in metabolic syndrome and related cardiovascular disease. Nat Clin Pract Cardiovasc Med 3 ; 35-42 ; 2006.
6) 杉浦　甫: 肥満についての，新しい細胞生物学的分類の提唱．肥満研究 8 ; 17-22 ; 2002.
7) Sakai T., Sakaue H., Nakamura T. et al : Skp2 controls adipocyte proliferation during the development of obesity. J Biol Chem 282 ; 2038-2046 ; 2007.

8) Bjorntorp P., Karlsson M., Pettersson P. : Expansion of adipose tissue strong capacity at different ages in rats. Metabolism 31 ; 366-373 ; 1982.
9) Dani C. : Embryonic stem cell-derived adipogenesis. Cells Tissues Organs 165 ; 173-180 ; 1999.
10) Bost F., Aouadi M., Caron L. et al : The Extracellular Signal-Regulated Kinase Isoform ERK1 Is Specifically Required for In Vitro and In Vivo Adipogenesis. Diabetes 54 ; 402-411 ; 2005.
11) Bost F., Caron L., Marchetti I. et al : Retinoic acid activation of the ERK pathway is required for embryonic stem cell commitment into the adipocyte lineage. Biochem J 361 ; 621-627 ; 2002.
12) Loftus T.M., Kuhajda F.P., Lane M.D. : Insulin depletion leads to adipose-specific cell death in obese but not lean mice. Proc Natl Acad Sci USA 95 ; 14168-14172 ; 1998.
13) Della-Fera M.A., Choi Y.H., Hartzell D.L. et al : Sensitivity of ob/ob mice to leptin-induced adipose tissue apoptosis. Obes Res 13 ; 1540-1547 ; 2005.
14) Cinti S., Mitchell G., Murano I. et al. : Adipocyte death defines macrophage localization and function in adipose tissue of obese mice and humans. J Lipid Res 46 ; 2347-2355 ; 2005.
15) Tang Q.Q., Otto T.C., Lane M.D. : Mitotic clonal expansion: a synchronous process required for adipogenesis. Proc Natl Acad Sci USA 100 ; 44-49 ; 2003.
16) Rosen E.D., Spiegelman B.M. : Molecular regulation of adipogenesis. Annu Rev Cell Dev Biol 16 ; 145 ; 2000.
17) Kubota N., Terauchi Y., Miki H. et al : PPAR gamma mediates high-fat diet-induced adipocyte hypertrophy and insulin resistance. Mol Cell 4 ; 597 ; 1999.
18) Fajas L., Landsberg RL., Huss-Garcia Y. et al : E2F regulates adipocyte differentiation. Dev Cell 3 ; 39-49 ; 2002.
19) Abella A., Dubus P., Malumbres M. et al : Cdk4 promotes adipogenesis through PPARgamma activation. Cell Metab 2 ; 239-249 ; 2005.
20) Sarruf D.A., Iankova I., Abella A. et al : Cyclin D3 promotes adipogenesis through activation of peroxisome proliferators-activated receptor gamma. Mol Cell Biol 25 ; 9985-9995 ; 2005.
21) Li X., Kim J.W., Gronborg M. et al : Role of cdk2 in the sequential phosphorylation/activation of C/EBPβ during adipocyte differentiation. Proc Natl Acad Sci USA 104 ; 11597-11602 ; 2007.
22) Naaz A., Holsberger D.R., Iwamoto G.A. et al : Loss of cyclin-dependent kinase inhibitors produces adipocyte hyperplasia and obesity. FASEB J 18 ; 1925-1927 ; 2004.
23) Kanda H., Tateya S., Tamori Y. et al : MCP-1 contributes to macrophage

infiltration into adipose tissue, insulin resistance, and hepatic steatosis in obesity. J Clin Invest 116 ; 1494-1505 ; 2006.
24) Kamei N., Tobe K., Suzuki R. et al : Overexpression of monocyte chemoattractant protein-1 in adipose tissues causes macrophage recruitment and insulin resistance. J Biol Chem 281 ; 26602-26614 ; 2006.

終 章 肥満研究の今後の展望と
メタボリックシンドローム対策

斉藤　昌之*

1　はじめに

　序章をはじめ本書中の随所で紹介されているように，肥満に関する基礎並びに臨床医学的研究はこの十数年の間に飛躍的に進展してきたが，それと同時にわが国では肥満者が増えており[1]，肥満とそれに起因する健康障害に対する対策が急がれている。本年度（2008年度）からの高齢者の医療の確保に関する法律の施行に伴って，医療保険者に特定健康診査と特定保健指導が義務付けられたが，これは，肥満，特に内臓脂肪型肥満をベースとするメタボリックシンドロームに焦点を当てて，健診で予備群を含めて対象者を抽出し，個別に行動変容を伴う保健指導を実施しようとするものである。本章では，これらを支える科学的・医学的エビデンスと関連させながら肥満研究の今後の展望を考えたい。

2　肥満，メタボリックシンドロームとアディポサイトカイン

　肥満が「脂肪細胞が量的，質的に異常になった状態」を指すことは言うまでもないが，特に質的異常については，各種のアディポサイトカインの合成・分泌異常に関する知見が集積され，メタボリックシンドロームにおける重要性が認識されている。例えば，糖代謝改善や血管保護作用を持つアディポネクチン

---

*天使大学大学院　看護栄養学研究科

は肥満した脂肪細胞では減少するし,逆にインスリン抵抗性を惹起する TNF-α やレジスチンは肥満で増加するので,これらの複合的結果として耐糖能障害や脂質異常症が起こると考えられている。メタボリックシンドロームではさらに脂肪細胞の存在部位（皮下と内臓周囲）が重要な因子となっている。即ち,診断基準である耐糖能障害や脂質異常症,高血圧が,BMI を指標とする全体脂肪や皮下脂肪よりは内臓脂肪の過剰蓄積により密接に関連しているとのエビデンスに基づいて,内臓脂肪蓄積の指標をしての腹囲やＸ線ＣＴ検査値の基準値が設定されてきた。実際,両脂肪組織は解剖学的に区別されており,皮下脂肪が文字通り皮下組織の一部であるのに対して,内臓脂肪は一般に腸間膜などの大網脂肪組織を指している。この解剖学的特徴はメタボリックシンドロームとの関係を考えるうえで理解しやすい。即ち,皮下脂肪とは異なり内臓脂肪からの血流は直接大循環に入らずに門脈を介して肝臓に流入するので,アディポサイトカインや遊離脂肪酸などの血中濃度の異常が肝臓の代謝機能により強く影響を及ぼすことになる。

　しかし,これ以外にも多くのメカニズムの可能性がある。事実,内臓脂肪細胞は皮下脂肪細胞に比べてホルモンなどへの応答性が高く,エネルギーの過不足に対応してより敏感に変動するという機能的特質を持っている。いくつかのサイトカインについても両脂肪組織での発現量が違うことが知られており,さらに,ビスファチンのように内臓脂肪に特異的なサイトカインもいくつか発見されている[2]。これらを含めた内臓脂肪に関する細胞・分子生物学的研究は,アディポサイエンスの発展のみならずメタボリックシンドロームの診断・対策へのエビデンスを確立する上でも,その重要性が減ずることはない。

　上記のように,アディポサイトカインは肥満・メタボリックシンドロームとの関連で語られる場合が多いが,レプチンの摂食調節作用に代表されるように,正常状態での生理機能も忘れてはならない。例えば,脂肪細胞からは HGF や VEGF などの成長因子も分泌されているが,これらはパラクライン的に作用して周囲の細胞機能調節や組織構築に関与していると思われる[3]。脂肪細胞を,脂肪酸とサイトカインの放出・分泌を行う栄養・支持細胞として捉えると,学術

的な面のみならず応用利用への新たな展開が見えてくるであろう。

3　食事と運動から見た肥満

「1に運動，2に食事，しっかり禁煙，最後にクスリ」のスローガンに代表されるように，肥満やメタボリックシンドロームへの保健指導においても「過食と運動不足などの生活習慣の偏り」を個別に把握し是正指導することが求められている。

肥満の一因が過食にあることは言うまでもない。摂食調節の基本メカニズムについては，満腹シグナルとしてのレプチンと視床下部での受容機構の解明により一挙に進展したが，これは摂食調節の「脂肪定常説」（序章，表0-1参照）の具体的機構とされている。同時期に提唱された血糖や糖利用をシグナルとする「糖定常説」についても，レプチン系との関係で解析されているが，さらに，これらの基本ネットワークにグレリンやCCKやPYYなどの消化管ホルモンが迷走神経を介してシグナルを送ることも明らかとなってきた[4]。このように，末梢シグナル機構だけでも多重多層であるが，実際の摂食行動，特にヒトのそれは，味覚や嗅覚などの食物感覚刺激やストレス，過去の食体験や記憶，学習などの高次神経系によっても大きく影響される。これらの感覚・心因的影響についての理解なしには，過食の原因把握と是正指導が不十分なことは明らかである。今後，上記の基本機構とその異常（例えばレプチン抵抗性）に関する解析に加えて，高次神経系がどのように関わるのかという脳科学的研究が一層重要になると思われる。

エネルギー消費の低下も肥満の原因であるが，特に，近年のわが国の肥満の増加については，同期間のエネルギー・脂肪摂取量がほぼ変わらないかむしろやや減少傾向にあることからも，その重要性がわかる。エネルギー消費は基礎代謝と運動などの活動代謝に大別されるが，上記のスローガンにもあるように，対策の中心は運動に向けられており，例えば30分程度の速歩やジョギングを週に3〜5日することが推奨されている。しかし，これで消費されるエネルギーは

せいぜい 500～700 kcal／週に過ぎず，米飯を 3 膳（160 kcal×3）摂取すれば取り戻してしまう量である．従って，肥満の改善・予防の実践と継続という点において，エネルギー出納の点だけからみると運動は食事制限に比べて努力に対するコストパーフォーマンスが低いと言える．しかし，運動は筋肉量の維持・増強，基礎代謝の維持，心肺機能の向上，脂肪酸の優先的利用，インスリン感受性の亢進，ストレス解消など，食事制限では得られない多くの効果があることが知られている．さらに，高齢者を対象とした約 12 年間のフォローアップによると，死亡率に関与するのは肥満度よりもむしろ体力（フィットネス）であり，運動による体力維持・増強が重要であるという[5]．いずれにせよ，保健・生活指導においても，過食是正を中心とする食事指導に加えて上記のエビデンスに基づく運動指導を併用することが極めて重要である．なお，これらの運動効果に寄与するメカニズムについては，本書（第 3 章，第 5 章）でも詳述されているが，筋肉自身の代謝変化のみならず，筋肉からの神経並びに液性情報が全身に作用している可能性が高い．自律神経系の役割や筋肉由来の液性因子（マイオサイトカイン）の関与など，興味深い研究課題が山積していると言えよう．

　活動代謝には運動と並んで体温維持のための熱産生も含まれているが，これは低温環境では増加する．一般に，ヒトでの体温調節はマウスなどと異なり，衣服や住居などに依存する部分が多く，生理的な熱産生の意義は低いとされてきた．しかし，本書（第 4 章，第 8 章）でも紹介されているように，最近，エネルギー消費における褐色脂肪熱産生の役割が再認識されている．保健指導においては，過度な暖房や冷房などの室温に関わる問題についても，食事や運動と並んで考慮する必要があるのかもしれず，結局，肥満指導は総合的な生活習慣の是正・指導そのものであるといえよう．

4　おわりに

　本章では，メタボリックシンドローム対策としての特定健診・保健指導を見据えて，それを支える肥満研究のエビデンスとの関係を考察したが，学術的研

究成果が実際に活用されるには多くの未解決の問題があることがわかる。特に，肥満の食事・運動指導においては，それ自体の効果もさることながら，それをいかに持続しリバウンドを防ぐかが重要であり，行動変容などに関する行動科学的，心理学的アプローチが必要となる。また，標準的な指導が必ずしも万人に同じ効果をもたらすとは限らないが，このような個人差のメカニズムについても，遺伝子の一塩基多型のみならずエピジェネティック解析も必要になってくるのかもしれない。これらを含めて，サイエンスとしての肥満研究が一層進展することを期待したい。

文献

1) 厚生労働省健康局：平成17年国民健康・栄養調査結果の概要. http://www.mhlw.go.jp/houdou/2007/05/h0516-3.html
2) 福原淳範, 下村伊一郎：ビスファチン. Adiposcience 2006 ; 3 ; 314-318.
3) Bell L.N., Cai L., Johnstone B.H. et al : A central role for hepatocyte growth factor in adipose tissue angiogenesis. Am J Physiol Endocrinol Metab 2008 ; 294 ; E336-44.
4) 伊達 紫, 中里雅光, 寒川賢治：消化管ホルモンの神経系を介する摂食調節機構. 肥満研究 2007 ; 13 ; 230-237.
5) Sui X., LaMonte M.J., Laditka J.N. et al : Cardiorespiratory fitness and adiposity as mortality predictors in older adults. JAMA 2007 ; 298 ; 2507-2516.

索引

あ

アセチル CoA カルボキシラーゼ……… 95
アセチル-CoA ……… 93
アディポサイトカイン
　179, 205, 224, 241, 253
アディポネクチン
　… 115, 122, 136, 183, 211, 234
アディポネクチン受容体……………… 185
アデノウイルス受容体……………… 207
アポリポタンパク質 AI ……… 133
アラニン……… 85, 87
安静時代謝量……… 104
安全運動閾値……… 52
安定同位体……… 42
アントシアニン … 232

い

1 次胆汁酸……… 142
医療経済……… 7
医療費……… 7
インスリン……… 87
インスリン感受性.. 249
インスリン抵抗性
　……………… 218, 222

う

運　動 …… 38, 85, 111
運動トレーニング
　……………… 54, 94
運動の効果……… 54
運動量……… 89
運動療法……… 48

え

エイコサペンタエン酸……………… 210
エネルギー基質…… 85
エネルギー消費.. 27, 65
エネルギー代謝…… 67
エネルギー代謝疾患
　……………… 142
炎症性ケモカイン.. 192
炎症反応………… 222
エンドセリン……… 53

か

回腸下部………… 149
解糖系…………… 88
界面活性化作用 …… 148
科学的エビデンス
　……………… 220, 222
核内受容体 …… 143, 223
褐色細胞腫………… 71
褐色脂肪…………… 63
褐色脂肪組織……… 158
カプサイシン … 42, 227
辛味成分………… 229
カルニチン……… 93
カロリー制限……… 85
間接熱量測定法…… 27
肝　臓…………… 86
間葉系 (幹) 細胞 … 243

き

基準体重………… 100
基礎代謝率……… 34
基礎代謝量……… 89
機能性食品……… 220
弓状核…………… 120
共培養系………… 208

筋細胞由来の生理活性物質……………… 55
筋　肉…………… 85
筋肉運動………… 113
筋肥大…………… 58

く・け

グリコーゲン枯渇 … 57
クリステ………… 158
グリセロール……… 87
グルカゴン………… 87
グルコース …… 85, 86
グルココルチコイド
　……………… 91
グルタミン…… 85, 87
グレリン……… 16, 120
クローン増殖…… 244
血中乳酸濃度……… 57
ケトン体………… 85
ケノデオキシコール酸
　……………… 142
嫌気性代謝閾値…… 54

こ

交感神経……… 64, 88
交感神経系……… 117
交感神経系体温・熱産生調節機構…… 50
高血圧………… 254
高コレステロール血症……………… 141
高脂肪食 …… 118, 206
高トリグリセライド (TG)血症……… 140
コール酸………… 142
骨格筋 …… 85, 113, 117
骨格筋低周波電気刺激法…………… 56

索　引

コレステロールホメ
　オスタシス …… 150

さ

最大酸素摂取量 …… 91
細胞内シグナル伝達
　機構 ………………… 52
酢　酸 ………………… 85
サプリメント ………… 41
酸素摂取量 …………… 28

し

死　因 ………………… 5
時間分解能 …………… 32
脂質異常症 ………… 254
脂質の消化吸収 …… 149
視床下部 ……… 117, 120
室傍核 ……………… 120
質量分析器 …………… 42
死の四重奏 …………… 6
脂肪細胞 …………… 224
脂肪細胞数増加 …… 240
脂肪細胞肥大化 …… 240
脂肪細胞のライフサ
　イクル …………… 240
脂肪酸酸化
　……… 115, 117, 119
脂肪前駆細胞 ……… 243
脂肪組織モデリング
　……………………… 203
脂肪中毒 …………… 117
脂肪分解 ……………… 87
消化管ホルモン
　………… 13, 16, 255
小胞体ストレス …… 205
食　事 ………………… 85
食事制限 …………… 256
食事摂取基準 ……… 101
食欲・体重調節 …… 16
食欲調節機構 ………… 53
食欲調節ペプチド …… 19
自律神経 ……………… 47

心筋梗塞 …………… 105
心臓洞房結節のリズ
　ム …………………… 49
身体活動 ……………… 85
身体活動量 ………… 101
身体活動レベル …… 100
心肺機能 …………… 256
心拍のゆらぎ ………… 49
心拍変動スペクトル
　解析 ………………… 49

す〜そ

睡眠時エネルギー代
　謝 …………………… 34
生体内エネルギー恒
　常性 ……………… 160
摂食行動 …………… 120
絶　食 ………………… 86
相体的なエネルギー
　過剰 ………………… 51
速　歩 ……………… 102
速筋線維 ……………… 57

た

ダイエット …………… 86
体温調節 ……………… 67
耐糖能障害 ………… 254
脱共役タンパク質 … 63
タバコ ………………… 41
胆汁酸 …………… 42, 66
胆汁酸吸着レジン … 161
胆汁酸合成 ………… 143
タンパク分解 ………… 88

ち・て

茶カテキン …………… 42
中性脂肪 ……………… 85
腸肝循環 …………… 150
直接熱量測定法 …… 28
低グルコース ……… 111

と

糖新生 ………………… 87
糖代謝 ………………… 69
糖尿病 ………… 105, 140
糖尿病性自律神経障
　害 …………………… 50
動脈硬化性疾患 …… 213
特定健診 …………… 256
特定保健用食品 …… 220

な

内臓脂肪 ………… 86, 218
内臓脂肪型肥満 …… 253
内臓脂肪蓄積 ………… 6
ナトリウム排泄 ……… 88
ナリンゲニン ……… 230
ナリンゲニンカルコ
　ン ………………… 231

に〜の

二酸化炭素産生量 … 28
2次胆汁酸 ………… 149
二重標識水法 ………… 27
乳　酸 ………………… 85
尿素量 ………………… 88
熱産生 ……………… 256
脳機能維持 …………… 55
脳由来神経栄養因子
　……………………… 54
ノルアドレナリン … 64

ひ

非アルコール性脂肪
　性肝炎 …………… 141
非アルコール性脂肪
　性肝疾患 ………… 141
ビスファチン ‥ 188, 254
ヒト骨格筋細胞 …… 160
肥　満 …… 85, 221, 240
肥満遺伝子 …………… 47
肥満外科手術 ………… 22

肥満研究 ……………… 2
肥満児 ……………… 53
肥満症 ……………… 5

ふ・ほ

複合型リスク症候群 ‥ 5
不定愁訴 …………… 51
不飽和脂肪酸 ……… 210
プロオピオメラノコ
　ルチン …………… 182
分岐アミノ酸 ……… 85
飽和脂肪酸 ………… 208
保健指導 …………… 255

ま〜も

マクロファージ
　………………… 203, 226
マロニール CoA …… 96
慢性炎症 …………… 250
ミセル ……………… 148
ミトコンドリア
　………………… 89, 115, 158
メタボリック症候群
　………………………… 100
メタボリックシンド
　ローム
　…… 5, 136, 139, 203,
　　　　217, 222, 253
メタボリックドミノ
　……………………… 169
メトホルミン
　…………… 111, 115, 166
メラノコルチン受容
　体 ………… 118, 120
モナリザ仮説 ……… 51

や〜よ

薬理ブロック ……… 50
有酸素運動 ………… 52
夕食時刻 …………… 40
遊離脂肪酸 …… 85, 87
夜のまとめ食い …… 39

4型メラノコルチン
　（MC 4）………… 182

ら〜れ

ランドル仮説 ……… 88
理想体重 …………… 100
レジスタンス運動 … 56
レジスチン …… 115, 191
レプチン
　…… 13, 47, 69, 111,
　115, 117, 120, 180, 255
レプチン感受性 …… 69
レプチン受容体 …… 181
レプチン抵抗性 …… 118

A・B

ACC ………………… 114
acetyl-CoA
　carboxylase …… 114
AdipoR 1
　…………… 115, 123, 185
AdipoR 2 ………… 185
AGRP ………… 118, 120
AICAR …………… 113
AMP ………………… 95
AMP キナーゼ
　………………… 96, 109
AMPK ………… 109, 186
AMPKK …………… 111
AT …………………… 54
ATP ………………… 95
BAT ………………… 158
BMI ………………… 241
Body Mass Index
　…………………… 241

C

C 3 H/HeJ マウス
　…………………… 209
CaMKK …………… 112
cAMP ……………… 160

CAR ………………… 207
CCR 2 ………… 193, 204
CDCA ……………… 142
cellularity ………… 241
cholesterol 7 α
　-hydroxylase …… 142
classic pathway … 142
clonal expansion ‥ 244
CPT 1
　…… 94, 114, 117, 121
CREB ……………… 115
Cyp 7 A 1 …… 134, 142
Cyp7A1 プロモー
　ター部位 ………… 144
D2 ………………… 159

E

EPOC ……………… 39
ERK …………… 190, 206
ES 細胞 …………… 243
extracellular signal-
　regulated kinase
　…………………… 190, 206

F・G

farnesoid X receptor
　…………………… 143
FDG ………………… 72
FFA ………………… 87
FGF15/19 ………… 144
FOXO 1 …………… 88
FQ …………………… 29
FXR ………………… 143
FXR 合成アゴニスト・
　GW 4064 ……… 151
glucose-6-phosphatase
　…………………… 165
GLUT 4 …… 97, 113, 233
GPCR ……………… 150

H〜K

HbA1c ……………… 163

索　引　*261*

HNF-4 ·············· 130
ikappaB kinase β
　················· 190
IKKβ ················ 190
IL-1β ··············· 67
insulin recepor
　substrate-1 ······· 189
IRS-1 ··············· 189
IκBα ················ 232
JAK 2 ··············· 181
janus activated
　kinase ············· 181
KK-A^{y}マウス
　················ 151, 249

L〜O

LDL ················· 129
lipolysis ············· 91
lipotoxicity ········· 117
LKB 1 ··············· 111
LRH-1 ··············· 133
LXR ················· 152
malonyl-CoA
　················ 114, 117
malonyl-CoA
　decarboxylase ··· 121
MCD ················ 121
MCP-1 ··· 192, 204, 231
MET ············ 95, 104
metabolic
　inflexibility ······· 36
MFG-E 8 ············ 194
MKP-1 ·············· 206
mTOR ··············· 121
MTP ················ 130
NAFLD ············· 141
NASH ··············· 141
neutral pathway ··· 142
NF-κB ··············· 208
NPY ················· 120
Ob-Rb ·············· 181

Oct1 ················ 116

P

p 21^{Cip1} ·············· 246
p 38 MAP (mitogen
　activated portein)
　kinase ············· 186
p 27^{Kip1} ··············· 246
PAI-1 ··············· 187
PDK 4 ··············· 89
PEPCK ·············· 165
peroxisome prolifer-
　ator-activated re-
　ceptor (PPAR) ·· 224
PET ················· 72
PET-CT ············· 71
PFK ················· 97
PGC-1 α
　····· 66, 89, 115, 132
PI 3-K ·············· 113
POMC ·············· 182
PPARα ······· 119, 186
PPARγ ······· 229, 247

R・S

resveratorol ········· 42
retinol binding
　protein 4 (RBP 4)
　················· 233
RQ ·················· 29
SHP ················· 133
signal transducer
　and activator of
　transcriptin 3 ···· 181
Skp 2 ··············· 246
SOCS-1 ············· 190
SOCS-3 ············· 190
SREBP ············· 131
SREBP1c ·········· 152
STAT 3 ············· 181
stromal vascular

fraction (SVF) ·· 192
suppressor of cytokine
　signaling-1 ······· 190

T

T 3 ·················· 159
TAK 1 ·············· 112
terminal ileum ····· 149
TGF-β ·············· 112
TGR 5 ··············· 150
the mammalian tar-
　get of rapamycin
　················· 121
TLR 4 ··············· 209
TNF-R 1 ············ 189
TNF-α ······ 115, 189,
　　　 203, 226, 231
toll-like receptor 4
　················· 209
TORC 2 ············· 115
transducer of
　regulated CREB
　activity 2 ········· 115
tumor necrosis
　factor-α ··········· 226
type 2 iodothyronine
　deiodinase ········ 159

U・V

UCP 1 ············ 48, 63
VLDL-TG ·········· 151
α-MSH ·· 118, 120, 182
α-リポ酸 ············· 42
β_3-アドレナリン受
　容体 ················ 48
β 3 受容体アゴニスト
　················· 69
5-aminoimidazole-4-
　carboxyamide
　ribonucleoside ··· 113

〔責任編集者〕

河田 照雄	かわだ　てるお	京都大学大学院農学研究科
斉藤 昌之	さいとう　まさゆき	北海道大学名誉教授
		天使大学大学院看護栄養学研究科
小川　正	おがわ　ただし	京都大学名誉教授
		関西福祉科学大学健康福祉学部

〔著　者〕（執筆順）

乾　明夫	いぬい　あきお	鹿児島大学大学院医歯学総合研究科
徳山 薫平	とくやま　くんぺい	筑波大学大学院人間総合科学研究科
森谷 敏夫	もりたに　としお	京都大学大学院人間・環境学研究科
岡松 優子	おかまつ　ゆうこ	北海道大学大学院獣医学研究科
江崎　治	えざき　おさむ	独立行政法人国立健康・栄養研究所
箕越 靖彦	みのこし　やすひこ	生理学研究所発達生理学研究系
佐藤隆一郎	さとう　りゅういちろう	東京大学大学院農学生命科学研究科
渡辺 光博	わたなべ　みつひろ	慶應義塾大学医学部
青木 直人	あおき　なおひと	三重大学大学院生物資源学研究科
小川 佳宏	おがわ　よしひろ	東京医科歯科大学難治疾患研究所
菅波 孝祥	すがなみ　たかよし	東京医科歯科大学難治疾患研究所
伊藤 綾香	いとう　あやか	東京医科歯科大学難治疾患研究所
田中　都	たなか　みやこ	東京医科歯科大学難治疾患研究所
伊藤美智子	いとう　みちこ	東京医科歯科大学難治疾患研究所
亀井 康富	かめい　やすとみ	東京医科歯科大学難治疾患研究所
平井　静	ひらい　しずか	京都大学大学院農学研究科
後藤　剛	ごとう　つよし	京都大学大学院農学研究科
柳　梨娜	ゆ　りな	韓国蔚山大学食物栄養学科
髙橋 信之	たかはし　のぶゆき	京都大学大学院農学研究科
阪上　浩	さかうえ　ひろし	近畿大学医学部

肥満と脂肪エネルギー代謝
―メタボリックシンドロームへの戦略―

2008年（平成20年）4月25日　初版発行

監　修	日本栄養・食糧学会	
責　任編集者	河田照雄斉藤昌之小川　正	
発行者	筑紫恒男	
発行所	株式会社 建帛社 KENPAKUSHA	

〒112-0011　東京都文京区千石4丁目2番15号
TEL（03）3944-2611
FAX（03）3946-4377
http://www.kenpakusha.co.jp/

ISBN978-4-7679-6124-8　C3047
©河田・斉藤・小川ほか，2008
（定価はカバーに表示してあります）

あづま堂印刷／常川製本
Printed in Japan

本書の複製権・翻訳権・上映権・公衆送信権等は株式会社建帛社が保有します。
JCLS＜㈳日本著作出版権管理システム委託出版物＞
本書の無断複写は著作権法上での例外を除き禁じられています。複写される場合は，㈳日本著作出版権管理システム(03-3817-5670)の許諾を得てください。